HISTOIRE

Eaux minérales de Vichy

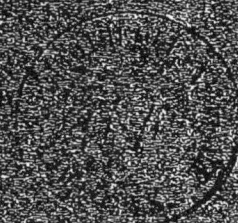

PAR

Antonin MALLAT

ET

Le Docteur J. CORNILLON

Ex-interne des Hôpitaux de Paris

Ancien médecin-inspecteur-adjoint des Eaux de Vichy

Médecin consultant à l'Hôpital thermal de Vichy

TROISIÈME FASCICULE

Orné de dix-huit planches hors texte

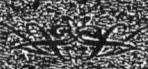

PARIS

GEORGES STEINHEIL, ÉDITEUR

Rue Casimir-Delavigne

1908

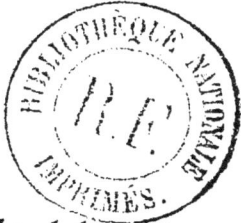

LIVRE III

Les Établissements thermaux de Vichy

depuis le XVIe siècle jusqu'à nos jours

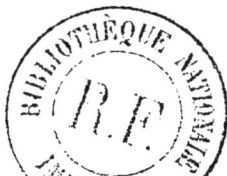

LES BAINS DE VICHY AU XVIe SIÈCLE

LA « MAISON DU ROY »

NICOLAS de Nicolay est le premier des géographes du xvie siècle qui ait parlé des *Bains de Vichy*. Nous avons déjà cité ce qu'il écrivait en 1569 sur les « sources et fontaines chaudes » de cette ville (1). Nous avons également reproduit, dans un chapitre précédent, une vue cavalière de ces *Baings* (2), d'après un manuscrit de la bibliothèque Mazarine. Nous n'y reviendrons donc pas. Ces *Bains* étaient certainement, sous le moyen âge, les derniers vestiges, encore apparents, de piscines gallo-romaines ; ils étaient, de cette époque lointaine, tout ce qui avait pu résister, à Vichy, soit aux invasions des barbares, soit aux destructions ou aux transformations des édifices païens par le christianisme, soit aux injures du temps.

Ces trous presque à fleur de terre, ces mares, pleines d'eaux bouillonnantes, que rien ne séparait des terres voisines, dont les marbres anciens disparaissaient presque complètement sous les maculatures des boues et des dépôts minéraux, qui presque en tout temps étaient livrées, sans défense, aux déprédations des méchants ou aux souillures des animaux domestiques, qui n'étaient entretenues, de loin en loin, que par ceux qui, en été surtout, voulaient en user pour leur toilette ou avaient besoin de s'en servir pour leur santé, n'avaient jamais beaucoup intéressé leurs possesseurs successifs, les de Vichy d'abord (3), les ducs de Bourbon ensuite (4) et, depuis la confisca-

Les Bains de Vichy au XVIe siècle.

---

(1) Voir p. 53.
(2) Voir p. 54.
(3) La famille *de Vichy* possédait, depuis le milieu du xie siècle, la ville forte de Vichy dont elle avait tiré son nom.
(4) De 1344 à 1527.

tion des biens du Connétable par François Ier, les rois de France à qui, maintenant, appartenait le Bourbonnais.

Les *Bains de Vichy*, comme, du reste, les sources minérales qui les alimentaient, n'étaient, alors, exploités par personne. Quiconque voulait, avant 1605 (1), « prendre les eaux » de quelque manière que ce fût, pouvait le faire sans aucune entrave, et selon son bon plaisir. Certains médecins des environs, vers la fin du xvie siècle, y amenèrent eux-mêmes leurs malades, qu'ils logeaient « dans la ville », c'est-à-dire à « plus d'une harquebusade » des anciennes piscines romaines, et quelquefois aussi à Cusset, ville plus sûre et moins exposée que Vichy, « qui était un passage sur l'Allier », aux mille fléaux des guerres civiles, car autour de ces piscines, où la promiscuité des sexes était obligatoire, il n'y avait, alors, ni hôtellerie, ni auberge, et très peu de maisons particulières.

Les quelques auteurs du xvie siècle qui, après Nicolas de Nicolay, ont écrit sur Vichy, parlent des *Bains* de cette ville à peu près dans les mêmes termes que l'avait fait ce « sieur d'Arfeuille, valet de chambre et géographe ordinaire » de Charles IX. François de Belleforest dit que « non loing de la ville de Vichy on voit des baings, lesquels outre leur beauté sont souverainement sains à ceux qui vont s'y baigner ès-saisons propres à ce faire, à sçavoir ès-mois d'avryl et de may et en septembre » (2). Claude Champier cite également, mais plus succinctement encore peut-être, « le bain de Vichy » (3). Il est donc bien certain qu'il n'y eut jamais, au xvie siècle, un établissement thermal quelconque à Vichy ; il est certain aussi que tous les historiens du siècle passé qui ont attribué à Henri III la construction du premier *Logis du Roy* ont commis, là, une erreur assez grave pour qu'il nous importe de la relever ici.

C'est Louis Nadeau qui, dans son *Vichy historique*, paru en 1869, a, le premier, propagé cette légende. « Henri III, y dit-il page 148, aimait beaucoup le Bourbonnais et en particulier Vichy ; il ne se contenta pas de faire reconstruire le couvent des Célestins et de combler de dons les saints religieux qui l'habitaient pour les dédommager des

(1) Les lettres patentes de Henri IV créant la surintendance des Eaux minérales de France sont de mai 1605.

(2) Belleforest, *loc. cit.*

(3) Claude Champier, *Le Bastiment, érection et fondation des villes assises ès trois Gaules*, Lyon, 1590.

pertes, des ennuis, des terreurs et des déboires que leur avaient fait éprouver les protestants et leurs alliés ; il fit aussi élever, près d'une abondante source dont l'eau se perdait dans une sorte de marais, une petite maison où l'on plaça deux baignoires auxquelles on ajouta plus tard un appareil de douches. Cet établissement de bains parut si beau qu'on l'appela la *Maison du Roy*, et de nombreux malades vinrent y chercher la santé. Ce fut le commencement de la vogue de Vichy. On n'était pas encore devenu très difficile sur le confortable des eaux minérales. »

Les Bains de Vichy au XVIᵉ siècle. La « Maison du Roy ».

En 1605, Jean Banc ne mentionne pas dans son livre, si précis cependant et si documenté, cette *Maison du Roy*. Le *Bain de Vichy* était alors ce qu'il était au temps de Charles IX, au temps d'Henri III, c'est-à-dire « aussi peu adjencé et encore moins à propos que la source du Puys, mesme on ne s'y baigne point ; mais on fait communément tirer l'eau pour s'en servir dans des cuves accoustumées et propres à cet effet ».

Férault Daignet, dans sa *Topographie du duché de Bourbonnoys*, datée du 1ᵉʳ janvïer 1614, ne cite, comme de Nicolay, Belleforest, Champier et Banc, que les *Bains chauds de Vichy*, « esquels il y a deux puys dont l'un est enfermé d'ovale, de la profondeur de cinq pieds et d'une toise ou environ de long et quatre et demy de large. Il sort un bouillon dudit puys qui n'est du tout sy chaud que celui de Bourbon-l'Archimbaud. L'autre est plus chaud et fort profond ».

En 1618, Jean Banc ne parle encore, comme en 1605, que des *Baings de Vichy* (1), et il faut arriver à 1636, c'est-à-dire à la *Physiologie des Eaux minérales de Vichy en Bourbonnois*, de Claude Mareschal, pour trouver la première notation et, aussi, la première description du « petit logis *que le Roy* a fait construire entre les deux belles et abondantes sources d'eaux chaudes situées à la portée d'une mousquetade de la ville de Vichy ».

Or, en 1636, c'était Louis XIII qui régnait ; l'on peut donc affirmer, sans crainte de se tromper, que la *Maison du Roy*, qui fut à Vichy le premier établissement thermal, fut construite seulement entre 1618 et 1636, à une date sur l'exactitude de laquelle l'on n'est pas exactement fixé.

Depuis 1869, l'attribution à Henri III de la construction du *Logis*

(1) Jean Banc, *Les admirables Vertus des eaux minérales de Pougues, Bourbon et autres renommées en France*, Paris, 1618.

du Roy fut souvent répétée par le plus grand nombre de ceux qui, sans être documentés, ont écrit sur l'histoire de Vichy. M. Décoret, dans les deux volumes qu'il a intitulés *Une Page sur Vichy et ses environs*, ne s'est pas gardé de cette erreur. D'autres, avant lui, l'avaient commise ; d'autres après lui la commirent aussi.

Ces piscines romaines, qui constituaient au xvi⁰ siècle les *Bains de Vichy*, survécurent donc même à Henri IV. Elles ne disparurent complètement que sous le règne de son fils, alors qu'on édifia « par ordre du Roy », entre la Grande-Grille et le Puits Carré, « le bâtiment » dans lequel on plaça tout d'abord et seulement deux baignoires à eau minérale courante.

Ce *bâtiment royal* ou *logis du Roy*, — sur la principale porte duquel, ainsi que nous l'avons déjà dit, était gravée dans la pierre l'inscription suivante : LEVA TE ET PORTA GRABATUM (1), — avait 13 mètres de long sur 7 de large. Il ne possédait qu'un rez-de-chaussée et des combles. Sa façade était tournée au Midi et son entrée donnait sur un large vestibule d'où partaient deux longues galeries séparées l'une de l'autre par une cloison épaisse. Chacune d'elles avait 2 mètres de largeur, et à leur milieu se trouvait une porte qui les faisait communiquer ensemble.

En face de la porte de communication de ces galeries, sur la partie latérale et moyenne de chacune d'elles, se trouvait une chambre ayant 7 mètres de long sur 5ᵐ20 de large, où les malades venaient se déshabiller et aussi se reposer après le bain, sur des lits qui y étaient installés. On arrivait de plain-pied à ces chambres ; une porte les faisait communiquer avec chaque galerie, et une croisée placée dans le fond leur permettait de recevoir la lumière de l'extérieur.

A l'extrémité septentrionale de chaque galerie se trouvait un cabinet de bain dans lequel était une baignoire de 1ᵐ30 de profondeur et de 1ᵐ50 de largeur. Chacune d'elles était carrée et pour y accéder il fallait descendre huit marches, de sorte que ces cabinets ressemblaient à des souterrains. Et si des ouvertures n'avaient pas été pratiquées en face de la porte d'entrée, à l'extrémité même du bâtiment du Roy, ils eussent été de vrais cachots et les malades s'y seraient trouvés plongés dans une obscurité profonde.

Des canaux amenaient l'eau des sources en passant sous le pavé des chambres et en se réunissant plus loin dans les galeries. De là, ils

---

(1) Noyer, *Lettres topographiques et médicales sur Vichy*, 1833, p. 105.

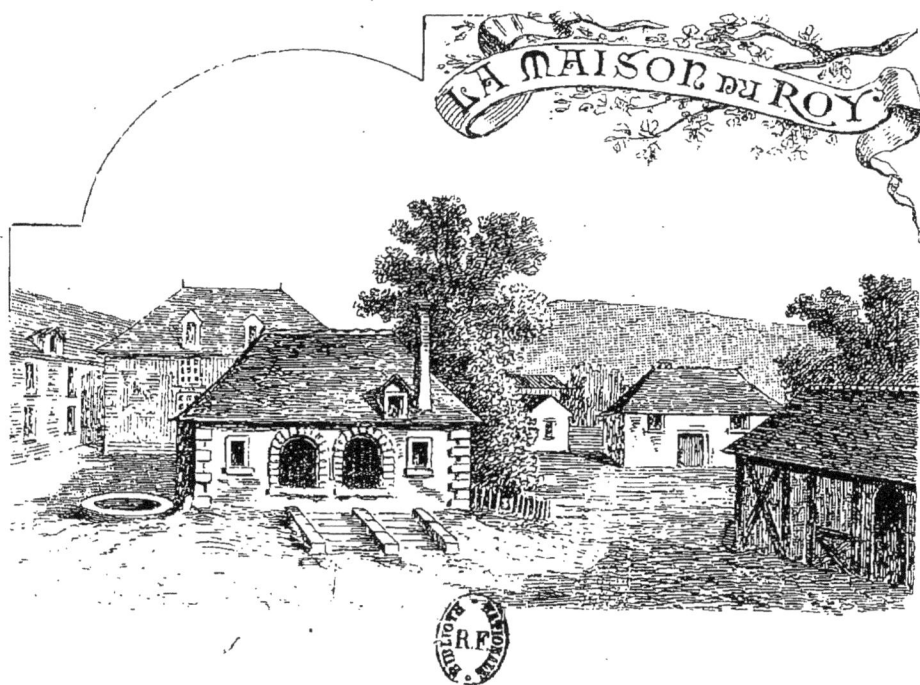

Le « Logis du Roy » sous Louis XIII.

G. STEINHEIL, Éditeur.

pénétraient dans les cabinets de bain et alimentaient chaque baignoire. *La « Maison du Roy ».* C'était leur point terminus.

Lorsque le malade était sorti de sa baignoire, l'eau qui avait servi à préparer son bain était conduite, au moyen de canaux de décharge, dans une piscine découverte située derrière le *Logis du Roy*. C'était là que venaient se plonger les malheureux de tout pays qui avaient besoin de suivre un traitement à Vichy. On appelait très justement cette piscine le *Bain des Pauvres*, car il fallait réellement être dénué de toutes ressources pour oser s'en servir.

A côté du *Bain des Pauvres* se trouvait une autre piscine découverte qui, celle-là, devait être vraisemblablement réservée aux malades payants, car elle recevait son eau directement du Puits Rond (1), sans passer préalablement par le service de l'établissement.

Des canaux particuliers déversaient dans l'Allier l'eau minérale de ces deux piscines au fur et à mesure qu'elles se remplissaient.

Dès les premiers temps de sa mise en service, cet établissement thermal fut doté d'un appareil de douches tout à fait rudimentaire. Dans les deux cabinets de bains et à proximité de la baignoire, se trouvait « une *tine* persée au-dessous ». L'eau minérale des sources arrivait dans ce récipient par les canaux qui amenaient celle destinée aux baignoires, et, au moment venu, le malade débouchait la « tine » et alors l'eau tombait sur la partie du corps que l'on voulait asperger, avec rapidité et presque sans pression.

C'était, en somme, une espèce d'arrosage qu'on pratiquait ainsi. Dans sa clientèle, Mareschal n'utilisait guère ce moyen. Il estimait avec raison qu'en vidant à moitié le bain et qu'en faisant tomber l'eau « du gutturnium, par le canal qui la porte dans le bain », on pouvait la diriger plus sûrement sur les parties affectées, et surtout obtenir une plus grande chaleur et à une température plus égale.

La boue des bains, employée comme le bain lui-même et aussi sous forme de cataplasme, donnait également de très bons résultats.

Autour du *Logis du Roy* il y avait cinq ou six maisons dont les habitants louaient aux étrangers tous les objets nécessaires pour se baigner ou « se cornetter ».

La « tine persée » qui servait à administrer la douche du temps de Mareschal ne devait pas tarder à disparaître. En effet, quarante ans

(1) La Grande-Grille.

après, lorsque Mme de Sévigné se rendit à Vichy, il y avait une salle de douches souterraine où il existait un tuyau communiquant avec un réservoir. Ce tuyau, qui jouissait d'une entière mobilité, était tenu par une doucheuse et dirigé par elle, durant une demi-heure, sur les parties endolories. Après cette longue séance on se mettait au lit et on y suait une ou deux heures.

Il n'y avait pas que l'eau des sources qui fût utilisée pour le traitement des maladies ; la vapeur qui s'en échappait était dirigée dans une chambre spéciale par des canaux construits à cet effet, où elle restait emmagasinée et constituait une étuve naturelle. Dans ses notes inédites, Prunelle prétend que du temps de Mme de Sévigné, Vichy possédait des bains de vapeur et qu'ils y jouissaient même d'une certaine célébrité. En parcourant les documents de l'époque, nous n'avons jamais trouvé trace de l'existence de ces bains, au moins tels que nous les comprenons aujourd'hui, et il est à craindre que Prunelle ne les ait confondus avec les étuves dont l'usage était alors fort répandu et très apprécié. Au reste, la différence entre eux n'était ni très grande ni très absolue.

Pendant la fin du règne de Louis XIV, il ne fut pratiqué à ce « bâtiment royal » aucune réfection sérieuse ; on ne lui fit subir aucun agrandissement et on n'y introduisit aucune méthode thérapeutique qui pût gagner à être connue. Le premier intendant particulier des Eaux de Vichy, Claude Fouët, laissa même à son décès de nombreux travaux intérieurs en souffrance. Ce fut son successeur, Jacques-François Chomel, qui dut les faire exécuter d'urgence, en 1716-1717. Ils sont assez importants pour être cités.

Afin de ne pas blesser la décence, il augmenta le *Bain public* d'une chambre et d'un caveau pour que les personnes de sexe différent pussent se baigner et se faire doucher simultanément, sans être obligées d'avoir des communications entre elles. Le *Bain des Pauvres* s'enrichit, de son côté, d'une petite cabine qui fut réservée aux sœurs de charité pour y installer une lingerie à l'usage des indigents. Tous ces ouvrages et quelques autres de moindre importance une fois achevés, il fallut immédiatement recommencer sur d'autres points.

« Le roi ayant été instruit » que le bâtiment thermal de Vichy était en fort mauvais état à tel point que les particuliers qui venaient s'y baigner craignaient d'être écrasés sous ses ruines, chargea l'intendant de la généralité du Bourbonnais, Brunet d'Evry, de vérifier ces faits et, s'il les reconnaissait exacts, de procéder aux réparations nécessaires, après en avoir fait dresser le devis. Ce haut fonctionnaire, qui résidait à Moulins, invita de Chillac (1), subdélégué à Vichy, à remplir la tâche que le gouvernement du roi lui avait confiée.

La « *Maison du Roy* ».

Le 20 mai 1727, de Chillac se rendit au bourg des Bains accompagné des administrateurs de l'hôpital, d'Antoine Boyer, charpentier, et de Jean Lebœuf, maçon. De l'examen auquel ils se livrèrent tous ensemble, il résulta que la toiture du bâtiment était en mauvais état, que les encoignures des murs menaçaient de tomber et que les pierres des portes et fenêtres étaient rongées ou cassées.

A l'intérieur, ils constatèrent que le plancher de sapin était pourri. Quant aux réparations à effectuer, ils mentionnèrent dans leur rapport qu'il y aurait à établir un canal en pierre de Volvic pour amener les eaux dans les salles de douches ; à placer deux pavillons, l'un au-dessus de la Fontaine de la Grille, l'autre au-dessus des bains appelés des Capucins, pour mettre les buveurs et les baigneurs à l'abri du soleil et de la pluie ; à poser des marches en pierre de Volvic pour descendre dans les bains ; à transformer les combles en mansardes, pour y pratiquer, comme au rez-de-chaussée, un vestibule, une chambre au-dessus des douches et deux au-dessus du rez-de-chaussée pour les sœurs de la Charité qui ont soin des pauvres et pour déposer le linge nécessaire aux baigneurs qui vont prendre des douches ; à ouvrir quatre lucarnes dans les mansardes, avec un escalier de bois pour y monter ; à revêtir de moellons le canal-déversoir qui traverse le jardin des Capucins pour se rendre à l'Allier, etc., etc. Le montant de tous ces travaux s'élevait à 3.940 livres 15 sols (2).

Ce devis était à peine dressé que le réservoir des Capucins vint à s'ébouler ; et, comme il soutenait en grande partie la *Maison du Roy*,

(1) Antoine Intrand de Chillac ou de Chillat, seigneur de l'Aubespin, était fils d'un médecin de Gannat. Le 9 août 1696 il fut nommé président au grenier à sel de Vichy. Le 24 septembre 1698, il se mariait à Vichy avec Mlle Claude Dupuy, fille d'un conseiller au grenier à sel. Dès lors il habita la maison Dupuy, qui était située place d'Allier, contiguë à la maison Sicauld de la Ramas. En 1699, il vendit sa charge et devint subdélégué de l'intendant. (Archives privées de M. Gravier du Monsseaux, propriétaire à Vichy.)

(2) Mallat, *loc. cit.*

elle se fendit du haut en bas. Effrayés, les habitants de Vichy prièrent Chomel de reprendre le réservoir par le fond et de construire un gros mur pour empêcher l'effondrement du bâtiment tout entier. Il s'empressa de déférer à leur légitime désir et dépensa 1.500 livres pour ces diverses constructions. Malgré cette avance à laquelle il n'était point tenu, il s'offrit à faire, pour la somme de 4.000 livres, les réparations signalées dans le rapport de de Chillac à Brunet d'Evry, à élever un pavillon sur la source Chomel qu'il avait nouvellement découverte et même à restaurer la maison qu'il habitait personnellement et qui appartenait au roi.

Ces propositions, étant fort avantageuses, furent acceptées sans discussion le 12 avril 1729. Chomel s'adressa à un entrepreneur, mais le chantier était à peine ouvert que des difficultés surgirent. Les Capucins s'opposèrent à ces travaux de réfection, prétendant qu'ils étaient propriétaires légitimes de la moitié de la source principale qui alimentait les bains et même d'une partie du « bâtiment du roi ». Chomel passa outre et un procès lui fut intenté.

En droit strict, les Capucins pouvaient être réellement possesseurs d'une partie de ce petit coin de terre d'où émergeait le Puits Carré et où s'élevait le *bâtiment du Roy;* mais, en équité, leurs revendications et leur opposition étaient injustifiables, par suite des moyens perfides qu'ils avaient employés pour accaparer cette partie de la fortune royale.

Ils avaient fait construire en 1647, dans leur couvent, un hospice pour recevoir les religieux de leur ordre qui avaient besoin des Eaux de Vichy. Prétextant que leur pudeur ne leur permettait pas d'aller se baigner, devant des séculiers, à la *Maison du Roy*, ils se firent céder, le 7 juin 1653 (1), par « haute et puissante dame Isabelle Descoubleau, marquise d'Effiat, dame de Gannat et de Vichy » (2), le droit de

(1) Archives de l'Allier, H. 585.

(2) Isabelle d'Escoubleau, fille aînée de Charles, marquis de Sourdis, chevalier des ordres du roy, et de Jeanne de Montluc et de Foix, comtesse de Carmain, s'était mariée en 1637 à Martin Ruzé, marquis d'Effiat et de Longjumeau, seigneur de Gannat, Molles et Vichy, lieutenant du roy des bas pays d'Auvergne, qui mourut en 1644. Les châtellenies de Vichy et de Gannat appartenaient aux d'Effiat depuis le 23 février 1631. Antoine Ruzé, marquis d'Effiat, surintendant des finances et maréchal de France, les avait achetées, en effet, à cette date, — avant donc d'être sénéchal et gouverneur du Bourbonnais,— de Louise-Marguerite de Lorraine, princesse de Conti, à laquelle le roi Louis XIII les avait concédées, à titre d'engagiste, le 13 février 1631.

A la mort de son père, le 27 juillet 1632, Martin Ruzé, marquis d'Effiat, qui déjà avait reçu, « à charge de substitution », le marquisat d'Effiat et les terres qui en

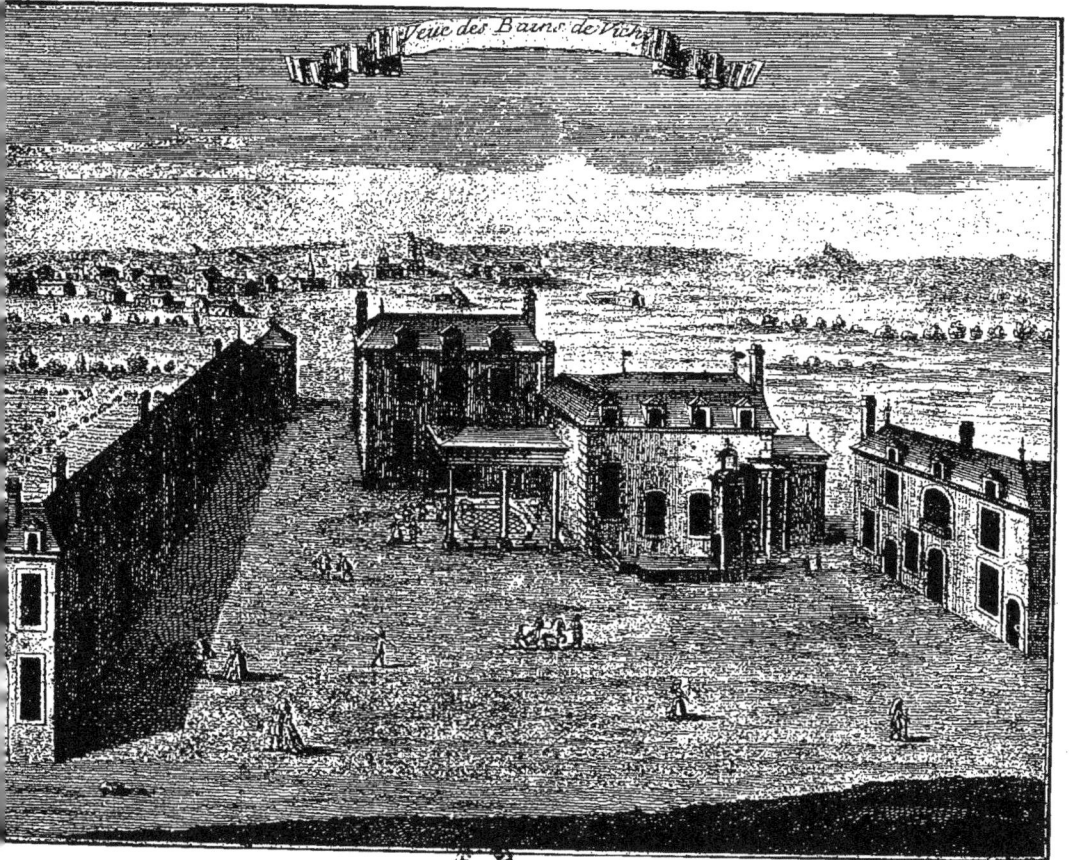

Veüe des Bains de Vichy

La maison du Roy en 1738

G. STEINHEIL, Editeur.

recueillir les eaux minérales qui coulaient des fontaines contiguës à la dite maison, alléguant qu'elles étaient inutiles et endommageaient ce bâtiment parce qu'elles n'avaient pas de canal de décharge. Ils creusèrent, alors, un réservoir où ils les réunirent, s'emparèrent de la moitié de la principale source — le Puits Carré, — la conduisirent dans un coin du *Logis du Roy* qui était inutilisé et y établirent un bain pour les malades de leur hospice particulier. Et, afin qu'il restât en communication avec leur monastère, ils abattirent la muraille qui s'y opposait et la rebâtirent dans des conditions plus avantageuses pour eux. Il est à présumer que leurs matériaux étaient de mauvaise qualité ou que leur plan était mal conçu, car le mur ne tarda pas à s'écrouler.

La « Maison du Roy ».

Craignant d'être inquiétés pour ce fait, les Capucins se firent confirmer, le 9 juin 1659, dans leurs possession et jouissance par Garnier, président des trésoriers de France de la généralité de Moulins, qui envoya un de ses collègues à Vichy dans le but d'ouvrir une enquête dont le résultat et les conclusions étaient faciles à deviner. Bien qu'il fût démontré que l'écroulement de cette muraille ne provenait pas d'un vice de construction et ne leur était pas imputable par conséquent, ils sollicitèrent des lettres patentes du roi. Au mois de septembre 1660, Louis XIV accueillait favorablement leur requête et octroyait aux Capucins la moitié des sources d'Eaux minérales de Vichy « par eux renfermées et qu'ils pourront renfermer, voulant ainsi leur donner le moyen de continuer les prières qu'ils font nuit et jour pour la conservation de sa personne et de celle de sa très chère compagne et épouse » (1).

Malgré leurs titres de propriété, leurs protestations et leur opposition, Chomel exécuta les plan et devis arrêtés par de Chillac et les administrateurs de l'hospice. D'une chaumière qu'était alors le *Logis du Roy*, il fit une maison d'assez belle apparence.

Nous reproduisons, ci-contre, la vue du second établissement

dépendaient, entre autres Gannat, Molles et Vichy, devint seigneur de cette dernière ville. Après 1644, sa veuve, Isabelle d'Escoubleau, marquise d'Effiat, eut, durant la minorité de son fils, Antoine Ruzé, marquis d'Effiat, la jouissance et l'administration des biens de son mari. C'est ainsi que le 7 juin 1653 elle put généreusement donner aux Capucins « la fontaine des Eaux minérales de Vichy qui joint le *Logis du Roy*, à la requeste du Père Bernard du Colombier, supérieur de Vichy ». (Archives privées de M. Gravier du Monsseaux, propriétaire à Vichy.)

(1) Archives de l'Allier, C. 36.

thermal de Vichy, d'après une gravure de l'époque que nous devons à l'obligeance de M. Durond, bibliophile à Moulins. On la trouve dans la seconde édition du *Traité des Eaux minérales, bains et douches de Vichy*, de Jacques-François Chomel, qui fut imprimé à Clermont-Ferrand en 1738. Cette vue a donné lieu à une communication intéressante à la Société d'Emulation du Bourbonnais. On lit, en effet, dans le procès-verbal de la séance du 7 mai 1906, p. 136 du *Bulletin :* « M. Tiersonnier fait circuler la reproduction d'une vue gravée des Eaux de Vichy au xvii͏e siècle, sans nom de date ni d'auteur, encartée dans un exemplaire du *Traité des Eaux minérales de Vichy*, de Jacques Chomel... »

Nous ne partageons pas l'opinion de l'honorable M. Tiersonnier en ce qui concerne l'extrait de naissance qu'il délivre complaisamment à cette vieille estampe. Tout nous donne à croire et tout prouve qu'elle est du xviii͏e siècle et non du xvii͏e ainsi qu'il le prétend. Nous ajouterons même qu'elle est postérieure à 1729 pour les raisons suivantes : antérieurement à cette date, le *Logis du Roy* ne possédait qu'un rez-de-chaussée avec des combles ; en 1729, il fut doté d'un premier étage mansardé avec quatre lucarnes qu'on distingue très nettement sur la reproduction que nous donnons hors texte. Au xvii͏e siècle, il n'y avait pas de péristyle sur la Grande-Grille ni de pavillon sur le Puits Carré. Ce fut Chomel qui les fit placer également en 1729 pour garantir les buveurs et les baigneurs contre les vicissitudes atmosphériques. Enfin, la source qui est représentée à l'angle du bâtiment du roi, du côté des Capucins, et couverte d'un pavillon soutenu sur des colonnes, ne fut mise à jour par Chomel qu'en 1727. Il est toujours difficile d'attribuer une origine précise à une gravure, surtout quand elle n'est pas signée, mais il est certain que celle-ci ne fut pas tirée avant 1734, car autrement Chomel l'eût encartée dans la première édition de son ouvrage, tandis qu'elle figure seulement dans la seconde, qui est de 1738. C'est donc entre ces deux dates que la planche fut gravée.

Dans l'ouvrage que nous venons de citer, Chomel décrit ainsi son œuvre : « Entre la Grille et le Puits Carré, est bâti tout à neuf, par la libéralité de Sa Majesté Louis XV, le bâtiment dit *Maison du Roy*, où il y a deux bains voûtés, l'un de la Grille et l'autre du Puits Quarré ou Réservoir, et de toutes les sources qui s'y rendent. Il y a plusieurs belles chambres dans ce bâtiment, qui a cinquante-deux pieds de longueur et vingt et un de largeur, dans lesquelles il y a des étuves.

Ceux qui veulent suer dans ces chambres en sortant de la douche et du bain y trouvent des lits et y sont servis par les doucheurs et les baigneurs. Ceux qui veulent suer dans leurs lits, chez eux, sont portés par les baigneurs dans des chaises à porteurs, sortant du bain.

La « Maison du Roy ».

« La *Maison du Roy* est isolée au milieu d'une place où se trouvent les sources chaudes, dans un beau bassin orné de coteaux de vignes à une belle distance. Le couvent des Capucins est au bout de la place, bien bâti, avec un jardin et des allées d'arbres pour la promenade des buveurs. Il y a deux pavillons aux deux extrémités du bâtiment, l'un du côté d'Occident, fermé et voûté pour conserver la chaleur des eaux et les tenir propres, et l'autre du côté d'Orient, à découvert. Toutes les fontaines se vident par le pied par le moyen d'un regard qu'elles ont chacune pour que les eaux soient toujours nouvelles et propres le matin, lorsqu'on vient sur la place pour les boire, et elles se déchargent dans un grand canal voûté par dessous la place, passant au travers du clos des Capucins pour se rendre dans la rivière d'Allier qui bat les murs et la terrasse de leur couvent. »

Cette restauration à neuf ne tint pas longtemps, parce que les fondations du bâtiment n'avaient jamais été établies solidement à cause de la proximité des sources. Aussi, moins de vingt ans après, fallut-il y revenir. En 1747, le mauvais état de la *Maison du Roy* était tel que sa ruine prochaine était à craindre. L'intendant de la généralité du Bourbonnais, de Bernage, fut contraint de procéder sans retard aux réparations les plus urgentes. Il fit démolir presque entièrement et remonter le mur ayant vue sur le jardin. On refit à neuf chacune des deux croisées qui se trouvaient dans ce mur ainsi que l'escalier en bois. L'ensemble de ces travaux fut adjugé à Jacquet moyennant la somme de 1.000 livres. C'était ce que les avait évalués l'ingénieur en chef du département Sicauld, qui avait établi le projet (1). Il y eut seulement pour ouvrages « faits par augmentation » une somme de 128 livres 6 sols 3 deniers à payer ; ce qui ne souleva aucune difficulté.

Peu de temps après sa nomination à l'intendance des Eaux de Vichy, Emmanuel Tardy (2) avait commandé différentes réparations à la *Maison du Roy* et « ne sçachant point l'usage il se contenta d'en faire dresser procès-verbal par le juge des lieux ». Mais lorsqu'il

(1) Archives de l'Allier, C. 36.
(2) Tardy fut nommé intendant des Eaux de Vichy par lettres patentes du 6 janvier 1752.

voulut se faire rembourser des frais qu'il avait déboursés, on lui opposa « la forme » qui n'avait pas été respectée et, comme conséquence, une fin de non-recevoir. Il se le tint pour dit et ne continua pas plus longtemps à se risquer dans pareilles aventures.

Cependant, *le bâtiment des Eaux de Vichy* était, en 1762, dans un tel état de délabrement, que M. de Flesselles, intendant de la généralité de Moulins, recevait de Paris l'ordre de faire dresser le devis estimatif des quelques réparations urgentes que réclamait, régulièrement alors, Tardy. Sans plus attendre, il chargeait l'ingénieur Duchemin de ce travail. Le 4 décembre 1762, le devis, qui s'élevait à la somme de 533 livres 9 sous sans les honoraires de l'ingénieur, était approuvé et M. de Prinsat, subdélégué à Cusset, procédait le 28 mars 1763 à l'adjudication des travaux. Cette adjudication fut tranchée au profit d'Antoine Caze, moyennant le prix de 560 livres, et le 10 mars 1763 le roi en son conseil la confirmait.

Il y eut pendant le cours des travaux des imprévus qui nécessitèrent un devis supplétif s'élevant à la somme de 79 livres, qui fut approuvé le 3 août 1763 et dont le montant « fut payé sur le domaine, en vertu d'une ordonnance de l'intendant de la généralité, ordonnance qui devait entrer à son rang de numéro dans le premier état des frais que M. de Flesselles aurait à envoyer ».

On ne fit plus de réparations importantes à la *Maison du Roy* jusqu'en 1787, ce qui ne signifie pas qu'elle fut d'une solidité qui lui permît de résister pendant de longues années aux injures du temps ; mais l'autorité supérieure avait pris une mesure sage autant qu'éclairée. Jusqu'alors, les grosses réparations étaient soldées par le Trésor royal et les intendants des Eaux ne craignaient pas d'y puiser ; tandis que dans la seconde moitié du xviiie siècle elles furent mises à la charge de ces derniers (1). A partir de ce moment, ils surveillèrent plus attentivement les bâtiments qui leur étaient confiés, et lorsqu'il se produisait une lézarde quelconque dans un mur, ils la faisaient immédiatement boucher sans attendre que ce mur se fendît de haut en bas.

(1) Archives de l'Allier, C. 36.

L'ÉTABLISSEMENT THERMAL DE 1787 A 1903

A LA suite de la cure que firent, à Vichy, Mesdames de France (1) en juin 1785 et de la visite que leur rendit, quelques jours après leur arrivée, le comte de Provence (2), on reconnut que la *Maison du Roy* avait besoin d'être restaurée à neuf, de subir des changements importants et, enfin, d'être agrandie notablement. L'intendant de la généralité de Moulins chargea Janson, ingénieur-architecte au service du roi, de préparer un projet. Ce fonctionnaire déploya dans l'exécution de son travail une diligence que ses prédécesseurs n'avaient pas toujours eue et que ses successeurs auraient dû parfois imiter, car les plans et devis étaient prêts l'année suivante et l'adjudication pouvait être donnée le 13 novembre 1786. Ce fut Jean-Baptiste Dupont, entrepreneur de bâtiments à Moulins, qui fut déclaré adjudicataire moyennant la somme de 50.500 livres. Trois mois après, le Conseil d'Etat du roi homologua ce contrat et en ordonna l'exécution immédiate.

L'Ancien Etablissement thermal.

Le projet comprenait une galerie exposée au Nord, dix cabinets de bains et deux de douches. Les deux extrémités de l'édifice étaient destinées à l'hôpital. Celle de l'Est était réservée aux douches et celle de l'Ouest aux bains. On devait construire dans la première deux douches, l'une pour les hommes et l'autre pour les femmes, avec un appartement au-dessus divisé en deux parties, dont chacune contiendrait cinq lits ; dans la seconde, il serait disposé deux salles de bains, dont l'une pour les hommes et l'autre pour les femmes. On devait

---

(1) Marie-Adélaïde de France (Madame Adélaïde) et Marie-Louise-Thérèse-Victoire de France (Madame Victoire), filles de Louis XV et tantes de Louis XVI.
(2) Frère cadet de Louis XVI, plus tard Louis XVIII.

pratiquer dans le reste du bâtiment une dizaine de cabinets de bains et deux autres douches pour les malades payants.

Lorsque les travaux furent en pleine activité, il s'éleva des réclamations de toute part. A l'instigation de l'intendant des Eaux de Vichy Robert-Antoine Giraud, la Société royale de médecine jugea à propos d'intervenir.

Pendant de longues années, les bains qui se prenaient à la *Maison du Roy*, dans des baignoires en pierre de volvic, étaient composés exclusivement d'eau minérale, mais depuis un certain temps, on avait pris l'habitude de la couper avec une certaine quantité d'eau commune chaude ou froide. Celle dont on se servait, depuis 1786, provenait de la Font-Fiolant qui, depuis le « bon duc Louis II », alimentait la « fontaine de Vichy » (1) et qu'on amenait aux Bains par un conduit passant à une faible distance de la *Maison du Roy*. Au moyen d'un canal particulier elle arrivait dans l'intérieur du nouvel Etablissement thermal et, à l'extrémité du vestibule, on avait placé une fontaine d'où l'on recevait l'eau au moment du service, pour la porter ensuite, avec des seaux, dans chaque baignoire.

Cette pratique laissait certes à désirer. D'abord, elle exigeait que les garçons baigneurs aient beaucoup de dextérité et d'habileté, car, quand les seaux étaient trop pleins ou qu'ils étaient portés maladroitement, l'eau tombait dans les couloirs et les rendait humides. Ensuite, au moment de l'heure du bain, il se produisait dans le vestibule des encombrements fâcheux au cours desquels on échangeait quelquefois des gros mots.

Afin d'éviter ce désordre, le secrétaire perpétuel de la Société royale de médecine, Vicq d'Azyr, demanda au nom de cette société qu'on remplaçât, pour l'alimentation des baignoires, la fontaine d'eau commune qui se trouvait près de l'appartement des pauvres par un réservoir de grandeur raisonnable placé derrière le vestibule de l'entrée.

Ayant remarqué, en outre, les bons effets qu'on retirait des douches ascendantes, soit rectales, soit vaginales, dans les affections de l'intestin et de l'utérus, Vicq d'Azyr désirait qu'il en fût établi deux à Vichy; l'une serait installée dans la salle de douches des femmes et l'autre dans celle des hommes. C'était, ajoutait-il, facile à faire et peu coûteux.

---

(1) Cette fontaine se trouvait place d'Allier, à l'extrémité de la rue de la Laure. On l'appela longtemps fontaine des Trois-Cornets. La Font-Fiolant ou Font-Cyolant est une source qui se trouve, commune de Cusset, au pied de la colline du Vernet, près du village de Puy-Besseau.

L'intendant de la généralité de Moulins, Barbarat de Mazirot, communiqua ce rapport à Janson le 20 avril 1788 et l'invita à se conformer aux dispositions principales qu'il renfermait. Malgré toute son activité, les heureuses innovations recommandées par Vicq d'Azyr ne purent être utilisées que l'année suivante.

L'Ancien Etablisse-ment thermal.

Le 6 avril 1788, les officiers municipaux de Vichy réclamaient à leur tour des avantages pour leur ville. Par une délibération qui prouvait plus en faveur de leur attachement aux intérêts de la communauté que de leur perspicacité administrative, ils invitèrent l'intendant de la généralité de Moulins à demander au roi l'autorisation de percevoir, pour eux, deux sols par chaque pinte d'eau minérale transportée en dehors de la paroisse ; de toucher la location des boutiques, cafés et billard attenant au bâtiment thermal nouvellement construit ; de jouir, à perpétuité, de cet établissement avec tous ses accessoires, y compris la glacière située près du faubourg des Bains et les promenades. Moyennant ces sacrifices, la ville de Vichy s'engageait à payer, en vingt-neuf annuités, les 80.000 livres dépensées par la généralité de Moulins pour le nouvel édifice balnéaire, à l'entretenir à ses frais, à le reconstruire même au besoin et à laisser l'intendant des Eaux s'attribuer comme auparavant le produit des bains et des douches (1).

Dès que l'administration de l'Hôpital eut connaissance de ces propositions fantaisistes, elle se fit un devoir de les combattre pour deux raisons principales. Dans le projet Janson, les deux extrémités de l'édifice thermal étaient réservées aux pauvres. Or, pour établir leur café et leurs salles de jeu, les officiers municipaux réclamaient l'extrémité située à l'Est, où l'on devait installer les douches. De cette façon, il ne restait plus à l'administration hospitalière que l'extrémité occidentale avec deux chambres de bain, ce qui supprimait la moitié du service. Elle craignait, en outre, qu'en accordant à la ville de Vichy deux sols par pinte, la consommation de l'eau minérale expédiée ne vînt à diminuer, et que les revenus des indigents ne vinssent à souffrir de cette baisse.

Janson était un partisan résolu de la conception des officiers municipaux de Vichy et il s'efforçait de faire partager sa manière de voir par Foulon de Doué qui venait de succéder à Barbarat de Mazirot en qualité d'intendant de la généralité de Moulins. Il est probable qu'il eût

(1) Archives de la ville de Vichy, BB. 6.

réussi, avec le temps, à lui faire accepter son opinion sans la ténacité des administrateurs de l'Hôpital. Lorsqu'ils s'aperçurent que les principales autorités du Bourbonnais marchaient de concert avec les officiers municipaux, ils firent intervenir le duc de Mouchy auprès de M. de Villedeuil. Ce ministre écrivit, alors, le 8 septembre 1788 à l'intendant de la généralité de Moulins de n'ordonner l'exécution de la délibération prise par les habitants de Vichy relativement à l'augmentation du prix des Eaux « qu'après avoir reçu sa réponse ».

L'affaire était ainsi classée.

Nous avons consacré plusieurs pages à l'étude du projet de Janson et aux discussions qu'il souleva ; nous allons maintenant jeter un coup d'œil rapide sur les dispositions extérieures et la distribution intérieure de l'édifice thermal. Il consistait en une galerie de 57 mètres de long sur 5 de large. A son extrémité orientale se trouvait un avant-corps à pans coupés où bouillonnait la Grande-Grille, et à l'extrémité occidentale, disposée de la même façon, la fontaine d'eau douce provenant de la Font-Fiolant, fontaine qui a disparu aujourd'hui (1).

Au milieu de cette galerie se dessinait un renfoncement circulaire dans lequel se trouvait le Puits Carré qui servait à l'alimentation des bains, et à proximité de lui on apercevait la source Chomel que l'on utilisait exclusivement en boisson.

Au premier étage de la galerie, auquel on montait par un escalier très rapide placé au-dessus du Puits Carré, se trouvait un petit salon précédé d'un vestibule occupant l'avant-corps.

Derrière cette galerie se cachait un bâtiment peu élevé qui semblait accroché après elle. Il contenait deux petites cours avec des couloirs circulaires. Ces cours étaient entourées d'une dizaine de cabinets de bains. Mais ce nombre étant insuffisant, on fut obligé de placer dans chacun d'eux trois baignoires, ce qui était très incommode pour le service et fort inconvenant sous tous les rapports.

Au pourtour de ces cours se trouvaient deux cabinets de douches avec vestiaires joignant des bureaux; plus deux étuves et quelques cabinets d'eau chaude commune, enfin deux petits logements d'employés.

(1) Elle fut supprimée en 1857 à la suite d'un accord pour la division des eaux douces entre l'Etat et la ville de Vichy, accord accepté le 1er octobre 1857 par le conseil municipal de Vichy sur la proposition du ministre de l'agriculture, du commerce et des travaux publics.

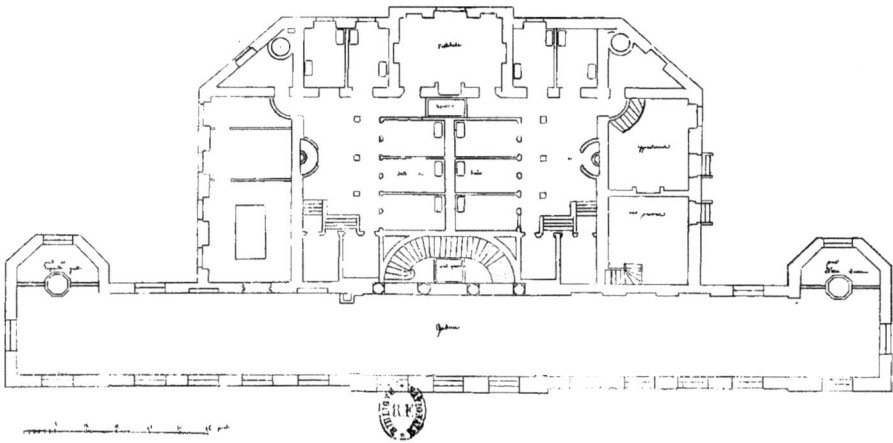

Plan de l'Etablissement thermal de Mesdames de France (1787)

G. STEINHEIL, Editeur.

La façade principale de l'édifice thermal, constituée par la galerie dont nous venons de parler, était tournée du côté du Nord. On se demande en vain pour quel motif. Dans cette situation, elle était masquée par des hôtels ayant trois ou quatre étages, des boutiques et des baraques qui la privaient d'air et de lumière.

L'Ancien Etablissement thermal.

Cet Etablissement thermal avait coûté plus de 50.000 écus (1), sur lesquels, le 3 mars 1792, il restait encore dû à l'entrepreneur Dupont 32.649 l. 18 s. 3 d. (2). Ce fut la Révolution qui dut acquitter cette facture. Elle ne s'en plaignit pas outre mesure, mais, dans la suite, elle ne fit aucune amélioration aux bâtiments des bains de Vichy. L'ingénieur en chef départemental Benoist avait beau écrire au ministère qu'ils avaient besoin de réparations, que toutes les conduites d'eau devaient être renouvelées et que si on ne procédait pas, immédiatement, à l'exécution de ces travaux, l'établissement ne tarderait pas à s'écrouler ; on lui retournait chacun de ses rapports avec ces mots en marge : « Pas de crédit ouvert pour les stations thermales. »

Cette situation durait depuis douze ans, et rien ne faisait prévoir qu'elle ne durerait pas encore quelques années, la principale cause de la pénurie du Trésor public étant la guerre, lorsqu'il se produisit, fort heureusement, en 1799, un événement qui changea la face des choses. Mme Lœtitia Buonaparte, mère du général en chef de l'armée d'Orient, vint faire cette année-là une cure à Vichy avec son fils Louis, âgé de vingt ans et déjà chef d'escadron. Ainsi que tous les autres baigneurs, elle fut frappée de l'état de délabrement dans lequel se trouvait l'Etablissement thermal, de la présence à quelques pas de lui des maisons Bonnet et Sornin qui « l'offusquaient » et du manque de promenades et de lieux de délassements.

Mme Lœtitia semblait s'intéresser non seulement aux embellissements de Vichy, mais encore à ses habitants, car pendant sa saison elle fut témoin, à la mairie, de la naissance de la fille de Jacques Georgeon, son maître d'hôtel, et voulut qu'on lui donnât le prénom de Lœtitia. Si son intérêt ne se fût traduit que par ce seul acte de bienveillance, il serait presque puéril de le rappeler ; mais quand son fils fut nommé premier consul, elle fit accorder à Benoist les 9.211 francs qu'il réclamait instamment pour restaurer l'Etablissement thermal, décider en principe la démolition des maisons Bonnet et Sornin qui gênaient la circulation

(1) Archives de l'Allier, X. 370 : Rapport Benoist.
(2) Procès-verbaux des séances du directoire du département de l'Allier, bureau des ponts et chaussées.

et la vue autour de ce bâtiment, et l'agrandissement de la promenade qui devait conduire à la source de l'Hôpital et devenir plus tard le Parc.

Il s'en fallut de peu que Mme Lœtitia ne prît le chemin de l'exil sans voir son désir se réaliser. Sans l'insistance du ministre de l'intérieur de Montalivet et l'intervention même de Napoléon Ier, ces belles améliorations n'auraient pas eu lieu, tant était grande l'insouciance du préfet d'alors, le baron Pougeard du Limbert.

Le 25 août 1810, de Montalivet lui annonçait que sur le crédit de 90.000 francs alloué à son ministère, il mettait 36.000 francs à sa disposition pour réparer les sources de Vichy, son Etablissement et achever la promenade commencée en face de ce bâtiment. Il lui recommandait de faire dresser dans le plus court délai les plans et devis des réparations de cette promenade, comme aussi l'estimation des maisons Bonnet et Sornin dont la démolition était nécessaire pour le dégagement de l'Etablissement thermal.

Pougeard du Limbert ne tint qu'un compte relatif des désirs de de Montalivet ; aussi reçut-il de lui, le 6 juin 1811, une lettre de rappel conçue dans les termes les plus comminatoires. « J'exige, y était-il exposé, que ce travail, qui doit être presque terminé, me soit envoyé d'ici à trois semaines. Si je ne l'ai pas reçu le 30 de ce mois, j'enverrai sur les lieux un architecte aux frais de votre département (1). » Cette fois-ci Pougeard du Limbert sortit de sa torpeur et il expédia dans les délais voulus le dossier qui lui était réclamé d'une façon aussi impérieuse par le ministre de l'intérieur. Mais ce dossier établi à la hâte était loin d'être complet ; il y manquait notamment les plans et devis des travaux à exécuter pour l'achèvement de la promenade commencée en face de l'Etablissement thermal, « les occupations multiples des ingénieurs, prétendait le préfet, ne leur ayant pas permis de les dresser ». Le 3 août suivant, de Montalivet répondit qu'il exigeait que ces plans et devis fussent prêts avant le 1er septembre, et qu'il ne concevait pas qu'un préfet ne puisse pas les obtenir d'un ingénieur ou à son défaut d'un autre architecte. « Il faut savoir se faire obéir, et je n'admettrai aucune excuse (2). »

Ce qui exaspérait de Montalivet, c'est que toutes les pièces du dossier étaient préparées et qu'il ne manquait plus que les plans et devis

(1) Archives de l'Allier, X. 372.
(2) *Ibid.*

de la promenade pour que l'empereur rendît son décret. En effet, les 30 décembre 1810 et 21 février 1811 on avait procédé à l'évaluation des terrains qui devaient servir d'emplacement à cette promenade. On avait alloué à : Claude Guillermen, pour sa portion de 19 ares 45 mètres, 600 francs ; Antoine Bassot et son épouse, pour leur portion de 9 ares, 725 francs ; André Charles, pour sa portion de 9 ares, 725 francs ; Jean-Joseph Gravier, pour sa portion de 34 ares 36 mètres, 1.050 fr. ; Marie Magnin, veuve de Charles Prêtre, pour sa portion de 19 ares 45 mètres, 600 francs ; Gabriel Prêtre, pour sa portion de 111 ares, 3.450 francs ; André Lemaire, pour sa portion de 53 ares 526 mètres, 1.650 francs ; Anne-Thérèse Combe, veuve de Laurent Colas, pour sa portion de 14 ares 587 mètres, 450 francs ; héritiers Arnoux, pour leur portion de 11 ares 67 mètres, 350 francs ; Hospice (terrain de l'), pour la portion de 20 ares 22 mètres, 700 francs ; Magdeleine Fouet, veuve de Louis-Antoine Sauret, tutrice de ses enfants mineurs, pour leur portion de 41 ares, dont il y avait à défalquer un petit morceau de terrain retenu par Mme veuve Sauret pour faire un jardin, 1.550 fr.(1).

D'autre part, Roze Beauvais, architecte à Cusset, avait estimé le 1er juillet 1811 les maisons Sornin et Bonnet, qui « offusquaient » l'Etablissement thermal, la première à 23.000 francs et la seconde à 20.800 francs, soit 43.800 francs, défalcation faite des matériaux laissés aux propriétaires pour la somme de 9.000 francs.

Il faut croire que les plans et devis de la promenade projetée au Sud de l'Etablissement thermal, et qui devait le relier à la source de l'Hôpital, se firent encore longtemps attendre, car ce ne fut que le 20 juin 1812 que Napoléon Ier put signer à Gumbinnen (Russie) le décret qui créait le parc et procurait à la ville de Vichy un embellissement dont elle est toujours fière à juste titre (2).

Pendant tout le Consulat et l'Empire on entretint très soigneusement l'Etablissement thermal, on dépensa même chaque année des sommes assez élevées à cet effet; mais il n'y eut pas de restauration d'ensemble ni d'agrandissement de quelque importance. Le seul qu'on lui fit subir, ce fut en 1812 : par son décret de Gumbinnen, Napoléon Ier fit établir trois nouveaux cabinets de bains et autant de cabinets de douches, et construire une nouvelle conduite d'eau douce en tuyaux de fer. C'était donner beaucoup d'importance à bien peu de chose ; une

(1) Archives de l'Allier, X. 372.
(2) *Ibid.*, X. 351.

simple circulaire ministérielle eût suffi, ce nous semble, pour que le préfet se mît en devoir de remplir les intentions de l'empereur sans qu'il fût besoin pour cela d'un décret, venant de si loin surtout.

A l'avènement des Bourbons, l'extension de l'Etablissement thermal fut de nouveau agitée à la cour de Louis XVIII. La duchesse d'Angoulême tenait essentiellement à compléter l'œuvre de ses tantes, Mesdames Adélaïde et Victoire de France. Elle connaissait Vichy pour s'y être rendue en 1814 et 1815 et elle savait par expérience personnelle que l'Etablissement avait besoin d'être agrandi sensiblement, distribué plus convenablement et aménagé avec davantage de confortable. Mais pour exécuter ses desseins, il fallait trouver un homme qui comprît son idée et consentît à seconder ses vues. Cet homme, elle l'avait sous la main; c'était son propre médecin ordinaire, le baron Lucas, inspecteur des Eaux minérales de Vichy depuis 1801.

Pendant toute la durée de l'Empire, Lucas ne joua qu'un rôle secondaire, non pas qu'il fût suspect au pouvoir, mais parce que Napoléon Ier aimait à traiter les grandes et petites questions avec ses seuls ministres. Quant aux fonctionnaires d'un degré inférieur, il ne leur accordait d'autre initiative que celle d'obéir, ponctuellement et sans même sourciller, à ses ordres.

De concert avec la duchesse d'Angoulême, Lucas traça, en 1816, un programme de constructions nouvelles et invita son ami Roze Beauvais, qui venait d'être nommé architecte de l'Etablissement thermal, à lui établir un projet. Ce fonctionnaire, intelligent autant que modeste, était d'un caractère souple et doux et se montrait toujours prêt à remplir les vues de ses supérieurs hiérarchiques.

Le programme de Lucas était assez bien compris. Le nombre des malades qui se rendaient annuellement à Vichy s'élevait, alors, à environ six cents. Au moment de la plus grande affluence, il y en avait jusqu'à quatre cents simultanément.

Tous ces malades avaient à leur disposition trente ou quarante baignoires et quatre douches. Ce nombre étant insuffisant par suite de l'accroissement annuel de la clientèle, on estima qu'environ soixante-quatre baignoires et six douches pourraient suffire à assurer le service. C'était donc un établissement thermal renfermant soixante-dix cabinets de bains et de douches qu'il fallait édifier, car on connaissait trop les désagréments de toute espèce qu'entraînaient les baignoires entassées dans les mêmes cabinets pour hésiter à adopter des cabinets à une seule personne.

Le monument devait se composer de deux parties, l'une réservée aux hommes et l'autre aux dames. Il devait contenir de vastes promenoirs pour abriter les buveurs d'eau lorsqu'il pleuvrait ou ferait froid, et en sus un logement pour le médecin inspecteur, celui du concierge, un cabinet de consultations, une lingerie et des séchoirs.

L'Ancien Etablissement thermal.

On regardait aussi comme indispensable d'établir des salons d'agrément que l'on considérait comme très utiles pour une si grande agglomération. En effet, les réunions, les causeries, les lectures, les bals dont jouiraient les malades contribueraient si puissamment au rétablissement de leur santé qu'on devait presque considérer ces lieux de plaisir comme une partie essentielle de leur cure. Mais, afin que les étrangers pussent continuer à venir fréquenter l'Etablissement thermal, on l'agrandirait par partie chaque année, et on ferait en sorte que les travaux entrepris fussent toujours terminés à l'ouverture de la saison. De cette façon, on procéderait à une série d'adjudications partielles et non pas à une adjudication unique (1).

Ce furent sur ces données générales fournies par la duchesse d'Angoulême et Lucas que Roze Beauvais dressa un projet dont le devis s'élevait à 431.213 francs. Il le transmit fidèlement au préfet qui l'examina assez consciencieusement et le jugea médiocre ; mais comme il voulait laisser à autrui la responsabilité tout entière de son rejet, il l'expédia au ministère de l'intérieur, en y glissant cette note significative : « Le Conseil des bâtiments civils pourra prendre tel autre plan, si celui de cet architecte ne devait pas être considéré comme un ouvrage définitif. » On ne pouvait être plus catégorique.

Le Conseil des bâtiments civils désigna comme rapporteur M. de Gisors, personnage méticuleux à l'excès et d'un caractère si acariâtre qu'il était honni de ses subordonnés et de tous ceux qui l'approchaient. Il trouva que le travail de Roze Beauvais laissait beaucoup à désirer, et, à son rapport, il joignit une esquisse d'après laquelle le plan de l'Etablissement devait être recomposé. Le Conseil des bâtiments civils adopta non seulement les conclusions de ce rapport, mais encore il fut d'avis que pour dresser un projet de cette importance il était nécessaire qu'on choisît un homme de goût, prudent et expérimenté : le concours seul était susceptible de le trouver. Mais le ministre de l'intérieur se refusa à y recourir, sans doute parce qu'il n'accordait pas

(1) Voir Bibliothèque des Sciences médicales de Vichy : *Correspondance particulière de Roze Beauvais.*

une assez grande importance à l'agrandissement projeté. Néanmoins, il autorisa Roze Beauvais, Chantron et Thomas Froideau (1) à établir des plans et des devis d'après l'esquisse de M. de Gisors. Cette fois-ci le Conseil des bâtiments civils se montra plus équitable. Il décida que les projets de Chantron et de Thomas Froideau n'étant pas susceptibles d'atteindre le but proposé devaient être écartés, tandis que celui de Roze Beauvais, s'en rapprochant davantage, devait être préféré. Mais il fallait encore faire subir à ses plans des réductions et des modifications (2).

Malgré la faveur toute spéciale avec laquelle le Conseil des bâtiments civils avait accueilli son projet, le malheureux Roze Beauvais se sentait profondément découragé. Il fallut que son ami Lucas remontât à diverses reprises son courage abattu pour qu'il consentît à reprendre le crayon et l'équerre. A tout instant, il l'exhortait à la persévérance et à la patience et lui laissait entrevoir que dans les belles œuvres entreprises par la duchesse d'Angoulême, il était son collaborateur le plus immédiat.

Lors de la rédaction de son second projet, Roze Beauvais avait dû prendre comme modèle le croquis de M. de Gisors ; pour la troisième fois, il dut suivre les instructions écrites qu'il lui fit parvenir, consacrant d'une part certaines rectifications dont ses plans étaient susceptibles, et de l'autre la division du devis et sa réduction.

Il était dit dans cet exposé : « Que les cabinets de douches ne devaient pas être plus bas que les cabinets de bains, qu'il fallait rendre compte par un travail séparé du débit des sources, de la consommation journalière présumée de leurs eaux tant pour les bains que pour les douches et la buvette, fixer la grandeur du réservoir, le diamètre des tuyaux de distribution et de vidange... dresser le devis général en deux parties, l'une estimative et l'autre descriptive... »

Roze Beauvais ne tint, paraît-il, dans son travail, qu'un compte relatif des recommandations qu'on lui avait faites. Aussi son troisième projet eut-il le sort des deux précédents. Le Conseil des bâtiments civils, toujours par l'organe de M. de Gisors, son intraitable rapporteur, déclara que de nouvelles rectifications étaient indispensables, que Roze Beauvais devrait se conformer au second croquis qu'on lui adressait et que, pour l'aider dans ce travail, un autre architecte lui serait adjoint (3).

(1) Archives de l'Allier, X. 353.
(2) Bibliothèque des Sciences médicales de Vichy, *loc. cit.*
(3) Ce fut Agnéty, architecte à Moulins.

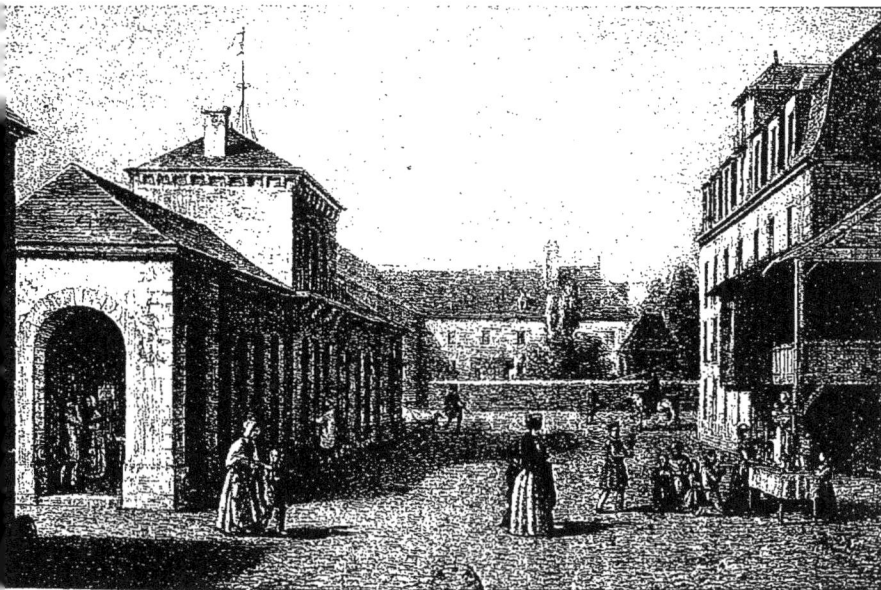

L'Etablissement thermal en 1816

G. STEINHEIL, Editeur.

C'était une nouvelle humiliation ajoutée à tant d'autres.

En faisant tenir cette nouvelle à Roze Beauvais, le 12 mai 1819, le préfet montra beaucoup de tact et de délicatesse. Il lui exposa que Bezin (1), à qui il avait remis cette communication, avait reconnu qu'en effet il manquait encore plusieurs choses pour compléter ce projet, et que par obligeance pour lui, il s'offrait à l'aider de son expérience et de ses conseils. « Je vous engage donc, ajoutait-t-il, à venir à Moulins pour quelques jours afin de conférer avec l'ingénieur et moi et y rectifier ainsi votre travail. Recueillez préalablement les renseignements suivants : 1° quelle est positivement la quantité d'eau minérale que peut fournir en vingt-quatre heures chacune des sources qui doivent alimenter les bains et les douches ? 2° choisissez sur le cours du Sichon le point où il conviendrait d'établir une prise d'eau pour amener des eaux douces à l'Établissement thermal.

« Je ne doute pas qu'aidé de l'expérience et des conseils de MM. Bezin et Lejeune, vous ne parveniez très promptement à contenter le Conseil des bâtiments civils qui, vraiment, paraît un peu rigide. »

Le trop docile Roze Beauvais se rendit donc à Moulins pour y recevoir des admonestations sous forme de conseils, puis reprit son crayon pour la quatrième fois, ayant contracté l'habitude de l'obéissance passive. Mais ce fut la dernière, car son projet fut définitivement adopté, à condition pourtant qu'il serait étudié sur une échelle double de celle des dessins, et qu'il tiendrait un juste compte des critiques du rapporteur.

C'eût été vraiment trop beau si le Conseil des bâtiments civils se fût arrêté à cette décision ; mais il eut soin d'ajouter que vu l'importance du projet, il « serait à propos que M. de Gisors se rendît sur les lieux où il pourrait lever tout obstacle et trancher toute difficulté en s'entendant dans tous les détails avec M. Roze Beauvais ». Il était écrit que ce pauvre architecte devait vider la coupe d'amertume jusqu'à la dernière goutte, et il la vida en effet.

Le projet qui venait d'être approuvé (avril 1820) était ainsi conçu dans ses grandes lignes :

« Le rez-de-chaussée sera composé de la galerie actuelle, d'une autre parallèle faisant face au jardin, d'une galerie de communication entre les deux promenoirs, de deux grands escaliers, de deux petits escaliers particuliers, de plusieurs galeries de service, de deux réservoirs

---

(1) Ingénieur à Moulins.

d'eau minérale, de huit cabinets de douches précédés de quatre garde-robes, de quatre cabinets de bains précédés chacun d'une petite chambre à l'usage des personnes de distinction, de six étuves, de deux magasins à bouteilles, de soixante autres cabinets, tant pour bains ordinaires que pour bains à vapeur, de quatre cours au milieu desquelles se trouveront quatre bassins d'eau douce dans lesquels on pourra établir des jets d'eau et qui serviront également de réservoirs, et enfin de huit petits cabinets d'aisances à l'usage des malades.

« Le premier étage du corps de bâtiment — côté du jardin — sera composé de deux anti-salles, de deux salons, d'une salle de jeu, d'une salle de lecture, d'une garde-robe, d'un cabinet pour les rafraîchis-sements, de deux petits cabinets, d'un escalier montant au grenier et d'une grande salle de bains.

« Le premier étage du corps de bâtiment au-dessous duquel est la galerie actuelle sera composé d'un logement pour le concierge, qui sera en même temps chargé de la lingerie, d'une grande salle pour la lingerie, d'un vaste corridor, d'une salle d'attente pour les malades et d'une salle de consultation, du logement de l'inspecteur consistant en une cuisine, un lavoir, une salle à manger, un salon, deux chambres à coucher, deux cabinets et une bibliothèque.

« Les greniers de ces deux corps de bâtiments serviront de séchoirs. On y parviendra au moyen de deux escaliers figurés sur le plan.

« Ayant supprimé par économie, dans ce dernier projet, les petits appartements au-dessus des cabinets de bains et des corridors de service, nous avons donné à ces derniers plus de hauteur et nous les avons terminés en voûtes faites en charpente cintrée lattée et pla-fonnée en plâtre blanc.

« Cet établissement, tel que nous l'avons détaillé, occupera un parallélogramme rectangle ayant 58 mètres sur 76^{m}50.

« La galerie actuelle est conservée, mais le grand escalier placé dans un grand renfoncement circulaire sera détruit pour aller dans la galerie de communication.

« On apportera la plus grande simplicité à la décoration intérieure.

« La dépense de ce dernier projet s'élèvera à la somme de trois cent mille francs.

« Son ensemble est absolument conforme à la dernière esquisse du rapporteur du Conseil des bâtiments civils, esquisse que nous avons trouvée être plus en rapport avec les usages et les besoins de cet établissement que celle déjà produite (1). »

Les adjudications ne se firent pas attendre et les fouilles commencèrent de suite.

Le 11 juin 1821, la duchesse d'Angoulême vint poser la première pierre de l'édifice thermal qu'on allait construire pour compléter celui qui avait été créé, en 1787, par ses tantes, dont une inscription pieusement conservée rappelait la généreuse initiative.

La cérémonie fut des plus imposantes. A neuf heures et demie du matin, la duchesse d'Angoulême se rendit sur le lieu où devaient s'élever les constructions projetées, escortée de son écuyer, le vicomte d'Agoult, et de ses dames d'honneur. Elle était suivie du préfet de l'Allier, Fumeron d'Ardeuil ; du baron de Romeuf, commandant la 2ᵉ subdivision de la 21ᵉ division militaire ; du sous-préfet de Lapalisse, Lepère ; du docteur Lucas, membre de l'Académie de médecine et inspecteur des Eaux minérales de Vichy ; de Roze Beauvais, architecte de l'Etablissement ; des autorités locales et d'une foule nombreuse composée de baigneurs et d'habitants de la localité et des environs.

Tout étant préparé d'avance, la duchesse d'Angoulême prit la truelle, le marteau et du ciment, puis posa et scella de sa main la première pierre de l'édifice thermal au milieu des acclamations des assistants.

Aussitôt après, le préfet, au nom du département, et le médecin inspecteur, interprète des sentiments des malades, lui offrirent en quelques mots la vive expression de la reconnaissance publique.

Afin de marquer tout l'intérêt qu'elle témoignait à l'établissement naissant, elle remit à Fumeron d'Ardeuil, le 29 juin suivant (2), c'est-à-dire quelques jours avant son départ de Vichy, 30.000 francs sur sa cassette particulière. Cette offrande n'était encore que le début de ses nombreuses libéralités.

La duchesse d'Angoulême était une habituée de Vichy. Elle y

(1) Bibliothèque des Sciences médicales de Vichy : *Correspondance de Roze Beauvais.*

(2) Ce jour-là, le colonel de gendarmerie vicomte de Foucauld but tellement au déjeuner qui fut offert par le préfet qu'il s'enivra et provoqua de Castellane, son collègue du 5ᵉ régiment de housards. Il fit une sortie ridicule en proclamant dans le salon de la préfecture les prérogatives de son arme. Il criait à tue-tête qu'à grade égal, quoique de Castellane fût son ancien, il pouvait le commander en l'absence du maréchal de camp, parce qu'il avait l'honneur d'être gendarme. Comme chacun s'étonnait de cette sortie, il s'écria : « Jusqu'à mon chef d'escadron de Cadoudal qui est contre moi ! » Ennuyé des sots propos de ce vaniteux personnage, Castellane lui dit tout bas : « Ne faites pas tant de bruit et sortons. » Ils sortirent, en effet, mais des amis communs s'interposèrent et l'affaire n'eut pas de suites. (Voir *Mémoires du maréchal de Castellane*, t. 1ᵉʳ.)

venait presque chaque année passer trois ou quatre semaines autant en touriste qu'en malade, car elle aimait le Bourbonnais parce qu'il était le berceau de sa famille, et les habitants de ce pays à cause de leur jovialité, de leur amabilité et de leur attachement à la dynastie royale. A partir de 1821 elle vint encore deux ou trois fois à Vichy, notamment avant la révolution de Juillet qui faillit l'y surprendre au milieu des fêtes qui furent célébrées à l'occasion de l'inauguration des salons de l'Etablissement. Pendant tous ses séjours, elle faisait souvent des excursions aux environs ; elle aimait notamment à visiter le château de Bourbon-Busset à cause de la beauté du site, de l'étendue du panorama et peut-être aussi de la similitude du nom. Elle se plaisait également à aller dans les villages voisins prendre une tasse de lait, comme aussi à prier dans les églises des communes limitrophes.

Un jour, la duchesse d'Angoulême se rendit à Abrest pour y entendre la messe. Le curé de la paroisse, l'abbé Antoine Gannat (1), qui se piquait de connaître la poésie (!), lui lut une pièce de vers au moment même où elle sortait de l'église pour aller rejoindre sa voiture. Si ce poème ne brille ni par la mesure, ni par la cadence, ni par la pureté et la richesse des rimes, il indique un état d'âme du clergé bourbonnais de cette époque qu'il est bon de connaître. Après avoir encensé Napoléon Ier à cause de ses nombreuses victoires, il félicitait son successeur d'avoir rétabli la paix. A ce titre, l'œuvre du curé d'Abrest mérite d'être citée :

> Tel qu'un nuage épais obscurcissant les airs
> D'affreux spectres remplit les espaces divers,
> Et parsème l'effroi. Tout n'est plus que ténèbres,
> Tout est enveloppé sous des crêpes funèbres.
> Le tonnerre en fureur fait promptement rentrer
> Dans l'absolu néant ce qu'il peut rencontrer.
> L'éclair en serpentant dans la triste atmosphère...
> Ainsi la France était... Que je plaignais son sort !
> D'un précipice affreux elle était sur le bord.
> L'horrible Tisiphone, et ses sœurs les Furies
> Exerçaient en tout lieu leurs noires barbaries.
> Elles faisaient siffler leurs serpents venimeux
> Et répandre à grands flots leur poison odieux.
> Ces monstres écumants de rage et de colère
> Soufflaient tous les fléaux d'une sanglante guerre

(1) Né à Saint-Sylvestre en 1759, mort à Abrest en 1834.

Et des bras d'une mère, impitoyablement,
Ils arrachaient les fils aimés si tendrement.
Ainsi se commettaient toutes sortes de crimes,
Et l'on ne voyait plus qu'innocentes victimes.

*L'Ancien Etablisse-
ment thermal.*

A ce moment il se produisit un incident qui répandit un peu de gaieté sur cette récitation fort monotone. Depuis quelques instants la duchesse d'Angoulême se mordait les lèvres pour ne pas se moquer de l'abbé Gannat devant la foule qui s'empressait autour d'elle. Mais, lorsque le curé eut prononcé ce dernier vers, ne pouvant plus se retenir, elle cacha son visage avec son mouchoir pour rire à son aise et, se retournant, elle fit mine de s'éloigner.

Croyant qu'elle était seulement gênée par le soleil, fort ardent à cette heure, le bon pasteur lui dit : « Princesse, mettez-vous à l'ombre ; j'ai encore quelques mots à vous lire. » La duchesse d'Angoulême se plaça alors passivement et docilement sous le gros ormeau qui se trouvait sur la place de l'église et écouta là ce qui restait du poème. Le curé reprit donc ainsi :

Par un char éclatant pendant un jour serein
La vigilante aurore ornant de fleurs son sein
Réjouit les mortels et la nature entière
Par son brillant éclat et sa vive lumière.
O toi, brillante aurore, ô toi qui réjouis
Le Français qui rêvait régner le roi Louis,
A peine parais-tu, très auguste princesse,
Que nos maux oubliés sont changés en ivresse.
Les crimes ne sont plus, le chaos ténébreux
Fuit précipitamment en évitant les yeux.
Ils ont enfin brisé les ciseaux de la Parque,
Caron ne conduit plus de conscrits dans sa barque ;
Ces horreurs ont fait place à la félicité,
Le trouble et l'anarchie à la tranquillité ;
Tout est rentré dans l'ordre avec exactitude.

Portant alors la main sur son cœur, il s'écria :

Pour toi sont tous nos cœurs et notre gratitude.
La déesse Minerve en dirigeant tes pas
Vint réunir ses dons à tes chastes appas.
Nos vœux sont accomplis et ta présence chère
Fait jouir le Français d'une allégresse entière.

Livre III.

> Ton exemple affermit la religion
> Que professent nos Rois dans la perfection.
> La France, mais surtout cet heureux voisinage,
> Tes belles qualités chanteront d'âge en âge ;
> Mais Abrest dans la joie oubliant son malheur
> Est, en te possédant, au comble du bonheur.
> Tes vertus l'élevant dans un degré suprême
> Rehausseront l'éclat même du diadème.
> Chantons à pleine voix la paix, l'heureuse paix :
> Vivent dans le bonheur les Bourbons à jamais ! (1).

La duchesse d'Angoulême remercia l'auteur des paroles flatteuses qu'il avait adressées à sa famille et à elle, lui donna 200 francs pour son église et ses pauvres, puis regagna Vichy. Toute la soirée on s'y amusa, dans les salons, des mauvais vers du curé d'Abrest, que l'on jugea généralement avec beaucoup trop de bienveillance.

La muse de ce légendaire prêtre de campagne était intarissable. Ce même jour de l'année 1821 où la duchesse d'Angoulême vint visiter le petit bourg d'Abrest, il était allé, avec son confrère de Vesse et un grand nombre de ses paroissiens, à la rencontre de la princesse sur le chemin de Vichy. Il la trouva « dans les graviers », près d'un prunier, et, l'abordant, il lui adressa les paroles suivantes :

> Asseyez-vous, madame, à l'ombre de ces prunes,
> Vous contemplerez là des choses peu communes.
> Car, ravis de vous voir, nous sommes tous heureux
> De chanter les élans d'un cœur si généreux.
> O prodigalité ! Duchesse d'Angoulême,
> Tu décores Bulot (2) pour quelques pots de crème !
> Tes bienfaits vont partout : ne pouvant les compter,
> Nous voulons en ce jour au moins les acclamer ;
> Et le curé d'Abrest et le curé de Vesse
> Ont senti les effets de ta haute sagesse (3).

(1) Bibliothèque des Sciences médicales de Vichy : Collection Hugues Batilliat.

(2) Jean-Baptiste Bulot, juge de paix du canton de Cusset, propriétaire des Garets, commune de Vichy.

(3) L'abbé Gannat était très fier de toutes ses poésies, mais particulièrement de celle-ci. Un jour qu'il la déclamait au jeune abbé Holaind, qui mourut chanoine de la cathédrale de Moulins, celui-ci calma son lyrisme exagéré par le distique suivant :

> Pégase, constipé, se forçait un matin :
> Gannat, le rimailleur, fut son premier crottin.

Le nouvel Etablissement thermal, avec ses réfections et agrandissements, devant exiger beaucoup plus d'eau commune que n'en
pouvait fournir la fontaine de la ville, l'Etat acheta le 14 août 1821, de
Duranton, moyennant la somme de 1.800 francs, par acte authentique
reçu M⁰ Annet-Marie Arloing, notaire à Cusset, deux sources d'eau
douce situées au terroir de la Jonchère, commune de Cusset. On amena
aussitôt l'eau de ces sources par une conduite spéciale au château d'eau
de la Font-Fiolant. Puis, les 5 juin et 9 juillet 1826, l'Etat acheta encore
de divers propriétaires, par devant le même notaire, d'autres sources
voisines des premières, mais situées commune du Vernet. Les fouilles
entreprises pour isoler celles-ci permirent de les réunir en une seule
qu'on appela Marie-Thérèse, et, ainsi, l'eau de ces trois sources de
la Jonchère, de Puy-Besseau et de Marie-Thérèse, collectée dans
le réservoir de la ville avec celles de la Font-Fiolant, furent conduites
directement, par une seule canalisation tout d'abord, qu'on dut doubler
dès 1835, à l'Etablissement thermal dans des réservoirs spécialement
aménagés pour les recevoir (1).

Il fallut plus de dix ans pour construire l'Etablissement thermal, et
sans la qualité des personnages qui s'occupaient de lui, il en eût fallu
bien davantage encore, car le ministre de l'intérieur inscrivait chaque
année à son budget le crédit qui lui était destiné. Souvent il arrivait
qu'il n'était pas très élevé ; quelquefois même il était passé complètement sous silence. Alors, Lucas écrivait au préfet de l'Allier pour
obtenir des fonds du Conseil général qui paraissait trop se désintéresser
de Vichy; il courait dans les bureaux des ministères pour s'assurer si
les allocations qui lui étaient promises n'avaient pas pris une autre
destination. Une année, c'était le baron Capelle qu'il sollicitait ; une
autre, c'était Laffond-Ladebat, une troisième de Bois-Bertrand. Quand

(1) De temps immémorial la fontaine de la ville de Vichy était alimentée par la
source d'eau douce de la Font-Fiolant, qui, nous l'avons dit plus haut, jaillit près
du village de Puy-Besseau, commune de Cusset. Depuis 1781, les habitants de Vichy
sollicitaient l'autorisation d'établir une seconde fontaine, près des Bains, pour le
service public du quartier et aussi pour celui de la *Maison du Roy*. Le 18 juin 1786,
« convoqués en la manière ordinaire », ils reçurent communication « d'une ordonnance
de Monseigneur l'intendant du 10 du présent mois », qui décidait que le prix de l'adjudication de la construction de la fontaine du quartier des Bains serait payé des deniers
patrimoniaux de la ville. Le 22 juin 1786, l'adjudication de ces travaux était consenti au
sieur Bonnin, et le 25 octobre suivant, ces travaux étant terminés, le quartier des Bains
possédait, enfin, sa fontaine dont l'eau douce provenait de la conduite-mère de la
Font-Fiolant par une prise faite dans le regard de la place de la Chaume.

il trouvait que Vichy était compris dans le budget pour une somme trop faible, il s'adressait au ministre lui-même. S'il ne réussissait pas à le convaincre de la nécessité d'augmenter le chapitre consacré à son Etablissement thermal, il faisait intervenir alors la duchesse d'Angoulême. « Quel sot métier que celui de solliciteur ! » écrivait-il à Roze Beauvais ; et ailleurs il disait : « Je ne crois pas avoir fait preuve de sagesse en rêvant d'aussi vastes projets. »

Lucas avait assurément raison sur tous les points, mais ce qui soutenait son énergie, guidait sa parole et ses actes, c'était la possibilité de contribuer au soulagement de l'humanité et d'associer l'accomplissement de ce devoir à la bienveillance toute particulière dont l'honorait la duchesse d'Angoulême. Il connaissait trop les hommes pour compter sur leur reconnaissance. « Nous léguons, disait-il à Roze Beauvais, un bienfait au pays ; nous aurons recueilli l'ingratitude de ses habitants. » Il se trompait en partie, car si quelques mauvais esprits le firent échouer, au premier tour de scrutin, lors des élections municipales de Vichy le 16 octobre 1831, et obligèrent le préfet à ne pas le renommer maire de la ville, fonction qu'il occupait depuis 1822, les pauvres le pleurèrent et lui firent, en 1833, de magnifiques funérailles. « Puissions-nous avoir le temps, répétait-il sans cesse, de terminer notre grande entreprise ! » Il l'eut, puisque l'Etablissement thermal fut terminé en 1831 ; mais sa protectrice n'eut pas cette satisfaction, car elle avait repris le chemin de l'exil depuis plus d'un an déjà.

Les plans d'un édifice quelconque qui sont approuvés par l'autorité administrative diffèrent toujours d'une façon sensible de ceux qui sont exécutés. Quant aux devis, ils sont dépassés notablement lorsqu'ils ne sont pas doublés. Par suite de modifications et d'additions en cours d'exécution, le plan de cet Etablissement thermal subit de nombreuses retouches ; pour le devis ce fut pis encore. Primitivement, il devait s'élever à 300.000 francs seulement ; par suite des travaux supplémentaires, il atteignit le chiffre de 500.000 (1).

Le 13 juin 1832, Grillon et Gourlier, architectes à Paris (2), écrivirent à Roze Beauvais de leur fournir la disposition et la distribution de l'édifice thermal qu'il venait de construire. La réponse de l'architecte va nous donner une idée précise de ce qu'était l'Etablissement au moment même où il fut achevé. Nous passons donc la plume

(1) Archives de l'Allier, X. 783.
(2) Rue de l'Odéon, 21.

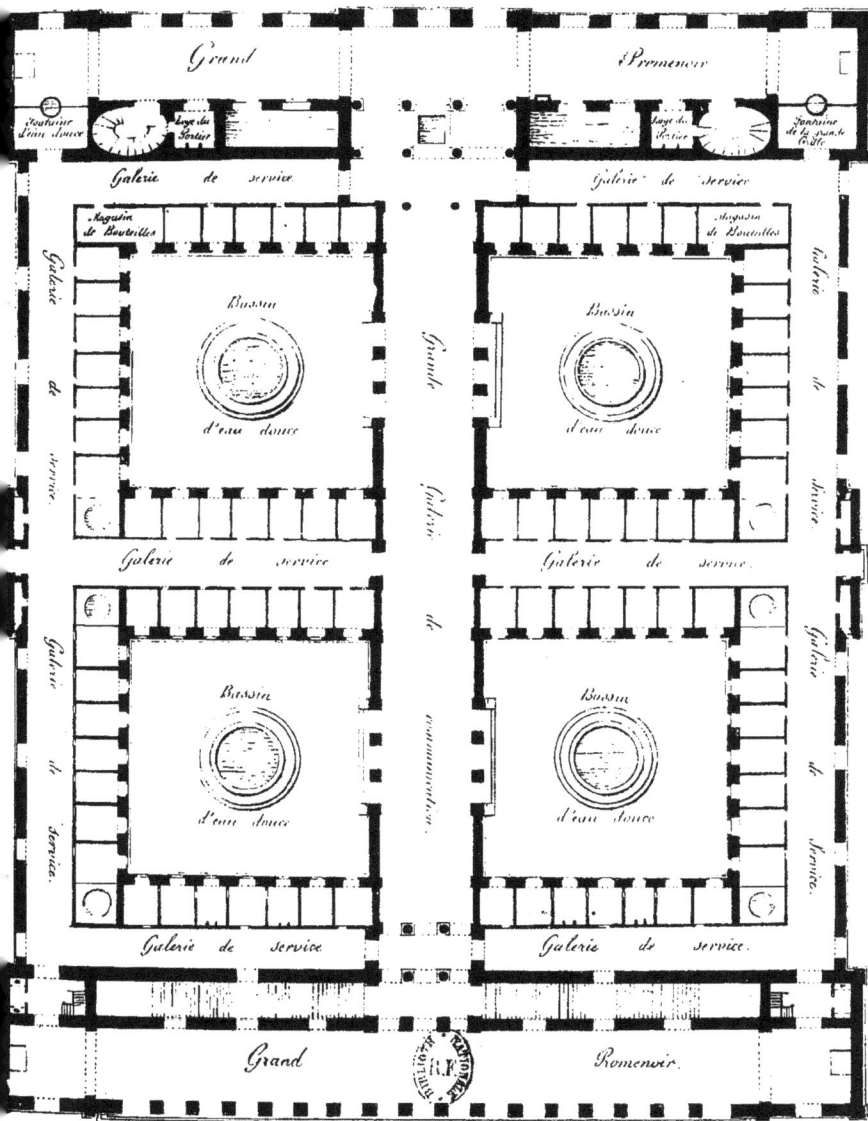

Plan de l'ancien Etablissement thermal (1828)

à Roze Beauvais : « Les travaux de cet édifice concernant la partie des bains, des salons, des promenoirs et des galeries de service ont commencé en 1821 et ont été terminés en 1831. Il reste encore à finir le dessus de l'ancienne galerie (1) qui est destinée à une lingerie, au logement du concierge et à celui de l'inspecteur ou bien à une salle de spectacle.

L'Ancien Etablissement thermal.

« Les bâtiments réunis ensemble avec les quatre cours occupent un parallélogramme rectangle ayant 57 mètres sur 76 mètres.

« Les matériaux employés pour cette construction sont en pierre de Volvic pour le socle général et en pierre blanche du Vernet pour les parties supérieures. Les voûtes des cabinets de bains et de douches sont en briques et les murs de séparation de chaque cabinet sont en parpaings de Volvic de 17 à 11 centimètres d'épaisseur (17 centimètres pour les murs longitudinaux et 11 centimètres pour ceux de séparation).

« Cet édifice thermal renferme maintenant au rez-de-chaussée soixante-douze cabinets de bains, quatre douches, quatre étuves, quatre chaudières et quatre autres cabinets pour magasins.

« Plus quatre cours au milieu desquelles se trouvent quatre bassins d'eau douce servant de réservoirs à l'usage des bains qui ont besoin d'être mitigés avec de l'eau douce, quatre cabinets d'aisances, trois galeries servant de promenoirs (2), plusieurs galeries de service, deux lavoirs pour laver les linges et deux grands escaliers en pierre de Volvic pour monter au salon d'agrément.

« Le premier étage du corps de bâtiment, côté du jardin, est composé d'une anti-salle, d'une salle de jeu, d'un salon, d'une grande et vaste salle de bal, d'une salle de billard, d'une salle de lecture, de deux cabinets pour les rafraîchissements, de deux petits escaliers pour aller aux tribunes de la salle de bal, et d'un escalier montant au grenier.

« Le dessus des autres bâtiments est destiné aux séchoirs.

« Chaque bassin des petites cours de l'Etablissement thermal de Vichy a douze pieds de diamètre intérieur sur quatre pieds de profondeur, depuis le niveau du déversoir jusqu'au pavé, et seulement

---

(1) Cette ancienne galerie, qu'on appelait *galerie de Mesdames Adelaïde et Victoire de France*, ou plus simplement *galerie de Mesdames de France*, était la seule partie de l'ancien bain de 1787 qu'on avait conservée.

(2) L'une de ces galeries, celle qui se trouvait en façade sur le parc, s'appelait *galerie Marie-Thérèse* en souvenir de S. A. R. Madame la Dauphine. (Voir à ce propos V. Lemoine 1828.)

trois pieds de hauteur d'eau jusqu'à la surface des robinets des baignoires. Il restera donc toujours un pied d'eau dans le fond dudit bassin qui s'évacuera à volonté par la bonde du fond.

« La circonférence de ce bassin est de 37 mètres, sa superficie de 113 mètres. Il est circulaire ; ses murs ont au rez-de-chaussée 0^m70 d'épaisseur et ceux de refend en ont 0^m60, et au premier étage les premiers en ont 0^m65 et les seconds 0^m50.

« Les cloisons séparant les différentes pièces d'agrément sont en pans de bois et les intervalles remplis avec de la maçonnerie de briques posées à plat.

« Le fond sur lequel a été construit l'édifice est composé en général d'une terre légère, presque sablonneuse. Cependant, dans les fouilles faites pour les fondations des murs et pour les aqueducs de vidange, il a été découvert des vestiges d'anciennes piscines construites en béton et ciment, revêtues de marbre blanc, et quelques murs de fondation pour aqueduc et pour bâtiments, ce qui prouverait qu'il y a eu autrefois dans ce même emplacement un bâtiment thermal (1).

« Un principe de solidité a guidé dans le système adopté pour les fondations assises sur le sable. Un grillage général en forts bois, qui lie entre elles toutes les parties de chaque corps de bâtiment, a été employé, et sur ce grillage ont été placés de gros libages formant en longueur l'épaisseur du mur sur laquelle première assise il a été coulé un béton de deux pieds d'épaisseur.

« On a évité autant que possible l'usage des plafonds, qu'on a adoptés seulement pour la galerie de communication et les salles d'agrément ; tout le reste est voûté en briques de champ.

« Des dallages en pierre de Volvic dans tous les rez-de-chaussée de l'édifice ont paru convenables. Le premier étage est partout parqueté en bois de chêne. Les combles sont couverts en ardoises.

« Quant aux décors, les pièces d'agrément, à l'exception de la salle de bal, sont ornées de beaux papiers peints, et la salle de bal est décorée entre chaque croisée de pilastres de l'ordre corinthien, peints à l'huile de blanc mat. Des croisées faites à carreau à glace font face aux croisées de cette salle donnant sur le jardin.

(1) Ces piscines étaient certainement celles qui sont figurées et décrites dans l'ouvrage de Nicolas de Nicolay en 1569 et dont nous avons parlé au commencement du premier chapitre de ce livre III.

« Les eaux destinées aux bains et aux douches sortent toutes de la source appelée le Puits Carré (1).

L'Ancien Etablissement thermal.

«Pour alimenter les bains et les douches, on a construit de chaque côté de cette source un grand réservoir en pierre de Volvic à la même hauteur que le Puits Carré et de trois mètres au-dessus du sol des cabinets de bains.

« Chaque réservoir a six mètres de longueur, deux mètres de largeur et deux mètres de hauteur. Le fond de ces réservoirs s'élève à un mètre au-dessus des niveaux du sol des dits cabinets.

« On aurait bien désiré pouvoir établir dans un édifice de cette nature, où tout doit avoir le caractère monumental, des baignoires en marbre, mais les Eaux minérales de Vichy sont corrosives et entraînent avec elles un sédiment qui s'attache principalement à la pierre. Le cuivre, par ce motif, ne peut être de longue durée. On est donc obligé de suivre avec regret le même système déjà établi, qui est celui des baignoires en bois.

« Les plateaux de douches sont aussi, par la même raison, en bois, et l'un et l'autre système occasionnent une dépense peu considérable.

« Tel est le projet approuvé et exécuté auquel on a dû s'arrêter et dont la dépense s'élève à la somme de 500.000 francs, honoraires et ameublements compris.

« Nota. — Les quatre bassins d'eau froide placés dans les cours de l'Etablissement de bains ont une forme circulaire ; ils ont 4 mètres de diamètre intérieur et 1^{m}50 de profondeur.

« Ces bassins sont installés pour contenir des eaux froides soit à l'effet de tempérer l'eau de la source du Puits Carré, qui a 42° de chaleur, soit pour donner des bains purs d'eau douce.

« La grandeur de ces bassins est plus que suffisante pour avoir en réserve toute l'eau nécessaire au service des bains de la journée, attendu que si on exécute le projet d'établir une seconde conduite en terre cuite pour amener toutes les eaux de la Font-Fiolant au bâtiment thermal, les eaux des bassins conserveront leur même hauteur pendant le service des bains. »

A la mort de Lucas, en 1833, Prunelle fut nommé inspecteur des Eaux de Vichy. Son premier soin fut de compléter l'œuvre de son

---

(1) Plus tard elles furent empruntées concurremment au Puits-Carré, à la Grande-Grille et à la source Lucas.

prédécesseur en dotant l'Etablissement thermal de piscines à eau courante dont il était un partisan enthousiaste dans le traitement des maladies chroniques.

La piscine joint à l'avantage d'avoir un bain d'une durée aussi grande que le comporte la nécessité de la cure, celui d'offrir un bain qui peut être tenu constamment à la même température.

Assurément, ce sont des avantages sérieux dans les affections de l'utérus, de la vessie, de l'intestin et de la peau, surtout chez les personnes nerveuses, mais les bains communs offrent un inconvénient grave, c'est d'exposer à la contamination, quand l'écoulement est trop lent ou mal réglé.

Ces deux piscines furent placées aux extrémités du grand promenoir de l'Etablissement thermal, côté du jardin, dans deux petites salles déjà existantes qui, jusque là, étaient restées inoccupées.

Chaque salle où était installée la piscine était précédée d'un cabinet pour se déshabiller et s'habiller et d'un autre, pour s'essuyer, dans lequel il devait y avoir une étuve.

La salle avait 5^m50 de longueur sur 5^m45 de large. Chaque cabinet avait 2 mètres de largeur sur 2^m75 de longueur. Le tout dans œuvre.

La profondeur de la piscine était d'environ un mètre, et à son pourtour on établit des banquettes en gradins pour permettre aux malades de s'asseoir. Son intérieur était revêtu de parpaings en volvic et les murs étaient en béton. L'assiette de la piscine était aussi bétonnée et ensuite recouverte d'un dallage en volvic. Les banquettes étaient en pierre de même nature.

Deux grands réservoirs devaient les alimenter. Quant aux eaux, elles arrivaient par des tuyaux en plomb placés dans un aqueduc d'un mètre de large sur un mètre de haut.

L'adjudication eut lieu le 7 décembre 1835 et les travaux furent terminés le 15 mai 1836, de sorte que ces deux piscines purent être mises en service deux jours après. Pourtant, les réservoirs ne purent être construits que quelques mois plus tard ; on dut donc se servir provisoirement des anciens.

Ces deux piscines qui, au dire de Prunelle, pouvaient contenir trente-cinq à quarante malades, furent primitivement réservées aux indigents ; ce ne fut que beaucoup plus tard que la clientèle payante fut admise à en bénéficier.

En 1841, le conseil municipal de Vichy, par délibération du 16 avril, décidait « qu'en cas d'insuffisance d'eau douce pour le service des bains soit du grand Etablissement soit de l'annexe de l'hôpital », l'Etat aurait droit, du 25 juin au 10 août de chaque année, de prendre un supplément d'eau dans la conduite qui alimentait la fontaine des Trois-Cornets.

Depuis son origine, c'est-à-dire depuis 1787, et jusqu'à cette année 1841, on se servit exclusivement de baignoires en bois à l'Etablissement thermal. A la suite de plaintes et de rapports motivés, l'administration reconnut alors la nécessité de les remplacer, parce que leur aspect choquait particulièrement les personnes accoutumées à la propreté et à l'élégance. Mais les avis étaient partagés sur le choix de la matière qu'il conviendrait d'employer. On avait proposé la lave, le marbre, le zinc, le cuivre étamé, le bois verni, la faïence, etc. Les expériences exécutées à Vichy n'ayant point amené de résultat décisif, le ministre de l'agriculture et du commerce, Cunin-Gridaine, soumit la question au comité consultatif des arts et manufactures qui se prononça en faveur du marbre (1).

On avait objecté contre ce choix l'abaissement de température que feraient éprouver les baignoires de cette composition à une eau minérale dont la thermalité est déjà trop faible. A cette objection, le comité répondait « qu'une fois échauffé, le marbre perdait beaucoup moins de chaleur par le rayonnement que ne le ferait un métal quelconque ; qu'ainsi, à Vichy, ces sortes de baignoires sont celles qui conserveraient le mieux la température de l'eau thermale surtout si on avait le soin de les placer dans le sol, comme on le fait habituellement dans le Midi, parce que, alors, elles n'ont pas le temps de se refroidir ».

Sur l'invitation du ministre de l'agriculture et du commerce, le préfet de l'Allier (2) transmit à Prunelle et à l'architecte de l'Etablissement thermal l'avis du comité consultatif des arts et manufactures. Tous les deux se prononcèrent, comme l'avait déjà fait Roze Beauvais en 1832, contre le choix du marbre pour les baignoires de Vichy, prétendant « qu'une pierre calcaire, quelle que soit sa dureté, ne peut résister au contact des Eaux minérales de cette station, sans éprouver de promptes altérations ». Ils concluaient que « la lave de Volvic, qui coûterait beaucoup moins cher, présenterait de plus grandes

(1) Archives de l'Allier, X. 435 : Lettre ministérielle du 16 mai 1841.
(2) *Ibid.:* Lettre préfectorale du 21 juin 1842.

garanties de durée », et ils demandaient l'un et l'autre qu'on en fît l'essai.

En même temps qu'il transmettait à Prunelle et à l'architecte de l'Etablissement thermal l'avis du comité des arts et manufactures, le préfet de l'Allier s'enquérait auprès de personnes autorisées de la nature des baignoires qui convenait le mieux à Vichy. Le Dr Challier, de Cusset, ayant constaté que les baignoires en zinc, qu'on avait expérimentées alors, avaient subi des altérations plus ou moins considérables suivant leur ancienneté de services et « qu'aucun des mélanges en usage aujourd'hui pour la construction de ces sortes d'appareils ne saurait résister d'une manière convenable à l'action des sels contenus dans les Eaux minérales », était d'avis qu'il fallait donner la préférence aux baignoires de bois, « bien qu'elles ne soient pas en rapport avec le luxe déployé dans la construction de l'édifice balnéaire » (1).

La question commençait à devenir plus complexe ; le régisseur de l'Etablissement thermal, de Brouville, vint encore la compliquer davantage. Il était du même avis que le Dr Challier au sujet des baignoires en zinc, « mais pas pour les autres métaux ». « Par exemple, disait-il, le cuivre résiste très bien à l'effet des Eaux. Ainsi il existe à l'Etablissement une baignoire de ce métal qui a déjà servi pendant deux saisons et qui est parfaitement conservée » (2).

En présence de tous ces avis contradictoires, le problème devenait de plus en plus difficile à résoudre. Pour débrouiller la vérité dans ce chaos, Cunin-Gridaine recourut au seul moyen pratique : l'essai. Le 30 juin 1842, il écrivit au préfet de l'Allier : « Les objections présentées contre l'emploi du marbre, conseillé par le comité consultatif des arts et manufactures, ne me paraissent certainement pas sans valeur, quoique M. Prunelle porte le prix des baignoires en marbre à un taux certainement trop élevé. En effet, les baignoires de Néris, en marbre de Belgique, n'ont coûté que 280 francs.

« Puisque tous les métaux ont été repoussés, il ne me reste plus qu'à essayer la pierre connue sous le nom de lave de Volvic. En conséquence, je vous autorise de faire venir de Volvic une baignoire en lave qui sera mise à l'essai pendant la présente saison des Eaux » (3).

(1) Archives de l'Allier, X. 435 : Lettre préfectorale du 30 mars 1842.
(2) *Ibid.:* Lettre préfectorale du 26 mars 1842.
(3) *Ibid.*, X. 435.

Cet essai dut être fort heureux, car, le 8 novembre 1843, François, dans un rapport des mieux étudiés, proposait d'établir des baignoires en lave de Volvic, de les grouper deux par deux, de les placer à 0ᵐ40 en contrebas du sol des cabinets, afin d'augmenter le volume des eaux. Dans le courant de décembre de la même année, le conseil des bâtiments civils vota les conclusions de ce rapport presque sans aucune modification, et le 12 janvier 1844 Cunin-Gridaine l'adoptait en principe (1). Il n'y avait plus dès lors qu'à se mettre à l'œuvre, et on s'y mit.

L'Ancien Etablissement thermal.

En même temps qu'on remplaçait les baignoires en bois, on faisait simultanément à l'Etablissement thermal une réparation d'une certaine importance. S'étant aperçue que les tuyaux servant à l'adduction des eaux minérales et des eaux douces étaient en mauvais état, l'administration se décida à les changer. Dans son rapport du 8 novembre 1843, auquel nous avons fait allusion ci-dessus, François proposa « d'établir les conduites d'eaux minérales en plomb sans soudures, à l'exclusion de la fonte ; celles d'eau froide également en plomb ou préférablement en cuivre ; enfin celles d'eau chaude, nécessairement en cuivre (sans soudures et entourées de cordes goudronnées, pour s'opposer à la déperdition de la chaleur), ce métal lui paraissant le plus propre à éviter des altérations trop rapides ». Le devis de ces différents travaux s'élevait à 42.764 francs (2), sur laquelle somme il y eut un fort rabais qui permit de faire sur d'autres points des réfections importantes.

Sous le règne de Louis-Philippe et aussi sous la République de 1848, l'Etablissement thermal devint une arène ou deux puissants athlètes se disputèrent la palme. Ils s'appelaient Prunelle et Petit. Celui-là était inspecteur en chef des Eaux de Vichy, celui-ci inspecteur-adjoint. Tous les deux occupaient une place distinguée dans le monde médical et scientifique ; tous les deux étaient des demi-dieux auprès de leurs malades. D'un esprit et d'un caractère assez difficiles l'un et l'autre, ils se détestaient cordialement au point même de s'injurier par le geste et aussi par la parole chaque fois qu'ils se rencontraient.

Ces deux hommes passaient leur matinée à se promener dans les galeries de l'Etablissement thermal, escortés d'une longue file d'auditeurs qui, généralement, n'étaient autres que leurs propres malades.

(1) Archives de l'Allier, X. 187.
(2) *Ibid.*

Ici, on voyait des groupes silencieux ; là, on entendait, au contraire, des propos bruyants où aux éclats de rire se mêlaient les épigrammes les plus malicieuses. Dans cette lutte, les malades prenaient toujours parti pour leur médecin et souvent même rallumaient le feu qui couvait sous la cendre un peu refroidie.

Il y avait deux camps opposés : celui de Petit et celui de Prunelle. D'un côté se trouvaient les goutteux, de l'autre les bilieux. Les premiers n'auraient pas fait une infidélité aux Célestins même pour assurer, plus tard, le salut de leur âme ; les seconds auraient préféré mourir plutôt que d'abandonner la Grande-Grille et sa jeune autant qu'élégante voisine, la source Lucas.

Ces querelles amusaient les salons et excitaient aussi la muse des poètes (!). L'un d'eux, M. Massin (de Beaune), ironiste à ses heures, quoique fort goutteux, écrivit, en alexandrins, une pochade qui eut quelque célébrité à l'époque. Après la visite obligée chez la vieille sybille de Cusset, « la grande bataille des goutteux et des bilieux » se déroule dans le parc, près de l'Etablissement thermal. Les deux héros sont Prunelle et Petit. Ce dernier, à la tête des goutteux, part des Célestins et va concentrer sa troupe, divisée en trois groupes, auprès de l'Hôpital ; Prunelle réunit ses bilieux vis-à-vis de la Grande-Grille et fait ensuite déployer son armée devant la façade principale de l'Etablissement thermal. Puis, le combat s'engage autour du jet d'eau du parc (1) et se termine par la victoire de Petit.

Nos pères, comme on le voit, quoique gens respectables, n'étaient pas toujours sérieux ; ils aimaient parfois à rire. Nous allons imiter leur exemple et dépeindre, en citant le poète, l'attitude et la disposition de ces combattants imaginaires.

Du côté de Prunelle, les guerriers sont féeriques :

> De l'Etablissement la superbe façade,
> Du docteur (2) cependant, avait vu la brigade
> S'aligner devant elle, et par son fier aspect
> Commander à chacun la crainte et le respect.
> Au premier rang brillaient *Blafardos* l'intrépide,
> Aussi vaillant qu'Ajax, presque aussi fort qu'Alcide,
> *Tout-Bile, Lobstrué,* le terrible *Blémont,*
> *Durfoie* et *Grosboyaux,* le crâne *Palémont ;*

---

(1) Ce jet d'eau se trouvait entre la source de l'Hôpital et l'Etablissement thermal, là où plus tard on créa, à sa place, un massif de rosiers-tiges devant la véranda du Casino.
(2) Prunelle.

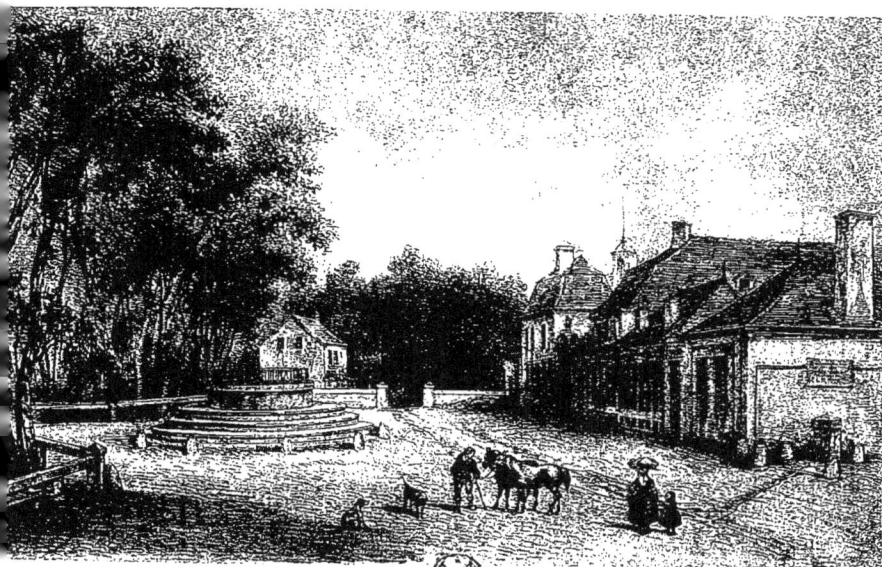

Les Bains de l'Hôpital en 1839

G. STEINHEIL, Editeur.

Puis, après eux, venaient le faible *Ratemolle*
A l'air intéressant, à la douce parole ;
Robert, Thomas, Boisec et le beau *Lividal*
Qui, dans l'art de parler, n'a pas trouvé d'égal.
Blafardos pour toute arme avait une écumoire ;
Tout-Bile en chaque main tenait une lardoire,
Lobstrué dans les airs brandissait un fochon,
Grosboyaux sur sa tête avait mis un chaudron,
Un large couvre-plat lui servait de cuirasse,
Une broche à rôtir, portant encor la trace
De malheureux poulets servis à son repas,
Armait d'un fer aigu son invincible bras.
Pensant à sa santé, le prudent *Ratemolle,*
Tenant de *Guillermen* la grande casserolle,
Buvait à petits coups un reste de bouillon
Pour restaurer un peu son débile poumon.
Boisec était armé d'une forte marmite,
Robert sous le rôti prenant la lèche-frite,
En étanchait le jus avec ses quatre doigts
Qu'on lui voyait sucer tous les quatre à la fois.
Enfin chaque guerrier dans sa rage assassine
Avait de son hôtel dégarni la cuisine.
Même les tranchelards appliqués à leur flanc
Prouvaient que des goutteux ils demandaient le sang.

La troupe de Petit n'était pas moins bouffonne :

Clopineau de la droite est nommé capitaine
(Avec un pareil chef la victoire est certaine) ;
Il voit avec orgueil sous son commandement
Bois-sans-Soif, Brin-d'Amour et le preux *Boitaillant.*
Ce corps des Célestins prend le sentier rapide
Et suit à pas pressés le héros qui les guide...
L'aile gauche a pour chef le fameux *Desparats,*
La terreur des bilieux et l'amour des soldats,
Ce goutteux colossal qui dans des jours prospères
Avalait de liqueur jusqu'à quarante verres.

. . . .
A l'abri d'une haie il cache sa milice
En priant le dieu Mars de leur être propice.
Le grand *Gambourdinos* était son lieutenant,
Digne en tout d'obéir à ce fier commandant.

Livre VI

> Le centre, distingué par sa belle tenue,
> Devra du vieux Vichy parcourir la grand'rue,
> Et, docile aux avis de son beau général,
> Se ranger en bataille auprès de l'Hôpital.
> *Fesse-à-vis*, *Tortillard*, *Picard* beau comme un ange,
> Brillaient au premier rang de la grande phalange.
> Pour armes, les goutteux ne tenaient en leurs mains
> Que chacun un flacon de l'eau des Célestins (1).

Ce genre de poésie héroï-comique n'a, que nous sachions, pas eu d'imitateurs. Aujourd'hui les malades et les autres clients de Vichy prennent des distractions plus matérielles et beaucoup moins hygiéniques.

A l'encontre de la monarchie absolue, le second Empire ne consentit presque aucun sacrifice en faveur de l'Etablissement thermal. Son attention se dirigea plutôt vers des édifices plus humbles. Par la loi du 10 juin 1853 il fonda les bains de 2ᵉ classe, et par celle du 7 mai 1864 il imposa à la Compagnie Fermière la reconstruction de ceux de l'Hôpital. Mais aucun service thermal nouveau ne fut créé pendant cette longue période de dix-huit ans que régna la dynastie impériale, si ce n'est les obligations imposées aux concessionnaires de l'Etablissement thermal de Vichy par l'article 9 du cahier des charges annexé à cette loi du 10 juin 1853. Les médecins de cette époque-là ne se préoccupaient pas s'il y avait en hydrologie des procédés thérapeutiques nouveaux applicables au traitement de l'arthritisme et de ses dérivés. Ils se déclaraient satisfaits de ce qui existait et vivaient heureux en bénéficiant des progrès accomplis sous leurs prédécesseurs. De 1853 à 1858, les nouveaux concessionnaires des Eaux minérales de Vichy remplacèrent graduellement, et par partie chaque année, les baignoires en lave de Volvic, qui étaient fort encombrantes et d'une esthétique plutôt douteuse, par des baignoires en cuivre étamé, beaucoup plus légères, beaucoup plus élégantes et tout aussi résistantes que celles-ci.

En 1857, l'Etat imposa à la Compagnie Fermière l'obligation de puiser dans l'Allier et d'amener dans les réservoirs de l'Etablissement thermal l'eau douce nécessaire à l'alimentation des bains. Dès lors, la division des eaux provenant de la Jonchère et de la Font-Fiolant s'imposa. La ville ne garda seulement que la propriété et la jouissance des eaux de cette dernière source ; l'Etat eut celles des sources de la

(1) La *Vichyade* ou *la Grande Bataille des Goutteux et des Bilieux*, poème héroï-comique en deux chants, par Massin de Beaune (1844).

Jonchére, de Puy-Besseau et de Marie-Thérèse. La ville dut, en conséquence de cette division, comme nous l'avons déjà dit, supprimer à ses frais la fontaine de 1786 qui se trouvait aux Bains, à l'extrémité Ouest de la galerie de Mesdames de France, et qui, depuis 1835, était alimentée en partie par les eaux provenant de ces trois dernières sources.

Donc, à partir de 1857, les fermiers de l'Etat établirent à leurs frais dans le lit même de l'Allier, et cela exactement dans le prolongement de la rue Lucas, une prise d'eau (1) par un puisard assez profond pour qu'il soit, par les plus grandes sécheresses, toujours à même d'alimenter la conduite qu'on plaça avec une pente suffisante sous cette rue Lucas et qui ainsi, depuis cette époque, amène, par écoulement naturel, toute l'eau douce nécessaire à l'Etablissement thermal dans un puits où le niveau de cette eau est toujours le même que celui de la rivière. Ce puits se trouve dans l'ancien enclos des Capucins, c'est-à-dire dans la partie de cet enclos où on avait établi, depuis la ferme de 1853, toutes les dépendances de l'Etablissement thermal de Vichy, dans cette partie, occupée aujourd'hui par l'Etablissement de 1re classe de 1903, et qui était comprise entre la rue Lucas, la rue de l'Etablissement thermal et les propriétés privées en bordure du boulevard National.

Ce furent, en effet, dans cet enclos que les concessionnaires des thermes de Vichy construisirent, de 1854 à 1860, tout ou à peu près tout ce qu'ils devaient faire, comme dépendances du moins, aux termes de l'article 9 de leur cahier des charges, et particulièrement : 1° des bâches souterraines de réserve pour les eaux minérales, dans lesquelles on recueillit, dès lors, non seulement le trop-plein du Puits Carré, mais encore ceux de la Grande-Grille et de Lucas ; 2° des réservoirs assez élevés pour recevoir cette eau minérale et l'eau douce de l'Allier, froide ou chaude, réservoirs d'où ces eaux étaient distribuées par une tuyauterie en plomb et cuivre aux bains et aux douches, et 3° toute la machinerie nécessaire pour chauffer l'eau douce et pour mettre en œuvre les pompes puissantes qui devaient puiser cette eau douce et l'eau minérale soit dans les bâches de réserve, soit dans le puits alimenté par l'Allier, et la monter, ainsi, dans le pavillon des réservoirs, d'où elle était distribuée à tous les services.

Napoléon III fit cinq cures à Vichy. Dès la première, la Compagnie

(1) Cette prise d'eau est indiquée par une dalle carrée assez volumineuse qui se trouve au bas du perré qui forme la descente à voitures près du bassin des Cygnes.

Fermière des Eaux avait fait aménager à son usage, dans l'angle Sud-Ouest de l'Etablissement thermal, un cabinet de bain avec salon attenant. Tous les chroniqueurs d'alors, les guides eux-mêmes, décrivaient, dans ses menus détails, ce cabinet, fort modeste du reste, où de grands personnages attendaient que l'empereur fût sorti de sa baignoire pour l'entretenir des affaires de l'Etat. Lorsqu'après la guerre franco-allemande l'un de nous s'installa à Vichy, on montrait volontiers aux amateurs de curiosités sensationnelles la baignoire du conspirateur de Strasbourg et de Boulogne, et on rappelait en même temps les désastres qu'il avait accumulés sur la France; mais on oubliait un peu trop vite, il nous semble, les bienfaits inappréciables qu'il avait rendus à Vichy.

Pendant une de ses cures, il eut des distractions dont on rit beaucoup à l'époque et qui sont même restées légendaires en Bourbonnais. Le préfet de l'Allier, Genteur, avait proposé pour la Légion d'honneur le proviseur du lycée de Moulins, Legagneur. Cette proposition ayant été agréée, la cérémonie de la remise de la croix devait avoir lieu le 29 juillet 1861, au cours d'une visite que les élèves des principales écoles du département devaient rendre au souverain pendant qu'il serait aux Eaux de Vichy. Au jour dit, Napoléon III, avant qu'ils défilent devant lui, passa en revue ses jeunes visiteurs qui étaient rangés sur deux rangs et divisés par étude. Il s'en fit présenter quelques-uns et les complimenta sur leur bonne santé et leur excellente tenue. Ne connaissant pas personnellement celui qu'il devait sacrer légionnaire, il examina les personnages muets et à tête chauve qui pouvaient justifier une semblable distinction ; et il s'arrêta devant M. Prat, directeur de l'école normale de Moulins, à qui il remit la croix destinée à Legagneur.

En retournant à son chalet, Napoléon III était souriant et gai. Genteur, qui ne le quittait guère depuis qu'il était aux Eaux, se montrait au contraire soucieux, triste même. Il finit par déclarer que Sa Majesté venait de commettre une grosse étourderie. En quelques mots, il exposa en quoi elle consistait, et ne cacha pas la contrariété qu'éprouvait Legagneur de se voir préférer un autre choix et d'être trompé ainsi dans ses prévisions et ses espérances. « Bast ! répondit Napoléon III en tirant sa moustache, la croix est placée sur la poitrine du directeur de l'école normale, qu'elle y reste ; quant au proviseur, je le décorerai après-demain en retournant à Paris. »

Deux jours après, en effet, le personnel du lycée de Moulins au grand complet se trouvait réuni sur les quais de la gare, attendant le train impérial. Quand il stoppa et que Napoléon III descendit de son wagon, il y eut un moment d'émotion dominé bientôt par les acclamations de la foule. Il se produisit un peu de pêle-mêle parmi l'assistance. Napoléon III ne s'en émut pas trop, et, cherchant des yeux M. Legagneur, il crut le trouver dans un vieux maître répétiteur, fort connu des élèves insubordonnés parce qu'il faisait la retenue, et il accrocha la croix d'honneur à sa boutonnière. Le pauvre homme devint écarlate, car il était loin de supposer qu'il pût mériter une pareille faveur, tandis que le proviseur devenait pour la seconde fois d'une pâleur livide.

L'Ancien Etablissement thermal de 1re classe.

Napoléon III se disposait à remonter dans le train quand Genteur lui fit observer respectueusement qu'il venait de faire une nouvelle erreur et qu'il était indispensable de la réparer. On retira, alors, la décoration au pauvre vieux pion et on la remit au proviseur. Mais comme il fallait après tout que la gaucherie du souverain ne fît pas de bruit, on nomma surveillant général le maître répétiteur. En toute autre circonstance, cet avancement eût paru fort légitime. Le titulaire possédait, en effet, les conditions requises pour remplir une fonction de cette importance, mais il eût été préférable que cet avancement se produisît dans une autre occasion et fût dû à une cause moins ridicule.

Durant le séjour à Vichy de Napoléon III, ces absences de mémoire se produisirent fréquemment, à tel point que ses familiers ne furent pas sans inquiétude à un moment donné. Les uns les attribuaient à des préoccupations extérieures, notamment à l'expédition du Mexique, d'autres aux veilles qu'il était obligé de passer pour terminer son ouvrage sur la vie de César. Dans le public, on ne partagea jamais ces avis, et on accusa, peut-être avec raison, quelques aventures galantes d'être la cause déterminante de la dépression physique du souverain, qui n'était déjà plus très jeune, et de l'affaiblissement moral de ses facultés intellectuelles.

Après la guerre de 1870, les soucis de l'administration se portèrent du côté de l'Etablissement des bains de l'Hôpital et non vers l'Etablissement thermal de 1re classe. Pendant près de dix ans aucune méthode thérapeutique nouvelle n'y fut introduite ; du reste, la Compagnie Fermière des Eaux se prêtait assez mal aux nouveautés hydrologiques. Adversaire du progrès scientifique, elle s'en serait tenue volontiers jusqu'à la fin de sa concession au système balnéaire usité du temps de Lucas, Prunelle et Petit, si elle n'avait pas eu en face d'elle l'exemple de l'étranger qui cherchait à doter ses stations d'Eaux minérales de tous les perfectionnements nouveaux, et derrière elle, en France, l'opinion publique qui commençait à s'émouvoir de son esprit de routine. En 1879, elle comprit qu'il fallait sortir de cette torpeur et elle demanda à l'Etat d'installer deux douches froides.

C'était bien un peu tard, car l'établissement du docteur Jardet fonctionnait déjà depuis plus de vingt ans sur les bords du Sichon ; mais, enfin, on ne pouvait qu'applaudir à cette bonne intention. C'est ce que fit, du reste, le corps médical de Vichy tout entier.

Le projet comportait, tant du côté des femmes que de celui des hommes, une salle à pans coupés très exiguë à établir dans la cour, adossée au bâtiment des douches existantes et communiquant avec la galerie à travers un cabinet transformé en entrée.

Un embranchement d'aqueduc devait amener les eaux nécessaires et servir de vidange.

La salle serait divisée en deux compartiments au moyen d'une cloison en bois de sapin verni de 2^{m}50 de hauteur, de manière à former une double douche pourvue de tous les appareils nécessaires à cet usage.

Les douches existantes seraient transformées en vestiaires. Quelques cloisons et percements de portes complèteraient cette nouvelle installation. Quant aux deux douches qui se trouvaient dans la partie du bâtiment en façade sur le Parc, elles resteraient intactes.

La salle de douches froides serait terminée par une voûte cintrée en briques, couverte en ardoises sur chevrons et chenaux en zinc au pourtour (1).

Le projet de la Compagnie Fermière fut adopté par le ministre de l'agriculture et du commerce, malgré l'opposition du commissaire du Gouvernement Livet. « Les nouvelles constructions, exposait-il dans son rapport, enlèveront certainement de l'air et de la lumière aux cabinets de bains situés au Nord, à l'Est et à l'Ouest. On diminuerait cet inconvénient en se tenant dans des proportions plus modestes, moins monumentales, en élevant la voûte centrale à moins de dix mètres, en plaçant au Midi les deux parties circulaires où se tient le douché, au lieu de l'Est et de l'Ouest, où l'on aurait des murs plats.

(1) Archives de l'Allier, X. 25.

« Quant aux cabinets de bains, placés de chaque côté de l'entrée, comme ils n'ont ni jour ni air, il y aurait lieu de les interdire.

« Les vestiaires paraissent trop étroits ; quelques-uns n'ont qu'un mètre de large, ce qui est insuffisant pour les femmes et même pour les hommes. En les réduisant à trois au lieu de dix, on donnerait satisfaction à tous les besoins. »

Lorsqu'en 1881 il s'agit de recevoir les travaux, le même commissaire du Gouvernement formula de nombreuses objections dont quelques-unes étaient fort justes, mais dont la plupart étaient mal fondées. C'est ainsi que le 4 juin de cette année-là, il écrivait au préfet « que l'installation des nouvelles douches n'était pas complètement satisfaisante, que l'eau froide que l'on possède à 9° à Cusset était, ici, la veille, à une température de 19°..., que la pression n'était pas assez forte pour alimenter les douches en spirale, etc., etc. ».

Le 8 juillet suivant, il se plaignait « que l'eau de la Jonchère, qui devait servir aux douches froides, eût une température trop élevée (14 à 18°) et que cette température était supérieure, dit-on, à celle de tous les établissements concurrents ; que dans la salle d'hydrothérapie la Compagnie avait creusé un *trou* qu'elle avait décoré du nom de piscine », etc., etc.

On passa outre et personne n'eut à regretter cette réception.

A partir de l'Exposition de 1889, la Compagnie Fermière fut animée d'un véritable esprit nouveau. Directeur et administrateurs rivalisèrent de zèle pour introduire dans l'Etablissement thermal tout le confort désirable, assurer le fonctionnement régulier des services sous l'œil des médecins traitants et donner de l'extension aux opérations thermales.

Au lieu d'être effrayée par les nouveautés thérapeutiques, elle semblait, au contraire, les rechercher et ne reculait pas devant la dépense qu'entraînait leur application. Elle se montra presque prodigue après avoir été un peu trop parcimonieuse dans le passé.

En 1892, pendant qu'elle attachait à l'Etablissement thermal un médecin, M. Longet, pour surveiller toutes les opérations médicales qu'on y pratiquait, elle le dotait de deux appareils à sudation du système Berthe, en remplacement de ceux qui existaient alors et dont l'usage était peu répandu. Le corps médical ne tarda pas à en apprécier les avantages. A une température égale, douce, facile à régler, à un état agréable après la sudation suivi d'un regain de vigueur chez le malade,

L'Ancien Etablissement thermal de 1re classe.

venait en effet s'ajouter la sécurité contre les accidents si fréquents et parfois si graves dont sont menacés les cardiaques, les apoplectiques et les artério-scléreux.

En 1895, l'inventeur lui-même, M. Berthe, fut mis à la tête du service balnéaire et hydrothérapique de la Compagnie Fermière où, tout en augmentant le nombre de ses appareils à sudation, il s'empressa d'installer, à côté et aussi à la place des douches d'Aix employées depuis quelques années, deux douches-massage dans la position horizontale qu'il baptisa du nom de douches de Vichy. Si le mot était heureux, la chose ne l'était pas moins.

Dans cette opération thermale, le malade est étendu sur un lit de caoutchouc (remplacé actuellement par de la toile de navire). De chaque côté de lui, se tient, debout, un masseur prêt à l'attaquer lorsqu'il sera suffisamment immergé.

De l'eau, dont la température oscille entre 32 et 37° et quelquefois un peu plus, tombe en X sur toutes les parties du malade par une multitude de petits pertuis disposés en divers sens. Les tuyaux d'adduction essentiellement mobiles peuvent se lever ou s'abaisser comme aussi se mouvoir à droite et à gauche suivant les besoins. Un tuyau, placé à proximité et facile à manœuvrer, complète l'organisation.

Dans cette combinaison du bain, de la douche et du massage, l'action thérapeutique de chaque élément s'exerce sur le point morbide particulier contre lequel il a de la puissance, sans gêner pour cela celle de ses congénères dans leurs efforts individuels et en renforçant même les effets généraux de tous.

L'idée du massage dans l'eau n'appartient pas exclusivement à M. Berthe. Bien avant lui on massait déjà dans le bain, et l'un de nous faisait depuis plusieurs années exécuter ces manipulations par Pierre Hervier, masseur à Vichy et qui est aujourd'hui à la tête d'un établissement hydrothérapique à Hyères. A vrai dire, il n'y avait, alors, qu'un seul masseur, ce qui était un gros avantage, parce que l'exécution du travail était uniforme pendant toute sa durée. Tandis que dans la douche de Vichy il y a deux masseurs, l'un connaissant parfaitement son métier et l'autre moins expérimenté, ce qui donne une diversité de méthode parfois très fâcheuse. Le grand mérite de M. Berthe est d'avoir vulgarisé cette pratique de massage sous l'eau, démontré ses nombreux avantages dans l'arthritisme et sa supériorité incontestable sur le système d'Aix.

M. Berthe quitta Vichy en 1900. Il y était donc resté cinq ans. A son départ, il y avait deux douches de vapeur pour chaque sexe, quatre douches-massage pour hommes et trois pour femmes à l'Etablissement thermal. Si à cela on ajoute la piscine pour femmes et les deux douches froides pour chaque sexe installées en 1881, on aura les principales innovations hydrologiques créées depuis l'achèvement de cet édifice, en 1831, jusqu'à sa démolition en 1902 et à son remplacement par le drink-hall sous lequel sont abritées, maintenant, la Grande-Grille, le Puits Chomel, les sources Lucas et Mesdames.

L'Etablissement thermal des Bains de 2ᵉ classe.

L'inspecteur Lucas écrivait quelque temps avant sa mort qu'il avait doté Vichy d'un établissement de bains comme il n'y en avait pas de pareil en Europe. Nous ne saurions pousser aussi loin l'enthousiasme, mais nous avons toujours considéré l'ancien Etablissement thermal de Vichy comme étant de bon goût, d'un service peu pénible et d'une surveillance facile, parce que l'arsenal hydrothérapique et balnéaire était de plain-pied. Sa disposition intérieure n'était pas mal comprise ; sa division en quatre carrés et autant de cours, si elle n'était pas d'une belle architecture, était simple et pratique. Toutefois, en quelques endroits il se produisait de l'encombrement à certaines heures à cause de l'exiguïté des locaux, et ailleurs il y avait de l'obscurité parce que les galeries étaient trop étroites. Toutes ces lacunes sont de faible importance. Le plus grand tort de cet Etablissement thermal fut d'appartenir à une station de premier ordre ; s'il se fût trouvé dans une station secondaire, il serait certainement encore debout.

*
* *

L'Etablissement des bains de 2ᵉ classe imposé à la Société Lebobe, Callou et Cᵢₑ par la loi de concession du 10 juin 1853, fut commencé en 1854 et achevé en 1857. Son histoire ne date donc que d'hier, et le but auquel il fut destiné est modeste autant que noble. Ce n'est pas pour les riches qu'il fut édifié, mais pour les gens de la classe moyenne, les petits fonctionnaires, les ecclésiastiques et les indigents hospitalisés ou logeant en ville. Beau rôle que la proximité de son orgueilleux et puissant voisin, l'Etablissement de 1ʳᵉ classe, fait plutôt ressortir qu'il ne cherche à l'éclipser.

Si l'origine des bains de 2ᵉ classe est presque contemporaine, le sol sur lequel ils s'élèvent a un passé qu'il est bon de signaler. Cet Etablissement fut construit par Badger, architecte à Paris, sur l'emplacement des Capucins, vis-à-vis de la façade Ouest de l'Etablissement thermal, et à moins de cent mètres de la Grande-Grille.

Faisons un grand pas en arrière.

Le 2 septembre 1637, « dame Péronelle Bouchand, veuve de feu messire François Gravier, bourgeois de Vichy », légua à Charles Cibert, père temporel et syndic des Capucins de Cusset, une maison, jardin, terre et chenevière, situés au quartier des Bains, et contenant environ vingt quartonnées (1). Cette propriété était alors connue sous le nom de *Logis de la Rose,* dénomination qu'elle perdit dans la suite, lorsque les Capucins y eurent installé leurs couvent, chapelle et hôpital.

En 1789, tous ces immeubles furent déclarés biens nationaux, et le 28 mai 1791 ils furent vendus aux enchères publiques. Après plusieurs feux successifs, Hugues Givois, propriétaire à Vesse (2), en fut déclaré adjudicataire moyennant la somme de 17.000 livres. Trois ans plus tard, suivant acte passé à Cusset le 21 thermidor an II (3), en la maison de Pierre-Jacques Forestier, oncle des co-partageants, et reçu Arloing, notaire, François Givois et son frère Hugues Givois, officier municipal de la commune de Vesse, procédaient au partage des biens provenant de la succession de Claude Givois et Geneviève Forestier, leurs père et mère. Hugues remit, à titre de compensation, à son frère François, dont le lot était plus faible que le sien, l'enclos et les bâtiments des Capucins. Le 4 thermidor an VI, ce dernier les céda à Jean-Joseph Givois pour le prix de 22.000 francs. Ce marché était des plus avantageux pour le vendeur, car à ce moment-là on ne payait plus en assignats. Par contre, l'acquéreur, dans la suite, fut loin d'être satisfait, et il chercha de tous côtés à se débarrasser de son acquisition. En 1810, il crut avoir trouvé un preneur sérieux et déjà il se croyait sur le chemin de la fortune.

L'Empire était, après Wagram, à l'apogée de sa puissance et de sa grandeur. Vichy, qui avait donné l'hospitalité à Mme Lœtitia, mère de Napoléon Ier, et reçu dans ses murs un certain nombre de personnages marquants, aurait dû bénéficier dans une certaine mesure des

(1) La quartonnée valait à Vichy et vaut encore 9 ares 72 centiares.
(2) Aujourd'hui Bellerive-sur-Allier.
(3) Voir Décoret, t. II, p. 158.

fantaisies et des obligations du nouveau régime. Mais, pour cela, il fallait substituer aux auberges obscures et mal tenues de somptueux hôtels aménagés avec goût, et remplacer les logis en chaume du quartier des Bains par des maisons bien construites et recouvertes en tuiles ou en ardoises.

L'Etablissement thermal des Bains de 2ᵉ classe.

Des changements aussi complets, des embellissements aussi vastes ne pouvaient pas être l'œuvre d'un jour, et il était aussi à présumer que la cour impériale et tous les petits souverains étrangers qui lui servaient de satellites se tiendraient, pendant de nombreuses années encore, à l'écart de Vichy qui manquait absolument de confortable. C'est ce que saisit fort bien le ministre de l'intérieur de Montalivet, qui à une énorme puissance de travail joignait une grande richesse d'idées.

Le 25 août 1810, il invita le préfet de l'Allier, Pougeard du Limbert, à lui adresser un projet pour l'établissement d'un hôtel destiné aux princes et aux grands dignitaires de la couronne. Ayant l'intention de faire construire cet hôtel sur l'emplacement de l'ancien couvent des Capucins, il le priait de lui désigner le nom du propriétaire de l'emplacement et le prix qu'il en voulait.

Quelque temps après, le préfet de l'Allier répondit que ce propriétaire s'appelait Jean-Joseph Givois et que l'inspecteur des Eaux minérales, Lucas, avait obtenu de lui une promesse de vente de son immeuble moyennant 22.000 francs.

Le 3 août 1811, ce projet d'hôtel était ajourné mais non abandonné, ainsi qu'il ressort de la lettre suivante adressée au préfet de l'Allier : « Quant à l'établissement d'un hôtel pour les princes dans l'emplacement de l'ancien couvent des Capucins, j'ai considéré que la quantité des fonds qui m'ont été alloués en 1810 et 1811 pour la restauration des établissements thermaux ne me permettrait pas de disposer de la somme nécessaire pour la construction de cet hôtel. Je crois devoir ajourner jusqu'en 1812 le projet relatif à l'établissement d'un hôtel pour les princes sur l'emplacement du couvent des Capucins » (1).

La promesse de vente fut donc résiliée, au grand mécontentement de Jean-Joseph Givois qui, ayant un besoin pressant d'argent, fut obligé de chercher un nouvel acquéreur. Vers 1824, il se mit en rapport avec un agent de change de Paris, M. Dominique Lenoir, et lui vendit, le 25 juillet 1825, sa propriété 30.700 francs, étrennes

(1) Archives de l'Allier, X. 372.

comprises. Le mobile de cet acquéreur, étranger au pays, était de percer des rues dans cet enclos admirablement situé et de le lotir en emplacements pour construire; en un mot, il cherchait à spéculer sur les terrains.

Tout d'abord, il ne répondit pas aux propositions d'achat qu'on lui adressait, tant il était fier de son marché et tant il en espérait un gros profit. Mais, plus tard, il fallut bien qu'il déchantât, car sa situation financière était fort obérée. Depuis longtemps Lucas caressait l'idée d'acquérir l'enclos des Capucins pour le compte de l'Etat ; mais, à ce moment-là, se construisait l'Etablissement thermal et tous les fonds disponibles étaient employés à solder les notes des entrepreneurs et des fournisseurs. Il proposa donc au ministre de la guerre d'y faire bâtir une caserne. Consulté sur ce point, le comité du Génie déclara, à l'unanimité, que l'emplacement des Capucins ne convenait pas pour une construction de ce genre.

Sachant que la situation de Lenoir devenait de plus en plus mauvaise, Lucas écrivit à Roze Beauvais que l'emplacement des Capucins conviendrait parfaitement pour loger les autorités du département et le médecin-inspecteur, et qu'il ne fallait pas laisser échapper l'occasion de l'acheter.

Tout en désirant s'en rendre acquéreur, Lucas était loin d'être d'accord sur le prix avec le vendeur. Lenoir en voulait 35.000 francs, l'inspecteur des Eaux n'estimait cette propriété que 27.000 francs au plus.

Pendant ces démarches et ces pourparlers, Jean-Joseph Givois, qui avait de plus en plus besoin d'argent et qui n'avait reçu de son débiteur que des sommes insignifiantes, se décida à le poursuivre et à faire vendre judiciairement les immeubles que Lenoir possédait à Vichy.

Les 19 et 21 novembre 1829, l'enclos des Capucins était donc adjugé devant le tribunal de Cusset, moyennant le prix de 27.300 francs, à Jean-Joseph Givois ; François Vallerix et Jeanne Givois, sa femme ; François Grangier et Marie-Gabrielle Givois, sa femme ; et Benoît Givois, tous frères, sœurs ou beaux-frères.

Lucas s'offrit, alors, à le racheter au nom de l'Etat, à condition que son prix lui serait remboursé en cinq ans sur les produits des Eaux. A cela, le ministre de l'intérieur avait répondu par avance : « En supposant que l'acquisition fût reconnue convenable et utile, je ne saurais accéder à l'arrangement proposé sans savoir exactement quels sont les besoins et les ressources de l'Etablissement thermal. » Toutefois, il avait aussi proposé la combinaison suivante : « Le médecin-inspecteur se rendrait, en son propre nom, adjudicataire de la propriété qui allait être vendue par expropriation forcée, et ensuite le préfet serait autorisé, par ordonnance du roi, à l'acheter au nouvel acquéreur pour le compte de l'Etablissement, moyennant le prix convenu. »

L'Etablissement thermal des Bains de 2ᵉ classe.

Lucas se conforma fidèlement à ces instructions, et le 21 février 1830 il acheta amiablement, en son nom personnel, pour la somme de 27.300 francs, de Jean-Joseph Givois et de ses co-propriétaires, tout l'enclos des Capucins. Dès qu'à Vichy on apprit cette nouvelle, on déversa sur le malheureux intermédiaire les calomnies les plus grossières, lui prêtant même des sentiments cupides, en l'accusant « de vouloir revendre son achat avec bénéfice pour le passage du pont ». Mais les langues se turent un peu lorsqu'on ouvrit le *Moniteur* du 5 mai 1830. On pouvait y lire, en effet, une ordonnance royale autorisant « le préfet de l'Allier à acquérir au nom de l'Etat et pour le compte de l'Etablissement thermal de Vichy, les bâtiments et l'enclos de l'ancien couvent des Capucins, moyennant une somme de 27.300 francs ». Le 20 juin 1830, l'acceptation de cette vente était réalisée, par acte authentique, devant Mᵉ Arloing, notaire à Cusset.

Quelques mois plus tard, la situation eût été bien difficile à débrouiller, car malgré la régularisation de cette dépense, la Révolution de 1830 allait créer des ennuis fort nombreux à la famille du trop complaisant intermédiaire.

Après la signature du contrat de vente, Lucas avait versé immédiatement 3.700 francs de ses deniers personnels ; les 23.600 autres francs restés en compte étaient payables en quatre termes égaux. Le premier, échu le 1ᵉʳ juillet 1830, fut acquitté sur le produit des Eaux minérales (exercice 1829) ; le second fut versé par Lucas sur ses propres ressources, le 1ᵉʳ avril 1831. Il s'élevait à 6.660 francs, intérêts compris.

Aussitôt après le départ de la duchesse d'Angoulême pour l'exil, Lucas chercha, dans l'intérêt seul de Vichy, une nouvelle protectrice : il crut la trouver en la princesse Adélaïde d'Orléans, sœur du roi Louis-Philippe ; mais elle lui échappa. En effet, il écrivait à Roze Beauvais le 2 avril 1831 : « Je n'ai pas de fonds disponibles ; la pénurie complète de la régie de l'Etablissement thermal de Vichy m'oblige à payer aux héritiers Givois, vendeurs des Capucins, la somme due par le Gouvernement, parce que je suis le premier acquéreur et que je reste responsable du prix de la vente... Nous avons pu, forts de notre loyauté, de nos bonnes intentions et d'un puissant appui, nous écarter des formes légales. Dans l'intérêt même de l'Etablissement, il faut maintenant rentrer absolument dans cet ordre légal. Notre appui nous manque et son souvenir pourrait même devenir un motif de rigueur à notre égard... »

Le chagrin que lui causèrent ces embarras d'argent, la perte de son influence à la cour et peut-être aussi l'ingratitude de certaines gens à son égard ne furent certainement pas étrangères à sa mort quelque peu prématurée.

Malgré les sollicitations de personnes haineuses ou désireuses de plaire au nouveau régime, le Gouvernement versa entre les mains des fils de Lucas les sommes dues à leur père par l'Etablissement thermal de Vichy et garda, heureusement pour lui, l'enclos des Capucins qu'il afferma, en partie, le 20 juin 1834, moyennant 700 francs par an, à ses fermiers, les frères Brosson. Ceux-ci créèrent sur ce magnifique emplacement un établissement industriel fort important, dans lequel ils fabriquaient du sel de Vichy avec le gaz carbonique des sources et surtout des pastilles de Darcet. Sous la régie, l'ingénieur des mines François y établit des réservoirs d'eau minérale destinés à alimenter les baignoires de l'Etablissement thermal. C'est dans cette situation qu'il se trouvait lors de la promulgation de la loi du 10 juin 1853 qui mettait les concessionnaires Lebobe, Callou et Cie dans l'obligation d'exécuter, en un délai de cinq ans, sur cet emplacement même, des constructions capables de contenir deux cents cabinets de bains avec baignoires et des réservoirs destinés à collecter l'eau minérale en quantité suffisante pour assurer le service des bains et douches pendant deux jours. Ils devaient, aussi, achever le grand pavillon commencé, de façon à le mettre en état de recevoir, dans ses bâches élevées, trois cents mètres cubes d'eau douce.

Dès que la convention du 10 juin 1853 fut signée, les parties contractantes se mirent résolument à l'œuvre. Le 25 février 1854, le ministre de l'agriculture, du commerce et des travaux publics invitait la Société concessionnaire à démolir les vieux bâtiments des Capucins qui contenaient la buanderie, ce qui entraînait forcément son déplacement et la destruction du lavoir. De leur côté, les fermiers de l'Etat s'empressaient de déférer à ce désir, car un procès-verbal en date du 24 juillet 1854 constatait que cette démolition avait été fidèlement exécutée. Aussi, moins de trois ans suffirent-ils pour l'édification de l'Etablissement des bains de 2ᵉ classe. A vrai dire, l'architecte Badger avait en l'Etablissement thermal de Roze Beauvais un modèle dont il pouvait se servir et dont il se servit effectivement : il ne lui restait plus qu'à terminer le pavillon destiné à l'eau douce, chaude ou froide.

L'Etablissement,ther-mal des Bains de 2ᵉ classe.

Le décret impérial du 23 mai 1863 donna de l'extension à l'Etablissement des bains de 2ᵉ et de 3ᵉ classes. La Compagnie Fermière fut mise en demeure d'établir dans un des prolongements dudit Etablissement deux salles contenant chacune douze baignoires au moins, l'une destinée aux hommes, l'autre aux femmes. Le prix de chaque bain ne devait pas excéder soixante centimes (1).

Il n'y eut plus d'agrandissement ni même de changements intérieurs appréciables jusqu'en 1881, époque à laquelle on installa des douches froides. Le projet, qui était fort bien conçu, consistait en l'élévation d'un bâtiment à angle droit sur la galerie centrale, occupant à droite et à gauche le milieu des deux cours. Cette construction se diviserait en deux salles, contenant chacune deux vestiaires et deux salles de douches doubles.

Un embranchement d'aqueduc amènerait les eaux nécessaires et en assurerait la vidange.

Les deux salles de douches seraient voûtées en brique, et les salles des vestiaires seraient plafonnées.

Chaque salle serait éclairée et ventilée par quatre fenêtres à châssis et elle s'ouvrirait sur la galerie centrale par une porte.

Les salles de douches seraient séparées en deux.

A l'extrémité de la galerie centrale on établirait une lingerie pour les douches de toute catégorie avec appareil de chauffage et accessoires semblables à ce qui existait aux bains de l'Hôpital.

En 1889, la Compagnie Fermière fit aménager quatre cabinets pour les lavages d'estomac, avec une salle d'attente, dans un petit bâtiment en planches situé sur la rue du Parc, bâtiment qui servait, jusque là, de dépôt pour le matériel, ce qui lui permit de supprimer à l'Etablissement thermal de 1ʳᵉ classe l'installation rudimentaire qu'elle avait faite pour ce service en 1882, à l'instigation du Dʳ Souligoux (2).

(1) L'article 3 du cahier des charges annexé à la loi du 10 juin 1853 fixait ainsi le prix des bains : ceux de 1ʳᵉ classe, 2 fr.; de 2ᵉ classe, 1 fr. 50 ; de 3ᵉ classe, 1 fr. 25. Par dérogation à cet article, la convention des 29 avril et 23 mai 1863 les établissait ainsi : 1ʳᵉ classe, 3 fr.; 2ᵉ classe, 2 fr.; 3ᵉ classe, 0 fr. 60.

(2) Né en 1841, mort médecin à Vichy en 1892.

L'appropriation de ces cabinets séparés avait été réclamée par les médecins de Vichy et aussi par les malades eux-mêmes, qui se plaignaient de procéder en commun à une opération qu'on aime assez faire seul. Le travail qu'avait exécuté la Compagnie Fermière, disait le commissaire du Gouvernement, M. Fondin, était incontestablement utile, mais il était regrettable qu'il fût fait dans une baraque en planches qui « produisait un mauvais effet en face de la porte principale de l'Etablissement thermal ».

Quand on ouvrit, en 1890, le Chalet médical au bout de la galerie centrale de l'Etablissement de 2e classe, on plaça les lavages d'estomac dans son sous-sol, sur la cour conduisant, actuellement, aux bains sulfureux.

L'Etablissement des bains de 2e classe est situé en face de la galerie des sources et n'est séparé du grand Etablissement thermal de 1re classe que par la rue Lucas. A l'Est, il confine à la rue du Parc sur laquelle se trouve sa façade principale. De son entrée on accède à cette rue au moyen d'un large passage de chaque côté duquel se trouvent des jardinets propres et bien entretenus. Au Nord il longe la rue Lucas, au Midi la rue Petit; à l'Ouest, il touche à une cour sur laquelle s'ouvre l'entrée des bains sulfureux, et au fond de laquelle se trouve une porte par où le personnel seul pénètre dans l'Etablissement de 3e classe.

Une *large galerie* se dirigeant de l'Orient à l'Occident divise le bâtiment des bains de 2e classe en deux sections égales. Celui du côté gauche est réservé aux femmes, celui de droite aux hommes.

Commençons par le premier.

De l'entrée de cette galerie médiane par où l'on pénètre dans l'Etablissement, part la galerie n° 1 qui se dirige vers la rue Petit. Elle compte douze baignoires à droite et onze seulement à gauche, la douzième étant remplacée par la loge de la distributrice de tickets.

Cette galerie n° 1 va rejoindre perpendiculairement les galeries nos 2 et 3, de façon à figurer un T. L'une et l'autre sont placées en façade sur la rue Petit. La galerie n° 2, qui remonte à gauche, contient quinze baignoires; la galerie n° 3, qui descend à droite, en compte vingt, et, à son extrémité, il y a une douche vaginale dans la position couchée, un bain de pieds et un bain de siège ordinaire.

A la galerie n° 3 vient aboutir la galerie des anciennes douches, qui affecte une direction parallèle à la galerie n° 1.

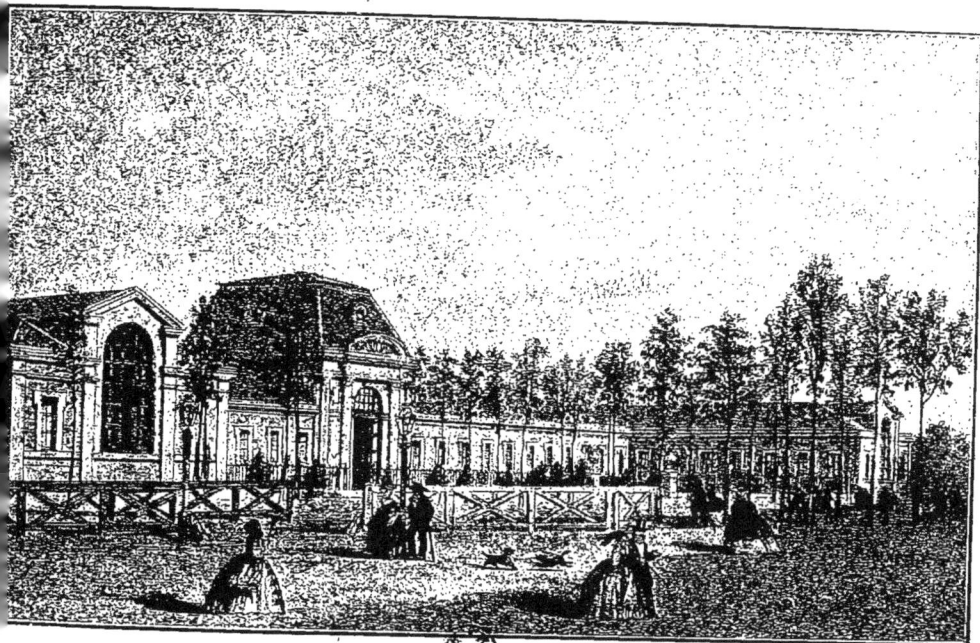

L'Établissement des Bains de seconde classe en 1860.

G. STEINHEIL, Éditeur.

On remarque (galerie des anciennes douches, à droite) une douche-massage dans la position assise, avec deux vestiaires et un cabinet de bains attenants. A la suite de cette douche-massage est placée une douche avec de l'eau à diverses températures et trois cabinets de bains à proximité.

Le côté gauche de la galerie des anciennes douches offre la même disposition que celui de droite dont nous venons de parler. Il est donc inutile de revenir sur ce sujet.

Au fond de cette galerie il y a le bain d'air chaud avec deux cabines et deux lits de repos, un dans chaque cabine.

Les douches ordinaires de cette galerie sont numérotées 3 et 4 et desservies par dix vestiaires (cinq de chaque côté) séparés les uns des autres par des lambris en voliges peu épaisses. D'aspect disgracieux, ils mériteraient d'être remplacés.

Les douches n° 1 et n° 2 sont placées dans un pavillon fort coquet situé au milieu de la grande galerie médiane. Ce pavillon présente la forme d'une rotonde et son entrée est précédée d'une salle d'attente aussi vaste que confortable.

Les salles des douches n° 1 et n° 2 sont spacieuses et bien éclairées. Autour d'elles sont groupés vingt vestiaires propres et assez larges pour que la malade puisse s'y mouvoir et déposer ses vêtements sans craindre de les mouiller et de les salir. Un bain de siège à eau courante complète l'arsenal thermal de ce joli pavillon.

Les locaux destinés aux hommes offrent à peu près la même disposition que ceux affectés au service des femmes. De la *galerie médiane* part un couloir (1) qui contient dix cabinets de bains de chaque côté, soit vingt en totalité. Toutefois, les nᵒˢ 1 et 2 sont occupés par les bureaux du contrôle et de la caisse.

Ce couloir latéral aboutit au centre d'une longue galerie en façade sur la rue Lucas et la divise en deux parties, constituant ainsi avec elles un T. Celle de droite (2) remonte du côté de la rue du Parc et s'appelle le « Char ». Elle renferme seize cabinets de bains, dont deux sont désaffectés pour servir l'un de lingerie et l'autre de chambre de débarras. Celle de gauche (3) contient vingt et un cabinets de bains, dont un à deux baignoires et un servant de salle de repos.

(1) Galerie n° 1.
(2) Galerie n° 2.
(3) Galerie n° 3.

On remarque, en outre, deux compartiments de douches ascendantes rectales dans la position assise. Chacun d'eux est pourvu d'un water-closet et contient trois douches ascendantes indépendantes. Ce groupe se trouve à gauche de ce couloir.

En poursuivant la route on arrive à la galerie des douches, ainsi dénommée parce qu'elle est affectée exclusivement au service hydro-thérapique. A droite on trouve la douche-massage n° 2 (système d'Aix) avec un cabinet de bains et deux vestiaires attenants ; puis la douche ordinaire n° 4, avec trois cabinets de bains. Le côté gauche de cette quatrième galerie offre la même distribution que le côté droit ; on y voit les douches-massage n° 1 et la douche ordinaire n° 3.

Au fond de cette galerie, il y a un bain d'air chaud de chaque côté duquel se trouve un lit de repos.

Des vestiaires ont été installés au centre de cette quatrième galerie (cinq de chaque côté). Etroits et peu profonds, ils sont connus dans le public sous le nom de Petits-Guignols. Ces vestiaires sont fort incommodes, car, comme ils ne peuvent contenir deux personnes à la fois, le malade est obligé de sortir dans le passage pour se faire essuyer et frictionner après la douche.

Revenons, maintenant, à la galerie médiane. Vis-à-vis du pavillon des douches pour femmes, se trouve le pavillon des douches pour hommes, avec un large vestibule qui mène aux douches ordinaires n° 1 et n° 2. Elles sont séparées l'une de l'autre par un chauffoir servant à sécher le linge. Pour cet usage, on se sert de charbon de Paris ; si le chauffage à la vapeur n'était pas plus dispendieux, il serait assurément préférable.

Autour de ces deux douches viennent se grouper dix-neuf vestiaires, un water-closet, un bain de siège à eau courante, branché sur l'appareil de douche lui-même, de telle sorte que quand l'eau est à 40°, 30° ou 20°, celle du bain-siège a une température identique.

Dans ce pavillon il n'y a pas de bain de pieds, ce qui est un tort.

A côté du pavillon des douches et sur la galerie médiane se trouve la salle d'armes dont on ne se sert plus et qu'on pourrait utiliser pour installer des bains d'air chaud et des vestiaires. Elle est suffisamment vaste, aérée et éclairée pour cette appropriation.

En 1872, la Compagnie Fermière installa, à l'Etablissement thermal de 1re classe, dans toute la partie Ouest de la galerie Marie-Thérèse, un service de médication complémentaire et accessoire à l'usage des deux sexes. Ce service, dans lequel on se rendait par une porte située du côté du Parc, en entrant dans la galerie, comprenait, à gauche, une salle d'inhalation d'acide carbonique, d'oxygène et de pulvérisations pour les hommes et, au fond, une seconde salle dans laquelle se trouvaient trois cabines de bains d'acide carbonique. La même disposition se répétait à droite pour les femmes.

L'Etablissement thermal des Bains de 2e classe.

Par la suite, ces deux services ayant pris une notable extension, on les déménagea en 1890 et on les transporta en arrière de l'Etablissement de 2e classe et sur le même emplacement que lui, dans un pavillon démontable qui avait figuré à l'exposition de 1889 et qu'on appela le Chalet médical.

Située au bout de la galerie médiane, cette construction est divisée en deux parties : l'une est réservée aux femmes, l'autre aux hommes. Elles sont séparées l'une de l'autre par un vestibule obscur où se trouve le bureau de la caissière; et du côté des femmes par un cabinet d'inhalation d'acide carbonique en face duquel est la lingerie.

On pénètre dans la section des hommes par une galerie de dix mètres de long sur quatre de large. La rangée de gauche de cette galerie comprend un bain d'acide carbonique, les douches nasales et une salle de pulvérisations. Celle de droite a deux bains d'acide carbonique et une seconde salle de pulvérisations.

Au fond de la galerie, il y a trois inhalations d'oxygène avec leurs compteurs.

Dans la section des femmes, la distribution est identique.

L'acide carbonique naturel provient de la source du Puits Carré où il est recueilli par des cloches spéciales et amené de là au lieu de son emploi par une tuyauterie appropriée à l'usage auquel il est destiné.

Si du rez-de-chaussée du Chalet médical on descend dans son sous-sol, on trouve le service des lavages d'estomac. Il consiste en deux cabinets assez spacieux pour permettre l'admission de plusieurs personnes à la fois. Deux canaux d'adduction, l'un d'eau douce, l'autre communiquant avec la source Chomel, sont les seuls appareils hydrauliques qu'on y rencontre.

Les baignoires de l'Etablissement de 2e classe ont toujours été et sont encore en cuivre étamé; les services multiples d'alimentation d'eau minérale et d'eau douce ont toujours été et sont encore les mêmes que ceux de l'Etablissement de 1re classe.

Telle est l'œuvre de Badger dans son ensemble et de Le Faure (1) dans la plupart de ses détails, de ses réfections et de ses additions. Assurément, elle n'est point irréprochable; mais l'Etablissement de 2ᵉ classe n'est pas d'un aspect désagréable, malgré ses petites croisées, ses briques rouges et son toit un peu bas. Situé à proximité des principaux hôtels, entre les deux parcs et au centre du Vichy thermal, il est d'une fréquentation facile; aussi est-il fort suivi.

*

Nous arrivons maintenant à la maison du pauvre.

L'Etablissement des bains de 3ᵉ classe est l'un des plus récents de la station thermale de Vichy. Il ne date, en effet, que de l'année 1900, et c'est grâce à la dernière prolongation du bail de la Compagnie Fermière qu'il a pu être construit. Avant lui, le service de l'hôpital thermal civil était assuré par l'Etablissement de 2ᵉ classe, où les bains et douches de 3ᵉ classe étaient administrés conjointement avec ceux de 2ᵉ classe. Il y a scission maintenant et chacun a son autonomie.

L'Etablissement des bains de 3ᵉ classe est, comme celui de 2ᵉ classe, situé sur l'emplacement même de l'enclos des Capucins, derrière et attenant à cet Etablissement de 2ᵉ classe, avec lequel il forme un rectangle ayant 75 mètres de façade et 84 mètres de profondeur.

Il se compose d'un corps de bâtiment principal en façade sur la rue Alquié, et de deux ailes placées l'une sur la rue Petit et l'autre sur la rue Lucas. Toutes les deux se raccordent par leur extrémité orientale à l'Etablissement de 2ᵉ classe auquel elles ont été empruntées, car leur construction date de 1854.

C'est au milieu du corps de bâtiment principal que se trouve la porte d'entrée de l'Etablissement. Elle n'offre aucun caractère artistique, mais sa simplicité n'a rien de disgracieux. Elle conduit dans un vaste hall où vient s'ouvrir une porte mettant en communication l'Etablissement de 2ᵉ classe avec celui de 3ᵉ.

A gauche de ce hall est la section des hommes et à droite celle des femmes.

Commençons par la première. Elle compte trente cabinets de bains ayant six mètres de superficie chacun.

Dans la galerie d'en bas — celle par où l'on arrive — il y a vingt-deux cabinets de bains, onze de chaque côté. Ils n'ont rien de spécial à signaler.

(1) Architecte du gouvernement.

On pénètre, ensuite, dans la galerie d'en haut, qui est perpendiculaire à la première, au moyen d'un escalier de sept marches. A l'entrée se voit la douche nº 1 avec des robinets d'eau froide, d'eau chaude et d'eau minérale. Elle est entourée de sept vestiaires propres sinon élégants. Quatre donnent sur la rue Alquié et trois sur la rue Lucas. Un cabinet de bains est en communication avec cette douche.

L'Etablissement thermal des Bains de 3ᵉ classe.

Cette galerie ne contient que huit cabinets de bains. Au milieu et à droite on remarque un cabinet avec lit de repos pour les baigneurs fatigués.

A l'extrémité de la galerie d'en haut et à droite, il y a quatre douches ascendantes avec un water-closet et un vestiaire y attenants. A l'extrémité de la même galerie et à gauche se trouve un cabinet de bain qui est utilisé par les malades qui prennent bain et douche. Il communique en effet avec la douche nº 2 qui se trouve au fond de la galerie, au moyen des vestiaires du côté gauche, au nombre de six. Trois autres vestiaires placés à droite sont également en communication avec elle.

Le chauffage des linges — qui se fait à l'entrée de la galerie d'en haut — a lieu comme dans les bains de 2ᵉ classe, au moyen du charbon de Paris.

La section des femmes est disposée de la même façon que celle des hommes. La galerie d'en bas compte de chaque côté onze cabinets de bains, soit vingt-deux en totalité.

A l'entrée de la galerie d'en haut, qui est perpendiculaire à celle d'en bas, se trouve la douche nº 1, entourée de sept vestiaires (quatre à droite et trois à gauche).

Dans cette galerie, la rangée de droite compte six cabinets de bains. Celle de gauche a deux cabinets de bains seulement et quatre douches ascendantes rectales.

Leur disposition est assez compliquée. Les douches ascendantes nᵒˢ 2 et 3 sont placées dans le même cabinet et séparées par une cloison. La douche ascendante nº 1 a un cabinet isolé ; enfin le nº 4 communique avec les water-closet.

A proximité se trouve un lit de repos dans une cabine spéciale.

A l'extrémité orientale de la galerie est placée la douche nº 2, avec six vestiaires à droite et trois à gauche.

Près d'elle on aperçoit le chauffoir du linge. Toutes les différentes pièces que nous venons de passer en revue sont suffisamment spacieuses, très propres et bien ventilées. Là aussi les baignoires sont, comme à l'Etablissement de 2ᵉ classe, en cuivre étamé. Comme ses voisins, l'Etablissement de 3ᵉ classe est approvisionné d'eau minérale et d'eau douce par les mêmes réservoirs, la même machinerie et les mêmes conduites aussi que ceux de 1ʳᵉ et de 2ᵉ classes. La quantité d'Eau de Vichy qu'on emploie pour chaque bain ou douche est la même qu'ailleurs, de telle sorte qu'il remplit parfaitement le rôle auquel il est appelé : permettre aux indigents et aux petites bourses de profiter comme les riches des avantages thérapeutiques de la station thermale.

*
* *

En 1861, la Compagnie Fermière fit installer, dans une sorte de baraquement en bois construit en façade sur la rue Lucas, à l'angle Sud-Ouest du clos des Capucins, un petit établissement de bains sulfureux qui contenait seulement deux cabinets pour chaque sexe.

En 1886, cette installation, fort primitive, fut entièrement transformée. Elle comprenait, alors, trois cabinets pour hommes et autant pour dames, tous avec vestiaires. Les baignoires étaient déjà en fonte recouverte d'un émail bleu, inattaquable par le sulfure de carbone. En 1900 on transporta ces bains sulfureux sur le derrière du corps principal de bâtiment de l'Etablissement de 3ᵉ classe. Installés commodément au premier étage, ils ont vue sur la cour qui sépare l'Etablissement de 2ᵉ classe de celui de 3ᵉ. On peut y arriver par l'un ou l'autre de ces Etablissements.

Les bains sulfureux sont tarifés de 1ʳᵉ classe et divisés en deux sections. Celle de gauche est attribuée aux femmes, celle de droite aux hommes. Entre elles se trouve la lingerie.

Il y a de chaque côté quatre cabines avec quatre baignoires en fonte émaillée ; chacune d'elles a un cabinet de toilette. Sans être luxueusement aménagées, ces cabines sont propres et convenables ; les baignoires seules pèchent un peu par leurs faibles dimensions.

Les bains sulfureux sont utilisés de préférence par les habitants de Vichy ou des environs et par les gens qui accompagnent les malades, mais rarement par les malades eux-mêmes. On doit les considérer plutôt comme des hors-d'œuvre que comme des suppléments de la médication alcaline.

CHAPITRE III

LE NOUVEL ÉTABLISSEMENT THERMAL
DE 1ʳᵉ CLASSE

CET Etablissement thermal de 1ʳᵉ classe est, actuellement, un des plus élégants et des plus somptueux édifices balnéaires de France et de l'étranger. Si son prédécesseur fit l'admiration des hommes de 1830, il fait, lui, celle du commencement du xxᵉ siècle. Depuis longtemps on désirait à Vichy un palais pour les baigneurs opulents, mais ce désir, si naturel, serait resté toujours à l'état de rêve sans la dernière prolongation du bail de la Compagnie Fermière. De telle sorte qu'en réalité c'est à la loi du 28 février 1898 que malades et médecins sont redevables de cette imposante merveille.

Le nouvel Etablissement thermal de 1ʳᵉ classe.

Dans la conception et l'exécution de cette œuvre gigantesque, tout le monde eut à cœur de faire son devoir, depuis le plus humble jusqu'au plus élevé dans la hiérarchie sociale. Savants, architectes, entrepreneurs (1), ouvriers, tous combinèrent leurs efforts pour arriver à mettre rapidement debout ce colosse majestueux qui se dresse aux abords de la Grande-Grille et du vieux Parc et écrase les maisons voisines de tout le poids de sa grandeur.

Précisons davantage. Ce fut M. Charles Le Cœur, architecte du ministère de l'intérieur, que ses études, au cours d'une mission aux stations thermales d'Allemagne et d'Autriche, avaient préparé au travail qu'on allait lui confier, qui fut chargé d'élaborer le plan-programme des améliorations et des constructions nouvelles à faire à l'Etablisse-

(1) L'entreprise générale des travaux fut donnée à MM. Georges et Eugène Leblanc, entrepreneurs de travaux publics, 4, square de l'Opéra, à Paris. Pour connaître les noms de quelques sous-traitants des entreprises particulières, voir l'*Art décoratif*, n° 58 *bis*.

ment thermal de Vichy. « Après un nouveau voyage en Allemagne avec le directeur de la Compagnie Fermière, M. Fère, et l'ingénieur, M. Guérin, M. Le Cœur fut chargé de l'élaboration du plan définitif et de la direction des travaux du Casino, du Théâtre, de l'Etablissement thermal, du Drink-Hall et des Galeries couvertes (1). »

C'est sur l'emplacement même de l'ancienne pastillerie et des autres dépendances du premier Etablissement thermal de 1re classe que cet Etablissement thermal a été, en partie, élevé avec une rapidité surprenante. Mais, comme l'espace était trop restreint pour le programme qu'on s'était tracé, on dut exproprier plusieurs hôtels et villas et acheter, aussi, à l'amiable, quelques terrains afin de lui procurer le développement nécessaire au but qu'on se proposait d'atteindre. Il est regrettable que des considérations financières aient arrêté la pioche des démolisseurs, car alors deux maisons de plus auraient certainement disparu et la propriété de l'Etat, devenant mieux circonscrite, aurait ainsi acquis plus d'harmonie.

L'Etablissement thermal de 1re classe fut commencé le 5 février 1899 et inauguré le 31 mai 1903 par M. Maruéjouls, ministre des travaux publics. Quatre ans à peine avaient suffi pour dresser les plans, établir les devis, procéder aux expropriations, élever les constructions, aménager et installer chaque service. Il était difficile d'agir avec plus de célérité.

A l'occasion de cette inauguration solennelle, cinq ou six cents médecins de Paris et de province avaient été réunis à Vichy par les soins de la Compagnie Fermière et les bons offices de la Société des sciences médicales. Parmi eux, se trouvaient toutes les illustrations scientifiques et les célébrités de la Presse, associées aux praticiens les plus en renom. Chacun avait tenu à répondre au bienveillant appel de leurs hôtes comme, aussi, à venir se rendre compte des progrès que la station de Vichy avait accompli en hygiène, et des ressources thermales qu'elle présenterait désormais avec ses nouvelles installations.

Pendant toute la matinée du 31 mai, les médecins de la localité firent visiter à leurs confrères, divisés par groupes de quinze ou vingt, l'Etablissement dans toutes ses parties. Ils les conduisirent, ensuite, à la Pastillerie établie maintenant au coin de la rue de la Compagnie, et la leur montrèrent dans tous ses détails. Cette superbe installation fut fort

_____

(1) Dr de la Varenne, in *La Presse médicale*, du 20 juin 1903.

appréciée. « Rien que cela, disait-on, vaut le voyage. » On alla
ensuite aux Etablissements de 2ᵉ et 3ᵉ classes, aux Etablissements
Larbaud et Lardy, à l'Institut physicothérapique du Dʳ Berthomier, au
Hammam, etc., etc. En cours de route on s'arrêta près des sources,
on les dégusta toutes pour les connaître et on savoura les Célestins par
gourmandise. Certains groupes se rendirent aussi à la gare d'em-
ballage des bouteilles afin de compléter leur étude sur le Vichy thermal
du commencement du xxᵉ siècle. Promenade charmante et instructive
qui laissa dans l'esprit de chaque visiteur la meilleure impression.

Le nouvel Etablisse-ment thermal de 1ʳᵉ classe.

A quatre heures de l'après-midi, tous les invités se trouvaient
réunis sous la coupole du dôme du nouvel Etablissement thermal de
1ʳᵉ classe, autour de M. Maruéjouls et du haut personnel de la Compagnie Fermière. Son directeur général, M. Charles Fère (1), prit
alors la parole. Il commença par remercier le ministre et le corps
médical d'avoir répondu à son appel, « témoignant ainsi avec éclat de
l'intérêt que présentait pour l'Etat et pour la science la grande station
française dont le passé n'a pas été sans mérite et dont l'avenir peut
être envisagé sans crainte ».

Il s'étendit, ensuite, longuement sur la justification des transformations et des créations nouvelles et fit l'éloge de tous ceux qui avaient
pris une certaine part à l'exécution des travaux et à l'organisation des
services.

Dans son discours, M. Fère montra à l'assistance que chez lui, à
côté du lettré, il y avait aussi un philanthrope. On y trouve, en effet,
des idées généreuses comme celle-ci : « Dans cette réinstallation
générale des services balnéaires, une large part a été faite aux malades
peu fortunés par la construction d'un nouvel Etablissement de 3ᵉ classe,
où rien n'a été ménagé, sauf le luxe, pour que les traitements puissent
y être administrés avec autant de garantie que dans les classes supérieures. » Enfin, il terminait par une phrase du plus bel effet : « Si
votre jugement, monsieur le Ministre, est favorable ; si les hôtes éminents
auxquels nous sommes si fiers de faire les honneurs de nos établissements, estiment avec nous que l'œuvre accomplie est digne de la
glorieuse réputation de cette station, notre joie sera grande d'avoir pu
mettre au service de la science médicale des ressources nouvelles qui
lui permettent d'obtenir au grand profit de la santé publique tous

---

(1) Depuis administrateur-délégué de la Compagnie Fermière de l'Etablissement
thermal de Vichy.

les effets thérapeutiques qu'on peut attendre de nos admirables sources. »

Dans sa réponse, M. le Ministre des travaux publics ne put s'empêcher de faire remarquer à l'auditoire les liens qui l'attachaient à Vichy, où, chaque année, il rétablissait sa santé, et à la Compagnie Fermière dont il avait dirigé la gestion (1). « Je suis, dit-il à M. Fère, profondément intéressé à votre œuvre par toutes sortes de liens. Une collaboration déjà lointaine m'a permis de constater avec quelle intelligence et quelle loyauté vous administrez le domaine de l'Etat. Ce n'est pas l'ami, c'est le représentant du gouvernement qui vous en remercie, ainsi que M. Prestat, président du conseil d'administration, et tous vos autres collaborateurs. »

Le Dr Veillon termina la série des discours en souhaitant la bienvenue au ministre des travaux publics au nom de la Société des sciences médicales de Vichy dont il était le président. Il est fâcheux que le timbre de sa voix n'ait pas dépassé le petit noyau de spectateurs qui faisaient cercle autour de lui, car il dit tout haut ce que beaucoup de personnes pensaient tout bas. Trois points principaux de son allocution fixèrent notre attention.

M. Veillon rappela tout d'abord et en fort bons termes que le corps médical de Vichy et la Compagnie Fermière entretenaient ensemble des rapports très courtois. Il remercia, ensuite, l'Etat de n'avoir pas oublié, dans ses contrats de ferme des Eaux de Vichy, les indigents, les militaires, ainsi que les fonctionnaires civils et coloniaux. Enfin il eut une phrase aimable à l'adresse de la municipalité, parce qu'elle « n'avait pas ménagé les ressources budgétaires pour doter Vichy d'égouts et d'eaux potables ».

M. Maruéjouls remercia en quelques mots bienveillants M. Veillon, puis visita l'Etablissement de 1re classe, conduit par le Dr Lejeune, chef du service hydrothérapique et alors seul médecin attaché à cet établissement, dont il appréciait fort les connaissances techniques et dont les explications nettes et précises l'intéressèrent vivement.

Le soir, à six heures et demie, un grand banquet de six ou sept cents couverts eut lieu au Casino. Outre la municipalité, le corps médical de Vichy et les médecins étrangers, on avait invité le préfet

---

(1) M. Maruéjouls, avant d'être ministre des travaux publics, avait été président du conseil d'administration de la Compagnie Fermière de l'Etablissement thermal de Vichy.

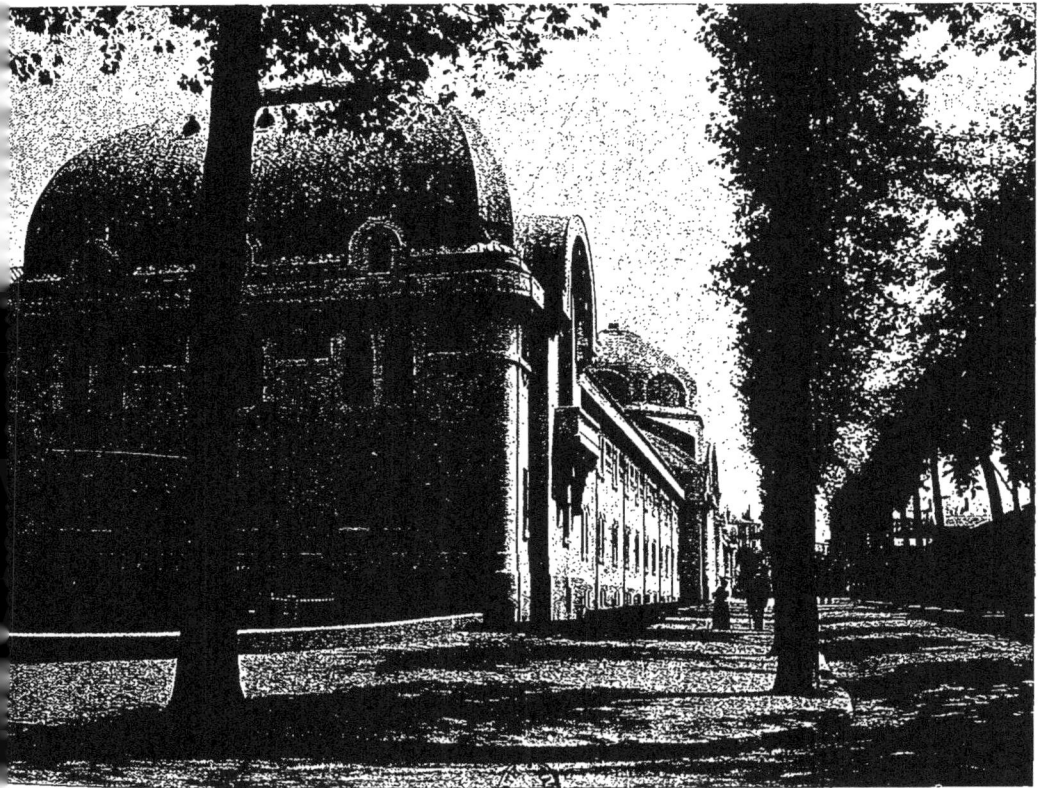

Le nouvel Etablissement thermal de première classe
(Cliché fourni gracieusement par l'*Art Décoratif*)

G. STEINHEIL, Editeur.

du département, les sénateurs, les députés, les conseillers généraux, les sous-préfets de l'Allier, les membres du tribunal de Cusset, etc., etc. Au dessert, M. Huart, préfet de l'Allier, se leva et porta le toast officiel au président de la République. Après lui M. Georges Prestat énuméra dans un langage fort brillant les efforts qu'avait dû faire la Compagnie Fermière pour atteindre le but constaté aujourd'hui, et rendit ensuite hommage à tous ses collaborateurs, aux sénateurs et députés pour le concours qu'ils lui avaient prêté et aux médecins de la localité pour leurs bons offices auxquels il avait si souvent recouru.

Le nouvel Etablissement thermal de 1re classe.

Ce fut M. le Dr Gacon, sénateur de l'Allier, qui succéda à M. Prestat. Il dit, fort à propos, que la solennité de ce jour méritait une consécration pratique : c'était la création d'une chaire d'hydrologie à la Faculté de Médecine de Paris. Des applaudissements nourris saluèrent cette déclaration si juste et si opportune.

M. Maruéjouls se leva ensuite et prononça un long discours dont le thème était celui-ci : Avec la prolongation du bail de la Compagnie Fermière, tout le monde a trouvé son avantage. Le domaine de l'Etat s'est notablement accru et son budget percevra dorénavant un revenu annuel d'un million. Par l'affluence sans cesse croissante de ses visiteurs, la ville de Vichy verra les finances municipales s'améliorer et les particuliers constateront chaque jour l'augmentation de leurs bénéfices. Les pauvres n'ont, eux aussi, qu'à se réjouir, puisque leur propriété — le sou par bouteille d'eau expédiée — produit annuellement plus de deux cent mille francs. Quant à la Compagnie Fermière, elle n'a pas à se plaindre non plus, car ses exportations en sels, pastilles et eaux minérales n'ont fait que progresser depuis la convention du 10 mars 1897, et que pendant trente ans elle continuera à jouir du domaine de l'Etat avec sécurité et fruit.

Après le banquet, les invités se rendirent au théâtre pour assister à une représentation de gala, et le lendemain matin des trains spéciaux les ramenaient dans toutes les directions et notamment dans celle de Paris.

On dîna à Montargis, et au dessert M. Albert Robin (1) porta un toast chaleureux et mérité à la Compagnie Fermière pour la cordiale réception qu'elle avait faite au corps médical. « Notre attente a été dépassée, avoua-t-il en toute sincérité ; nous n'avons plus rien à envier aux villes

---

(1) Alors médecin des hôpitaux et professeur agrégé à la Faculté de médecine de Paris ; depuis, professeur de clinique thérapeutique à la même Faculté.

d'eaux étrangères si vantées... La Compagnie Fermière a bien mérité de la science hydrologique en créant des installations et une instrumentation thérapeutique sans rivale... Nous buvons au développement continu de sa prospérité... Nous buvons aussi au corps médical de Vichy, si dévoué et si éclairé. »

Puis on se sépara, emportant le meilleur souvenir de ces deux journées, où de vieux camarades se retrouvèrent et se rappelèrent les heures vécues ensemble bien longtemps auparavant.

Passons maintenant à la description du monument qui avait attiré, à son inauguration, en 1903, tant d'érudits, tant de maîtres.

L'Etablissement thermal de 1re classe comprend une foule de constructions qui lui donnent l'aspect extérieur d'une mosquée avec ses minarets et son dôme aux couleurs étincelantes et bigarrées.

Il se compose de trois rangées parallèles de bâtiments principaux réunis au centre par celui qui est réservé aux services médicaux, et à chaque extrémité par des ailes situées l'une sur la rue de l'Etablissement thermal et l'autre sur les jardins confinant au boulevard National. Il couvre une superficie de plus de deux hectares — de 20.410^{m2}59 exactement (1) — dont 10.000 mètres environ sont occupés par des constructions.

Sa forme est celle d'un vaste parallélogramme. Le bâtiment qui constitue la façade principale de l'édifice longe la rue Lucas. Il a 170 mètres de longueur. Au rez-de-chaussée comme au premier étage, il ne compte guère que des cabinets de bains, d'un côté pour les hommes et de l'autre pour les femmes. Au milieu, on trouve une

---

(1) Ces 20.410^{m2}59 se décomposent ainsi : 1° 9.517 mètres carrés provenant de l'ancien enclos des Capucins et appartenant à l'Etat ; 2° 3.889 mètres carrés, en quatre parcelles, appartenant à la Compagnie Fermière et apportés, par elle, à l'Etat, par la convention du 10 mars 1897 ; 3° 3.632^{m2}74 achetés amiablement, par acte de Nigay, notaire à Cusset, enregistré le 8 juillet 1898, aux héritiers Nicolas-Grangier, pour la somme de 220.671 francs, et 4° les propriétés bâties et non bâties qui suivent, expropriées par jugements du tribunal de Cusset des 12, 13 et 14 décembre 1899 : *Terrain à Mme Grenier Suzanne, épouse de M. Despierre, architecte à Lyon,* superficie 1.021^{m2}39, pour 91.925 fr. 10 ; *Pavillon Bois,* superficie 633^{m2}80, pour 130.000 francs ; *Maison Magué,* superficie 222^{m2}25, pour 95.000 francs ; *Villa Colbert,* à Mlles Tullat, superficie 634^{m2}79, pour 251.000 francs ; *Villa Besson,* superficie 202^{m2}03, pour 66.000 francs ; *Villa de Chambéry* et annexe, à M. Peylet, superficie 296^{m2}08, pour 110.000 francs ; *Villa Valude,* superficie 361^{m2}51, pour 70.245 francs. Deux fermiers de trois de ces immeubles, MM. Modanel et Finazzi, reçurent, par les mêmes jugements, comme indemnité de dépossession, le premier 32.000 francs et le second 15.000 francs.

grandiose porte d'entrée qui donne accès à un vaste hall surmonté d'un dôme en ciment armé, revêtu extérieurement de grès flammés aux couleurs orientales. Au-dessus de cette porte d'entrée et au-dessus celle donnant sur la cour se trouvent deux grandes verrières répandant à profusion la lumière tamisée du soleil. Ce dôme est en outre percé latéralement de huit claustres qui éclairent son plafond ; aussi l'intérieur en est-il toujours gai et riant.

Le nouvel Etablissement thermal de 1re classe.

Deux larges escaliers en pierre, avec des rampes en fer forgé, partent de ce hall et mènent à de larges balcons où débouchent les galeries du premier étage.

Les deux baies qui conduisent aux galeries latérales à la rue Lucas sont encadrées de grandes peintures murales dues à l'habile pinceau de M. Alphonse Osbert. Elles figurent, sous forme allégorique, l'une, celle de gauche en entrant dans le hall, *la Source ;* l'autre, celle de droite, *le Bain.*

La Source ? Ce sont des femmes, des jeunes filles, des enfants, des vieillards, des adultes qui, toutes et tous drapés à l'antique, viennent puiser ou boire l'eau bienfaisante qui tombe en cascades le long d'un rocher. Parmi ces figures on reconnaît facilement au premier plan, à gauche, la femme et la fille de l'artiste ; à droite, M. Le Cœur, l'architecte de l'Etablissement ; derrière lui Osbert, près du professeur Victor Cornil, et au troisième plan, dans le lointain, M. Dietz, ancien commissaire du Gouvernement à Vichy, et M. Lucien Woog, architecte-inspecteur de l'Etablissement thermal.

Le Bain ? Ce sont encore des femmes et des jeunes filles nues ou à moitié nues qui se baignent, sortent du bain ou se préparent à rentrer dans le grand lac d'où s'élève une buée admirablement rendue et dont l'eau calme et chaude au bas de la colline boisée appelle et attire. Dans l'une des deux figures debout, au fond et à droite, on reconnaît Mlle Charlotte Wyns, l'admirable artiste de l'Opéra-Comique.

Le bâtiment du milieu, parallèle au précédent, dont il est séparé par une cour gazonnée, n'a qu'un rez-de-chaussée occupé par les salles de douches, bains de siège, bains de pieds, grandes et petites piscines. Il se compose, ainsi que le premier, de deux parties — côté hommes, côté femmes — ne différant entre elles que par la présence d'une salle d'escrime dans la section des hommes.

Ces deux segments sont séparés l'un de l'autre par une construction perpendiculaire à la façade occupée au rez-de-chaussée par le service de l'hydrothérapie scientifique, bains de lumière, bains de vapeur, et au premier étage par celui de l'électrothérapie.

La troisième rangée de bâtiments qui constitue à proprement parler la façade postérieure de l'Etablissement thermal est parallèle à la précédente, dont elle est séparée par une cour. Elle comporte un rez-de-chaussée et un premier étage.

Le rez-de-chaussée contient les douches-massage, et le premier étage les douches ascendantes, les pulvérisations, inhalations, lavages d'estomac et bains d'acide carbonique.

Ces trois grands corps de bâtiment sont raccordés par des ailes qui ont aussi un rez-de-chaussée et un premier étage.

L'aile gauche est affectée au service des hommes, l'aile droite à celui des femmes. Au rez-de-chaussée de l'aile gauche se trouvent des bains de vapeur, d'air chaud, et la bibliothèque des sciences médicales ; celui de l'aile droite est occupé par les bureaux de l'architecte de la Compagnie, du surveillant général, de l'inspecteur des parcs et jardins et du sous-ingénieur.

Le premier étage de l'aile gauche comprend exclusivement les appartements du sous-directeur de l'Etablissement thermal ; à celui de l'aile droite sont attachés la lingerie centrale, les bureaux de la direction, de l'exploitation et de l'inspection générale.

Au milieu du troisième bâtiment, sur la façade postérieure même de l'Etablissement thermal, se trouve dans la direction du Nord le pavillon réservé à la mécanothérapie. Ses nombreuses ouvertures donnent sur les cours, la machinerie, le grand réservoir et l'embouteillage des sources de la Grande-Grille, Chomel et Mesdames.

Par suite de son étendue et de la multiplicité des services, la disposition intérieure de l'Etablissement thermal est assez compliquée. A droite et à gauche de la porte d'entrée, on trouve d'abord les bureaux des agents du service de la réception et des renseignements, la caisse de vente des cachets pour les divers traitements. Si maintenant nous prenons comme point d'origine ce grand foyer théâtral qu'est le hall, nous y voyons aboutir les galeries des bains, au nombre de quatre : deux au rez-de-chaussée et autant au premier étage. Celles de droite sont occupées par les cabines des femmes, celles de gauche sont réservées aux hommes.

La *galerie A* comprend : 1° à droite, un ascenseur et en face un petit magasin, annexe de l'économat général, destiné à fournir chaque jour les objets nécessaires à l'entretien des divers services de l'Etablissement : ascenseur et magasin sont l'un et l'autre en retrait ; 2° trente et une cabines ordinaires pour bains, et une salle de douches en communication intérieure avec deux salles de bains. Sur ces trente et une cabines, trois sont munies d'un appareil spécial permettant d'appliquer la douche en baignoire dite « douche sous-marine ».

Toutes ces salles, de forme rectangulaire, à angles arrondis, sans plinthes ni cimaises, mesurent un cube d'air de $45^{mc}230$ et sont divisées par une petite balustrade en deux parties, l'une faisant office de déshabilloir et munie des accessoires nécessaires à la toilette, d'un fauteuil et de deux chaises ; l'autre, revêtue de faïence jusqu'à hauteur d'appui, ne contient que la baignoire avec ses appareils d'alimentation et de vidange. Une carpette en linoléum servant de descente de bain relie ces deux parties entre elles.

La commodité, le confort et la clarté, dit M. Bourneville (1), ont été mis au service des dernières découvertes de la science.

Les baignoires sont en fonte émaillée. Leur soubassement de faïence et leurs parois peintes au ripolin sont agréables à l'œil. Une pièce de robinetterie en bronze distribue trois sortes d'eau : froide, chaude et minérale, avec un tuyau spécial pour la vidange. Un cordon de sonnette placé à la portée de la main du malade fait communiquer celui-ci avec le garçon-baigneur.

Les cabines avec douche attenante se composent de deux pièces de plain-pied communiquant ensemble.

Il n'y a d'escalier nulle part, ce qui est un avantage fort apprécié des goutteux et des rhumatisants.

La *galerie A* communique par son extrémité occidentale à celle conduisant aux bains de vapeur. Dans son trajet elle est séparée en deux travées égales, à droite par deux cabinets-toilette et la salle servant au dépôt du linge nécessaire aux besoins du service, et à gauche, lui faisant pendant, par un salon d'attente de $9^m30 \times 3^m90$.

Ces locaux sont en retrait des cabines de bains, de sorte que les armoires chauffe-linge placées à droite et à gauche des portes de la lingerie et du salon d'attente ne font pas saillie dans la galerie.

Faisant suite aux dernières cabines de bains, et également en recul, sont installées quatre piscines individuelles et à eau courante : deux à

(1) Voir *Progrès médical* du 13 juin 1903.

gauche et le même nombre à droite. Ces deux dernières permettent d'appliquer la douche pendant le bain. Toutes les quatre ont les dimensions suivantes : longueur, 1^m80 ; largeur, 0^m70 ; profondeur totale, 1^m20. Il faut descendre cinq marches pour y arriver.

Les services appelés « de luxe » occupent l'extrémité occidentale de cette galerie et comprennent une salle de bains proprement dite, de $5^m90 \times 3^m15$ et un local de même dimension pour bains de piscine avec douche. Ces deux pièces sont séparées par un salon en communication intérieure avec elles et ayant $6^m50 \times 3^m50$.

Vis-à-vis de ces services, est installé un magasin destiné à remiser les tapis et carpettes de réserve.

Signalons aussi que huit cabinets de bains sont chauffés par de la vapeur d'eau.

La *galerie B* (hydrothérapie) se compose de quatre salles de douches ordinaires de $4^m25 \times 3^m15$ avec les appareils nécessaires pour administrer la douche à percussion, en pluie et en jet vertical ; d'une salle pour douche en cercle et bains de siège à eau courante ; d'une petite piscine et d'une piscine de natation ; d'une salle spéciale pour bains de pieds à eau courante et enfin d'un local où sont installés un bain de vapeur, un bain d'air chaud local et deux salles de massage à sec.

La disposition de ces salles est la suivante : trois portes réparties sur la longueur du bâtiment donnent accès aux divers services énumérés ci-dessus.

La plus proche du hall dessert la salle d'armes, superbe pièce de $9^m50 \times 8^m80$, encadrée entre deux salles de douche pour les escrimeurs.

La seconde, affectée plus spécialement à l'entrée du service d'hydrothérapie, conduit à un vestibule où se tient le surveillant de cette galerie. De ce vestibule on a accès à droite et à gauche aux diverses variétés de douches, piscines, bains de pieds ; en face, aux salles de massage, bains de vapeur et d'air chaud local.

Enfin la troisième est en communication avec la piscine de natation.

Chaque salle de douche, munie de deux portes, est desservie par dix vestiaires clos par un rideau (deux fermant au moyen d'une porte ont été mis à l'essai depuis cette année), d'une armoire chauffe-linge et d'un local aménagé pour le dépôt du linge nécessaire aux besoins du service pendant vingt-quatre heures, et d'un cabinet-toilette.

Ces vestiaires sont éclairés par les deux cours entre lesquelles le bâtiment est placé. Ils mesurent $1^m45 \times 1^m65$ et sont recouverts d'un tapis en laine.

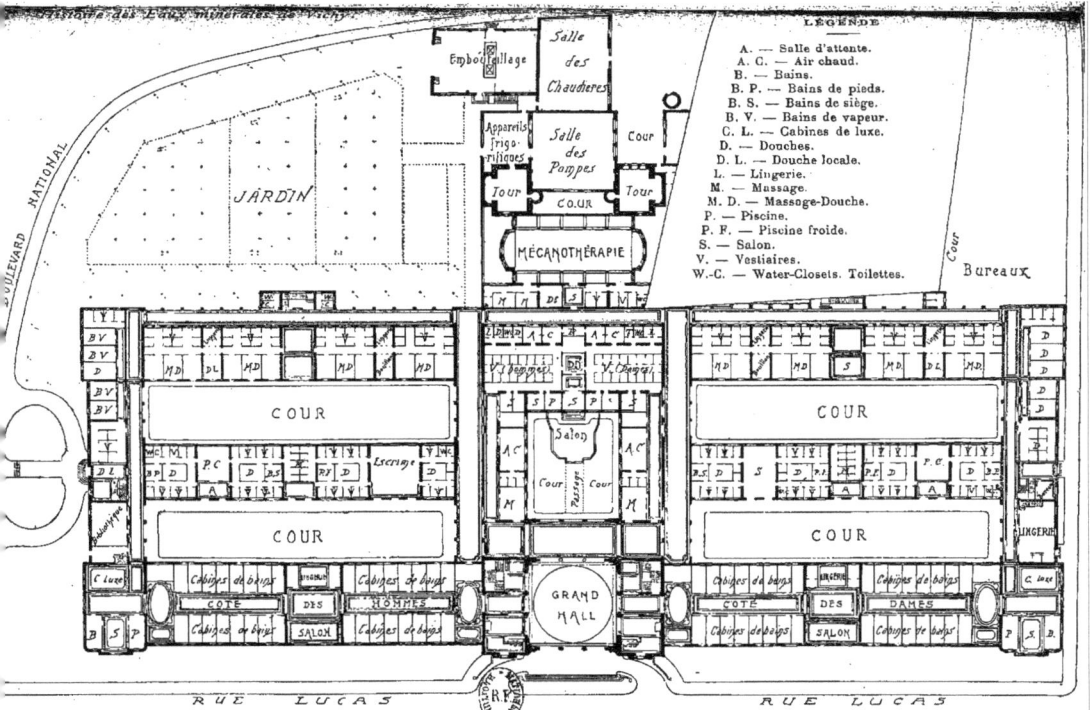

Plan du Rez-de-Chaussée.

Le nouvel Etablissement thermal de première classe

G. STEINHEIL, Editeur.

LÉGENDE

A. — Salle d'attente.
A. C. — Air chaud.
B. — Bains.
B. P. — Bains de pieds.
B. S. — Bains de siège.
B. V. — Bains de vapeur.
C. L. — Cabines de luxe.
D. — Douches.
D. L. — Douche locale.
L. — Lingerie.
M. — Massage.
M. D. — Massage-Douche.
P. — Piscine.
P. F. — Piscine froide.
S. — Salon.
V. — Vestiaires.
W.-C. — Water-Closets. Toilettes.

A chaque salle de douches — celle située à droite de la salle d'armes exceptée — est contigu respectivement un des accessoires thermaux ci-après :

Une petite piscine de 3^m15×2^m85 et profonde de 1 mètre ; une salle de bains de siège à eau courante et douche en cercle (3^m×2^m85) ; un local contenant deux cabines pour bains de pieds à eau courante. Une de ces cabines est munie d'appareils spéciaux permettant d'administrer des bains de pieds alternatifs. La superficie totale de ces deux cabines est de 2^m85×1^m50.

En face du vestibule servant d'entrée se trouvent quatre pièces séparées deux par deux au moyen d'un couloir. Deux d'entre elles sont aménagées pour les massages à sec et les deux autres contiennent, l'une une caisse pour bain de vapeur général, l'autre un bain d'air chaud local. Chacune de ces quatre pièces mesure 3^m20×2^m15.

Enfin, la piscine de natation qui mesure 6^m20×5^m45, avec une profondeur de 1^m40, et communique avec les vestiaires des deux douches entre lesquelles elle est installée, clôt l'énumération des différents locaux de la *galerie B*.

Le bâtiment de l'hydrothérapie n'ayant qu'un rez-de-chaussée avec terrasse horizontale formant toiture, douches et piscines sont largement et facilement aérables par des vasistas manœuvrables de l'intérieur. Point essentiel à noter : une des salles de douches est pourvue d'appareils de chauffage à la vapeur.

La *galerie C* est affectée entièrement aux douches-massage. Elle comprend douze salles divisées en deux compartiments égaux par un vestibule cintré ayant 5^m65×4^m90, en face duquel se trouve le salon d'attente qui a, lui, 5^m60×4^m60 de superficie.

Chacun de ces groupes de six salles est lui-même séparé par une pièce réservée au personnel et aménagée pour la circonstance, afin de lui permettre de revêtir le costume spécial avec lequel il travaille.

Disposée ainsi, cette galerie forme donc quatre groupes de trois douches desservis chacun par huit vestiaires séparés d'elles par un vide ou couloir large de 2^m45. Six de ces vestiaires mesurent 2^m35×1^m20, tandis que les deux autres ont 2^m70×2^m55. Ces derniers sont pourvus de lits de repos.

Entre chacun des groupes de six salles de douches et faisant vis-à-vis au local réservé au personnel, se trouve le dépôt du linge nécessaire au service journalier.

Ces salles de douches-massage, dites de Vichy, sont rectangulaires avec plafond cintré mesurant 4^m50 de long sur 3^m10 de large et 2^m15 de hauteur jusqu'à la naissance de la voûte. Elles sont éclairées par une cour et aérées au moyen d'une ventilation mécanique.

Dans chacune d'elles est disposé, à un mètre du sol, un long et large hamac. Quatre forts supports métalliques en soutiennent la toile qui est assez résistante pour porter sans se déchirer un malade d'un poids élevé.

Au-dessus de ce hamac se trouve un appareil percé d'une infinité de trous, en forme d'X, qui déversent de l'eau en pluie dans toutes les directions. Auprès de cet ingénieux système est suspendu un tuyau mobile que l'on peut diriger à volonté sur un point quelconque.

Deux masseurs se tiennent de chaque côté de ce hamac. Une fois que le malade est étendu sur la toile, on ouvre l'appareil à aspersion et en très peu de temps l'immersion est complète. On commence alors le massage qu'on continue sans interruption pendant dix minutes. Dès qu'il est terminé, le malade descend et passe dans une salle voisine où il reçoit une douche chaude, tiède, froide ou écossaise selon les cas. Puis il s'habille et sort.

Le service des douches de Vichy, ainsi d'ailleurs que tous les autres que nous avons décrits ou que nous allons décrire, est pourvu de trappes permettant d'évacuer en sous-sol le linge ayant servi. Etant dissimulées par les armoires chauffe-linge dont elles forment le complément, ces trappes passent inaperçues pour l'œil non prévenu.

L'un des groupes de trois douches dont nous avons parlé plus haut est muni d'appareils de chauffage à la vapeur.

La *galerie D* est attribuée au service des bains de vapeur, d'air chaud et de douches de vapeur. Elle est sectionnée en deux parties égales par une salle de douches de $5^m55 \times 3^m10$ communiquant directement avec les caisses à sudation au nombre de quatre (trois à air chaud et une à vapeur), par conséquent deux à droite et autant à gauche de la salle de douches.

Parallèlement et dans le même local où sont disposées les caisses à sudation, nous trouvons dans chaque partie quatre cabines avec lits de repos, c'est-à-dire huit pour l'ensemble du service.

L'emplacement réservé aux caisses offre, pour une travée, les dimensions ci-après : $7^m50 \times 4^m50$ et $6^m25 \times 5^m50$ pour l'autre. Chacune des cabines de repos mesure $2^m25 \times 1^m60$. Ces cabines sont séparées entre elles, ainsi que du local pourvu des caisses à sudation, par des boiseries ou par des rideaux laissant entre eux et le plafond un vide, ce qui donne la possibilité d'obtenir une température uniforme pour l'ensemble.

Le nouvel Etablissement thermal de 1re classe.

Caisses à sudation, cabinets de repos et salles de douches constituent un ensemble parfaitement clos, aéré et éclairé par un jardin en bordure du boulevard National.

A l'une des extrémités de ce service nous remarquons, séparés par un couloir, quatre vestiaires et un cabinet de toilette ; à l'autre, également séparés par un couloir, trois vestiaires et un petit vestibule donnant accès à une pièce aménagée pour douches de vapeur. Deux vestiaires sont contigus à cette pièce dont la superficie est de 3^m85 sur 3^m50.

Ces trois derniers locaux forment, en arrière des vestiaires, l'extrémité Sud du service des femmes.

La *galerie E* est située au premier étage du bâtiment en façade de l'Etablissement, immédiatement au-dessus de la *galerie A* que nous avons décrite précédemment. Comme elle, du reste, elle sert à assurer le service des bains. De dimensions identiques à celles de sa congénère, elle n'en diffère que par l'absence d'une salle de douches et de douches sous-marines.

L'emplacement correspondant aux piscines individuelles est occupé par deux cabinets à deux baignoires chacun, ce qui porte le nombre total à trente-six (trente-deux pour les cabines ordinaires et quatre pour les cabines doubles). Ces dernières ont leurs baignoires séparées par une cloison à mi-hauteur de plafond. Quant à celui qui est situé au-dessus des bains de luxe avec prolongement dans la direction de la bibliothèque des sciences médicales, il forme une vaste pièce rectangulaire de $15^m50 \times 10^m10$, qui porte le nom de salle du Congrès, parce que c'est dans ce local que se réunissent tous les pèlerinages scientifiques qui passent à Vichy.

La *galerie F* est située au-dessus des douches-massage et parcourt toute la longueur du bâtiment qui constitue la façade postérieure de l'Etablissement.

On y monte soit par l'ascenseur, soit par l'escalier desservant le premier étage (section des hommes) et ayant sa cage près du hall, soit enfin par un autre escalier situé en face de l'entrée du service des douches de Vichy. Ce dernier aboutit à un large palier précédant un salon d'attente, lequel partage cette galerie en deux fractions égales : douches ascendantes d'une part et services spéciaux de l'autre.

Le côté réservé aux douches ascendantes comprend seize cabines fort jolies et très propres, permettant d'administrer la douche dans la position horizontale. Sur ce nombre, quatre permettent de suivre le traitement dans la position assise.

Toutes ont les dimensions suivantes : $3^m70 \times 2^m45$ et une hauteur de plafond telle qu'elles ont chacune un cube d'air de 41 mètres. Quatre sont munies d'appareils de chauffage à la vapeur.

Le sol et les revêtements sont en carreaux de grès blanc. Les parois sont raccordées au plafond et au carrelage par des angles arrondis.

L'aération et la lumière viennent directement de l'extérieur ; au Sud par la cour intérieure et au Nord par le jardin en bordure sur l'avenue Victoria.

Le matériel des douches rectales est assez compliqué et son maniement est très délicat. Il se compose de pièces nombreuses :

1º Un lit recouvert en caoutchouc, sur lequel se couche le malade, est disposé dans un coin de la cabine. Il est muni d'une cuvette qui se trouve en dessous et d'un siège d'aisances ;

2º D'un récipient mobile de dix litres appuyé au mur. Il est placé entre deux supports en fer et à crémaillère, le long desquels est établie une échelle graduée marquant la hauteur à laquelle il se trouve. A ce récipient est adapté un thermomètre extérieur dont la boule baigne à l'intérieur et donne ainsi la température du contenu. Un troisième tube en verre correspond avec le fond du récipient. Il est muni d'un flotteur rouge dont l'ascension indique le nombre de litres que le récipient contient, et l'abaissement, ce que le malade aura dépensé ;

3º Trois tuyaux en métal, appuyés au mur, approvisionnent ce récipient d'eau chaude, d'eau froide, d'eau minérale, dont le mélange est effectué par le garçon-baigneur ;

4º L'eau est amenée du récipient au lit sur lequel est couché le malade par un tuyau en métal auquel il adapte une canule en caoutchouc qu'il s'introduit ensuite dans l'anus ;

5º Enfin, il ouvre le robinet placé à proximité de sa main et l'écoulement du liquide commence. Lorsqu'il trouve que la quantité introduite est suffisante, il ferme le robinet et la rend ; puis il recommence et ainsi de suite.

Si le malade jouit d'une vue moyenne, il peut, sans remuer de son lit, connaître : 1° la quantité d'eau qu'il doit recevoir et qu'il a reçue ; 2° sa température ; 3° la pression de la douche.

Ces appareils ne sont pas réservés uniquement à la douche rectale dans la position horizontale ; on les utilise également dans la station assise. Cette ingénieuse installation rend les plus grands services dans les affections du tube digestif et de ses annexes. Un aménagement spécial permet de conserver dans des éprouvettes *ad hoc* et fermées les canules dont se servent les malades, et un vestibule muni de deux cuvettes-lavabos qui donne accès à deux cabinets de toilette, complète cette organisation intérieure.

La deuxième partie de la *galerie F* comprend : d'abord, quatre salles agencées pour les lavages de l'estomac, quatre pour inhalation d'oxygène, une pour inhalation d'acide carbonique, une pour pulvérisations, une pour douches nasales et deux autres sans affectation précise ; ensuite, quatre cabines pour bains d'acide carbonique.

Ainsi que la partie réservée aux douches ascendantes, cette section dispose d'un cabinet de toilette et d'une pièce servant de dépôt pour le linge nécessaire au service et pour les eaux minérales étrangères employées parfois en pulvérisations.

Passons maintenant du côté des femmes.

La *galerie G* sur laquelle s'ouvrent les bains du rez-de-chaussée présente la même disposition et a les mêmes dimensions que celle réservée aux hommes. Elle n'en diffère dans sa distribution intérieure que par : 1° la présence dans vingt-deux cabines de douches vaginales, à pression variable à volonté, pouvant être prises pendant la durée du bain ; 2° la salle de douches après le bain qui n'est en communication directe qu'avec une seule salle de bains au lieu de deux.

On trouve dans la *galerie H*, qui est affectée à l'hydrothérapie, les mêmes services et appareils que dans la section des hommes. Toutefois, la salle d'armes que nous avons décrite précédemment est remplacée par un salon d'attente de $6^m20 \times 5^m50$. On y remarque aussi deux petites piscines au lieu d'une du côté des hommes.

La *galerie I* des douches de Vichy est identique de tous points à sa congénère du côté des hommes.

La *galerie J*, qui donne accès aux bains de vapeur et d'air chaud, ne diffère du service similaire du côté des hommes que par le partage égal des caisses à sudation (deux pour la vapeur et deux pour l'air chaud).

La bibliothèque médicale, contiguë à ce service chez les hommes, est remplacée par une salle servant à la manipulation du linge ayant servi et à la réception de celui qui est remis par la blanchisseuse.

La *galerie K* se trouve entre les deux rangées de bains du premier étage. Elle présente les mêmes disposition et distribution que sa correspondante du côté des hommes, avec ces seules différences : 1° que dix cabines sont pourvues de douches vaginales à pression variable à volonté ; 2° que les locaux situés au-dessus des magasins à approvisionnement du rez-de-chaussée sont réservés comme bureaux aux agents de la surveillance et du contrôle.

La *galerie L*, qui mène aux douches ascendantes, est disposée et agencée comme celle des hommes. Elle n'en diffère que par l'aménagement de six déshabilloirs placés dans un vide formé par le couloir allant du hall à ce service et l'extrémité de la rangée des cabines. Du côté des hommes, ce vide est comblé par le bureau du contrôleur général.

Maintenant que nous avons passé en revue les bâtiments affectés au service des hommes et des femmes, nous allons décrire successivement ceux qui sont communs aux deux sexes.

En face de la porte d'entrée de l'Etablissement de 1re classe se trouve le pavillon d'hydrothérapie scientifique. Un court et étroit passage encadré entre deux petites cours latérales y conduit directement. La première pièce qu'on rencontre est le salon d'attente où se tient la receveuse de tickets. Une porte met en communication cette pièce avec le cabinet du médecin-doucheur. Immédiatement après se trouve la salle de douches qui est simple, bien disposée et parfaitement éclairée. Au fond se tient le malade, et en face est la tribune du médecin, avec ses trois espèces de robinets. Des portes latérales laissent pénétrer les hommes à droite et à gauche.

Dans chacune des sections, il y a, en face l'une de l'autre, deux rangées de vestiaires. On en compte six de chaque côté. En arrière et à proximité d'eux se trouvent la lingerie et un bain d'air chaud.

Les motifs qui ont assuré le succès de l'hydrothérapie scientifique sont de deux ordres : c'est d'abord le tour de main du Dr Lejeune qui l'a pour ainsi dire placé hors de pair à Vichy, et ensuite les mérites de son mélangeur qui lui permettait d'administrer instantanément de l'eau à des températures graduées sans quitter la lance et sans perdre de vue le douché.

Histoire des Eaux minérales de Vichy.

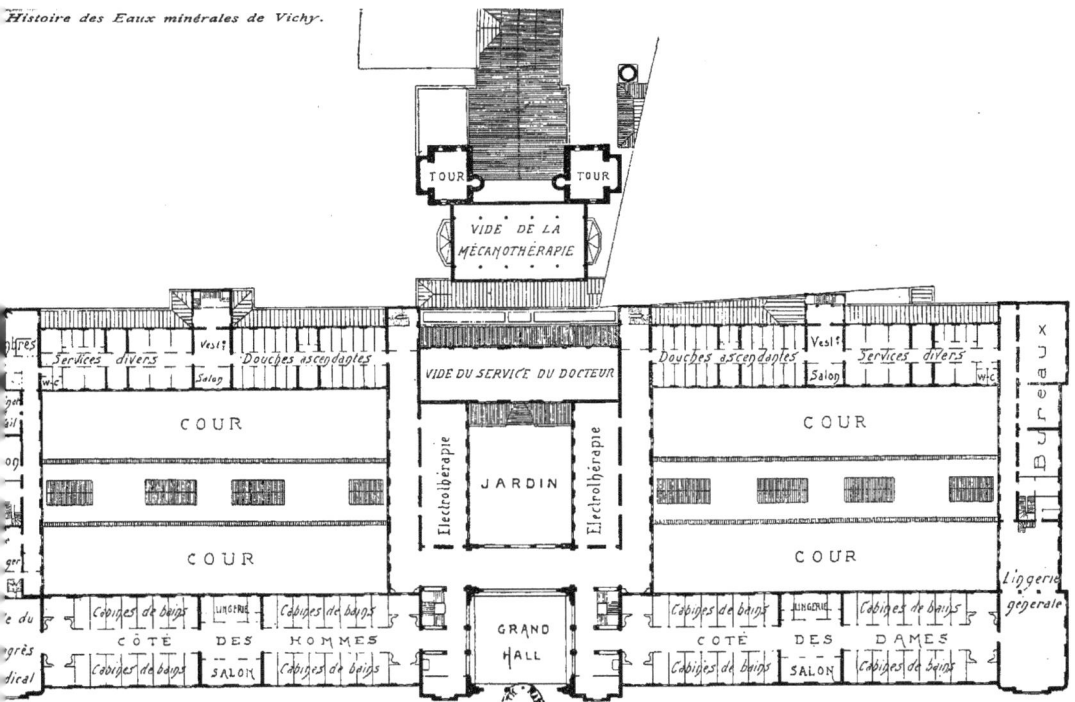

TOUR   TOUR

VIDE DE LA MÉCANOTHÉRAPIE

Services divers   Vest?   Douches ascendantes   VIDE DU SERVICE DU DOCTEUR   Douches ascendantes   Vest?   Services divers

W-C   Salon   Salon   W-C

COUR   Electrothérapie   JARDIN   Electrothérapie   COUR

Bureaux

COUR   COUR

Lingerie générale

Cabines de bains   LINGERIE   Cabines de bains   GRAND HALL   Cabines de bains   LINGERIE   Cabines de bains

CÔTÉ DES HOMMES   SALON   CÔTÉ DES DAMES   SALON

Cabines de bains   Cabines de bains   Cabines de bains   Cabines de bains

Plan du Premier Étage.

Le nouvel Établissement thermal de première classe

G. STEINHEIL, Éditeur.

Voici comment il expliquait lui-même ce système qui a établi en partie sa réputation : Il unissait en bec de flûte deux tuyaux, l'un venant d'un réservoir chaud, l'autre d'un réservoir froid. Le premier est moins élevé de quatre mètres que le second.

Le nouvel Etablisse- ment thermal de 1re classe.

Le robinet débitant l'eau chaude reste toujours ouvert et on n'ouvre le second que plus ou moins, suivant qu'on veut obtenir de l'eau mélangée plus ou moins chaude. On ne fait donc arriver dans la colonne d'eau chaude complète qu'une colonne d'eau froide plus ou moins volumineuse, mais avec une pression plus forte.

A la rencontre de ces deux colonnes d'eau est joint le tuyau qui débite l'eau mitigée, et dans ce tuyau se forme un mouvement de Giffard qui fait que le mélange s'opère. Ce mélange n'a lieu que quand on ouvre le robinet de débit avec lequel on administre la douche. Si ce dernier est fermé, la colonne d'eau froide repousse celle d'eau chaude, et si on laisse ouverts les deux robinets qui viennent des réservoirs chaud et froid, on s'aperçoit immédiatement que l'eau chaude est repoussée dans son tuyau ou jusqu'à son propre réservoir et remplacée par la froide, ce qui ne se produit pas si le robinet débiteur est ouvert.

Avec ce mélangeur on peut porter l'eau instantanément à 15°, 20°, 25°, 35°, 40°, etc., et inversement; de cette façon, il est loisible de donner des douches à une température progressivement croissante ou décroissante.

Le robinet débiteur est muni d'une palette qui divise plus ou moins l'eau qui sert à donner la douche. En résumé, on refroidit l'eau chaude (1).

Les *bains de lumière* sont installés sur les côtés du pavillon consacré à l'hydrothérapie méthodique et scientifique. C'est au docteur Pariset, aujourd'hui directeur des services thermaux, qu'est due cette ingénieuse création.

Ils sont constitués par deux jeux complets d'appareils Dowsing, l'un du côté des hommes, l'autre du côté des femmes.

Le bain complet se compose d'un lit bordé de chaque côté de deux réflecteurs contenant chacun deux lampes à chaleur et deux lampes à lumière. Une couverture amiantée recouvre le lit, tout en ménageant des échappatoires permettant une aération constante de l'atmosphère

(1) Bourneville, *Progrès médical* du 13 juin 1903.

où est plongé le malade. Les appareils locaux sont destinés les uns au bras, les autres à la jambe, et sont constitués par des réflecteurs de dimensions convenables et munis des mêmes lampes.

Enfin un appareil à projection, construit sur des principes analogues, permet d'orienter les rayons lumineux sur les régions inaccessibles aux appareils précédents, cou et épaules notamment. Les lampes de tous ces appareils sont éclairées par un courant de cent vingt volts, fourni par la ville, et que des rhéostats permettent de régler à volonté, selon l'intensité qu'on désire obtenir. Ce même câble de cent vingt volts actionne également tous les appareils décrits plus haut.

Au premier étage et en face de l'entrée de la galerie des bains se trouve l'*électrothérapie*. C'est de tous les services supplémentaires de l'Etablissement thermal le plus apprécié, aussi a-t-il été augmenté de trois ou quatre salles l'an dernier pour l'installation des courants de haute fréquence et des bains électriques. Il est situé immédiatement au-dessus des salles de massage et des bains d'air chaud du rez-de-chaussée dont il a été question plus haut.

On y pénètre par une porte qui s'ouvre sur un corridor large et court se réunissant à angle droit avec un couloir qui conduit aux douches de Vichy.

Chaque sexe a une installation séparée.

Primitivement, le service électrothérapique comprenait deux salles. Dans l'une étaient installés les courants dynamiques sur une table-tableau permettant la distribution isolée du faradique et du galvanique ou leur association (courant de Watteville). Une machine statique de Wimshurst, à six plateaux donnant une longueur d'étincelles de vingt à vingt-cinq centimètres, avec une série d'excitateurs permettant l'application de l'aigrette, de l'étincelle et de la douche statique, complétait l'ameublement électrique de cette salle.

Dans l'autre était installé le bain de Schnée ou bain électrique à cellules (quatre pour les membres et une pour le périnée), avec la faculté d'y amener les courants galvanique, ondulatoire et sinusoïdal. Il consiste en quatre cuvettes de verre où plongent des électrodes en charbon. Ces cuvettes sont disposées deux à terre et deux sur les avant-bras d'un fauteuil où le malade s'assied. Chaque cuvette peut devenir à volonté un pôle négatif ou un pôle positif. De cette façon le corps réunissant les cuvettes ou pôles, reçoit intégralement l'intensité mesurée du milliampèremètre.

L'an dernier, on a installé un bain hydro-électrique qui n'est autre chose qu'un bain ordinaire dans l'eau duquel on amène un courant faradique. Il est moins précis et moins actif que le bain de Schnée, parce qu'en baignoire l'eau absorbe la majeure partie du courant aux dépens du corps et le chiffre lu au milliampèremètre n'est pas exactement celui qui a été fourni par le courant. Dans les autres salles on a installé des courants à haute fréquence et un second poste de courants dynamiques.

Le nouvel Etablisse-ment thermal de 1re classe.

Dans les affections cutanées, la goutte, le rhumatisme, les névralgies rebelles, l'obésité, l'artério-sclérose, etc., etc., les courants alternatifs sont d'une application usuelle parce qu'ils produisent les effets les plus opposés sur la vitalité de la cellule.

La direction de cet important service est confiée aux soins vigilants du Dr Haller.

Entre les deux ailes réservées aux douches de Vichy et aux douches rectales est installé, dans un vaste hall ayant plus de quatre cents mètres de superficie, le service de la *mécanothérapie*. Construite en style byzantin, la salle des malades est éclairée par deux grandes baies et pourvue d'un excellent système de ventilation.

L'arsenal de cette mécanothérapie comprend la collection complète des appareils du Dr Zander (de Stockholm) au nombre de cinquante. Ils sont divisés en trois groupes différents : 1° les appareils pour mouvements actifs ; 2° les appareils pour mouvements passifs ; 3° les appareils d'orthopédie.

La description de chacun d'eux nous entraînerait trop loin, en même temps qu'elle serait une source d'ennuis pour le lecteur ; aussi nous la négligerons pour nous appesantir seulement sur les rôles physiologique et thérapeutique de ces appareils.

Le principe de la mécanothérapie, d'après le Dr Vermeulen, est l'analyse, la localisation et le dosage des exercices corporels. La partie essentielle de l'appareil actif est un levier dont le bras gradué est chargé d'un poids qu'on peut fixer à un point déterminé pour augmenter ou diminuer, à volonté, ce travail musculaire. Chaque appareil correspond à un groupe de muscles synergiques. Les appareils passifs sont reliés à un arbre de transmission placé dans le sous-sol et mis en mouvement par la force motrice centrale de l'Etablissement thermal.

Ces appareils communiquent au corps ou aux membres des mouvements sans que le sujet ait à faire le moindre effort. Ces mouvements se distinguent par leur régularité et leur continuité ; au moyen d'un excentrique, il est possible d'en régler l'amplitude.

Les appareils d'orthopédie sont destinés à la correction des déviations vertébrales, plus spécialement au traitement de la scoliose habituelle des adolescents. Ils produisent un redressement statique par pression ou par traction, ou bien un redressement actif en faisant travailler les muscles qui peuvent opérer la correction de la déviation.

Le service de la mécanothérapie est complété par un service de massage annexe, auquel sont réservés plusieurs salons contigus à la grande salle. Le massage manuel, le massage vibratoire et le massage orthopédique sont exclusivement pratiqués par le Dr Vermeulen, chargé en outre de la direction générale de la mécanothérapie.

En s'avançant du côté de l'avenue Victoria et sur le prolongement de la mécanothérapie, on rencontre les services annexes dont elle n'est séparée que par une petite cour. On remarque successivement : 1° la salle des pompes, vaste et bien ventilée ; 2° de chaque côté une haute tour quadrangulaire où sont placés les réservoirs servant à alimenter d'eau, douce ou minérale, froide ou chaude, l'Etablissement thermal ; 3° en avant et à gauche, les appareils frigorifiques ; 4° plus loin, et directement en avant, la salle des chaudières, qui est admirablement agencée et distribuée ; 5° sur la gauche, la salle de l'embouteillage de la Grande-Grille, de Chomel et de Mesdames, où l'on remplit chaque jour des milliers de bouteilles avec toutes les précautions aseptiques connues. Enfin, les bâches souterraines de réserve pour les eaux minérales, qui servaient à l'alimentation de l'ancien Etablissement thermal, ont été toutes conservées et servent encore, comme par le passé, pour toutes les installations nouvelles.

Les sources d'eaux minérales qui ont jusqu'à ce jour approvisionné l'Etablissement thermal de 1re classe sont celles de Lucas, de la Grande-Grille, de Mesdames et de Chomel. Les trois premières sont utilisées pour les bains et les douches générales, la dernière pour les douches locales. L'eau douce nécessaire provient, comme à l'ancien Etablissement de 1re classe, de l'Allier par la conduite à écoulement naturel placée sous le sol de la rue Lucas.

A la fin du printemps de 1906 on a amené de Bellerive-sur-Allier, dans l'immense réservoir qui occupe tout le dessous du jardin anglais qui se trouve derrière l'Etablissement thermal au devant de l'embouteillage et de la mécanothérapie, la source Boussange ou du Pont de

Champ de Cornes dont la température était, le 31 juillet 1907, à son point d'émergence, de 40°4, et dont le débit, le même jour, atteignait 206.035 litres par 24 heures. Nous espérons que la Compagnie Fermière saura profiter de cet excellent appoint, tant pour aider et soulager les sources dont nous venons de parler que pour procéder à des créations de bains de baignoire à eau courante et de bains carbogazeux qui sont vivement réclamés par le corps médical tout entier.

Le nouvel Etablissement thermal de 1re classe.

Créé tout récemment, l'Etablissement thermal de 1re classe actuel, qui, avec son luxueux mobilier, a coûté plus de quatre millions, n'a pas encore d'histoire médicale. Sans passé, il appartient donc tout entier au présent. Sa belle architecture, le luxe de son aménagement intérieur, la richesse et la variété de ses appareils balnéothérapiques et hydrothérapiques, sa direction scientifique et médicale le placent jusqu'ici hors de pair. L'avenir dira, un jour, si cette brillante et monumentale conception de la troisième République dépasse celles de la Monarchie durant les siècles passés, et si la destinée justifiera la confiance que le corps médical a placée dans ses puissantes ressources thérapeutiques. Nous avons le ferme espoir que tous les nobles rêves qui ont accompagné sa naissance se réaliseront dans leur ensemble pour le salut des malades, la prospérité de Vichy et la juste renommée de ses Eaux.

LES BAINS DE L'HOPITAL

I L en est des monuments comme des hommes. Ils naissent avec leur destinée. Si la fortune sourit aux uns, elle refuse ses faveurs aux autres : tel est le cas du modeste édifice qui fait l'objet de ce chapitre.

Les Bains de l'Hôpital.

L'établissement thermal de l'Hôpital fut conçu un jour de deuil national. On en arrêta, en effet, le programme en 1814, alors que de forts détachements des armées étrangères bivouaquaient encore près de la Grande-Grille, et ce fut l'idée de pourvoir d'une annexe l'Etablissement thermal de Janson qui présida à sa construction, et non pas le désir de doter la station d'un embellissement nouveau.

Aussitôt qu'il fut nommé inspecteur des Eaux thermales de Vichy, en 1801, Lucas fit transporter le bain des indigents dans la cour de l'hôpital thermal, afin de conserver et maintenir en bon état d'entretien le bâtiment des bains qui avait été édifié en 1786 et 1787 et qu'on se proposait, déjà, d'agrandir et de restaurer. Sous l'Empire, il avait voulu installer, dans le même but, près de la source de l'Hôpital, des bains payants, mais le crédit affecté aux Eaux minérales avait été absorbé en entier par l'acquisition des terrains nécessaires à l'aménagement du Parc.

Lorsque Louis XVIII monta sur le trône, la duchesse d'Angoulême, dès sa première venue à Vichy, s'empara de l'idée de Lucas et en provoqua l'exécution, afin de faciliter le service balnéaire pendant qu'on construirait les nouveaux bâtiments qui, dans son esprit, devaient compléter l'œuvre entreprise par ses tantes en 1785. Sur ses instances, l'administration hospitalière céda à l'Etat, moyennant la somme de 450 francs, un emplacement situé en face de la source même de l'Hôpital. L'Etat devait payer en outre une somme de 238 francs pour frais de construction d'un mur séparatif de clôture.

Les plan et devis de ce petit établissement balnéaire furent rapidement préparés ; l'adjudication des travaux put être, en effet, donnée le 25 novembre 1817, et recevoir l'approbation préfectorale le 13 janvier suivant. Pouchol, maître maçon à Cusset, et Passant, serrurier à Moulins, ayant fait les plus forts rabais, obtinrent la concession de cette entreprise.

Il n'y eut pas, pour les bains de l'Hôpital, de cérémonie à l'occasion de la pose de leur première pierre et leur inauguration passa tout à fait inaperçue du public. Afin de marquer le rôle secondaire auquel ils étaient appelés, on réserva cette sorte « d'apothéose » au grand Etablissement thermal dont les fondations étaient, cependant, encore loin de sortir de terre.

Le devis primitif s'élevait à moins de 18.000 francs ; en réalité, il monta à 21 ou 22.000 à cause des dépenses imprévues. Avec cette modique somme, on put installer une dizaine de baignoires ou piscines et une chambre pour le baigneur-chef, amener l'eau de la source de l'Hôpital à son lieu de destination et placer aussi l'inscription de *Bains thermaux* sur la façade extérieure de l'établissement.

Malgré son exiguïté, cette construction avait une apparence assez coquette et était d'un aspect fort gai. Située sur la place Rosalie, elle était contiguë à la propriété Grangier, à l'hôpital thermal dont elle n'était séparée que par un mur mitoyen, peu épais, et à un jardin assez vaste qui appartenait aux hospices.

Ces bains restèrent tels qu'ils avaient été primitivement construits jusqu'en 1838. A cette époque-là, Roze Beauvais adressait au préfet de l'Allier un rapport dans lequel on lit les passages suivants : « Le bâtiment des bains dit de l'Hôpital, construit en 1818, renferme en tout dix baignoires entretenues par les eaux du bassin de la fontaine de l'Hôpital.

« Cette quantité de baignoires, qui alors paraissait plus que suffisante pour le service des bains, mérite aujourd'hui d'être augmentée par la construction d'un nouveau bâtiment à placer dans le fond du petit jardin qui dépend du premier établissement, pouvant contenir neuf cabinets.

« Les plans de cette nouvelle construction, approuvés par M. l'Inspecteur, s'accompagnent d'un devis s'élevant à la somme de 12.540 fr.

« La salle d'attente, de six mètres carrés, construite aussi en 1818, près le petit bâtiment des bains de l'Hôpital, se trouve carrelée en carreaux de terre cuite. Le salpêtre occasionné par le voisinage des eaux minérales s'est emparé de ces carreaux qui sont constamment humides et froids. Pour remédier à cet inconvénient, on propose de remplacer le carrelage par un parquet en chêne dont la dépense est évaluée à 252 francs. »

Les Bains de l'Hôpital.

Ce programme d'embellissements fut accepté par le préfet, et en annonçant cette nouvelle à Roze Beauvais, il l'invitait à rédiger un projet avec plan et devis estimatif, et à joindre à ces pièces des dessins renfermant tous les détails nécessaires pour l'exécution d'un ouvrage de cette nature. « Ce travail, ajoutait-il avec insistance, doit être complet, arrêté avec ordre, méthode, clarté, et convenablement transcrit. Je ne vous cache pas que, dans votre intérêt, je n'ai rien voulu transmettre au ministre des travaux publics sans m'être au préalable mis à même d'éviter tout nouveau reproche (1). »

Ce projet d'agrandissement venait à peine d'être exécuté qu'un nouveau protecteur de Vichy se révélait en la personne de Cunin-Gridaine. Ce ministre de Louis-Philippe fut assurément un des hommes qui ont le mieux servi les intérêts de cette station et combattu avec le plus de fermeté l'indifférence du Gouvernement de Juillet à l'égard de nos Eaux minérales.

Le 26 juillet 1842, il mandait au préfet de l'Allier (2) « qu'il croyait devoir appeler son attention sur la convenance d'utiliser, pour le service des bains de l'Hôpital, la grande quantité d'eau provenant de la source de ce nom, qui se perdait journellement en s'écoulant par la décharge du trop-plein.

« Le bassin actuel de la fontaine, ajoutait-il, a environ 1^m50 de profondeur ; mais le conduit qui en part pour porter les eaux dans les baignoires de l'établissement de l'Hôpital est placé à un mètre au-dessus du fond du bassin, à cause du niveau où se trouvent les baignoires. Il en résulte que cinquante centimètres seulement servent à l'alimentation des baignoires. Cette quantité suffit pour donner jusqu'à cent bains dans la journée. Le service étant fini, l'eau s'élève dans le bassin et deux heures environ suffisent pour la porter à la hauteur de la décharge qui la verse dans l'Allier.

(1) Archives de l'Allier, série X, liasse 11, dossier de la comptabilité.
(2) Archives de l'Allier, X. 435.

« Ne serait-il pas possible d'utiliser une partie des eaux perdués au moyen de l'établissement d'un réservoir dans lequel les eaux réunies en grande masse et à couvert conserveraient en grande partie leur température de 32° centigrade, ce qui permettrait de donner un plus grand nombre de bains ?... »

Quoique méthodique et laborieux, le préfet de l'Allier, Méchin, n'accorda qu'une faible attention aux désirs exprimés dans cette communication, et ne s'occupa que médiocrement de l'installation d'un réservoir destiné à emmagasiner les eaux surabondantes de la source de l'Hôpital et à les faire servir à la balnéation. Aussi, le 3 mars 1843, il ne put que notifier à son ministre qu'il était matériellement impossible de faire exécuter, avant la saison des Eaux, la totalité des travaux relatifs à la construction des nouveaux bains de l'Hôpital. C'était confesser sa faute. Cunin-Gridaine lui répondit le 11 mars « qu'il fallait se borner alors à la construction des cabinets et de la piscine », et il ajoutait en post-scriptum : « Il y a eu, dans tout ceci, des retards qu'on aurait bien pu éviter. Il y a eu une coupable négligence dans vos bureaux, à ce point que des lettres qui vous poussaient l'épée dans les reins sont restées sans réponse, ou ont provoqué plusieurs rappels. Je suis vivement contrarié ; et j'ai à craindre que les travaux ne soient pas terminés pour la saison. Je vous prie instamment que le temps perdu soit réparé (1). »

Mécontent de cette accusation de négligence portée contre lui par le ministre de l'agriculture et du commerce, le préfet stimula le zèle de ses subordonnés, et le 28 mars suivant il approuva les soumissions suivantes pour l'agrandissement des bains de l'Hôpital :

1° Torterat, ferblantier à Moulins, pour les travaux de plomberie et de zinguerie, moyennant un rabais de deux centimes par franc ;

2° Flauque, menuisier à Moulins, pour les travaux de menuiserie, au prix du devis estimatif ;

3° François Laprugne-Bourrasset, serrurier à Vichy, pour les travaux de serrurerie, moyennant un rabais de cinq centimes par franc ;

4° Joseph Allègre, plâtrier à Vichy, pour les travaux de plâtrerie et de peinture, avec un rabais de cinq centimes par franc.

Là, se borna l'intervention du préfet ; du reste, c'est tout ce qu'il pouvait faire, car les retards qui s'étaient produits dans l'exécution

(1) Archives de l'Allier, X. 540.

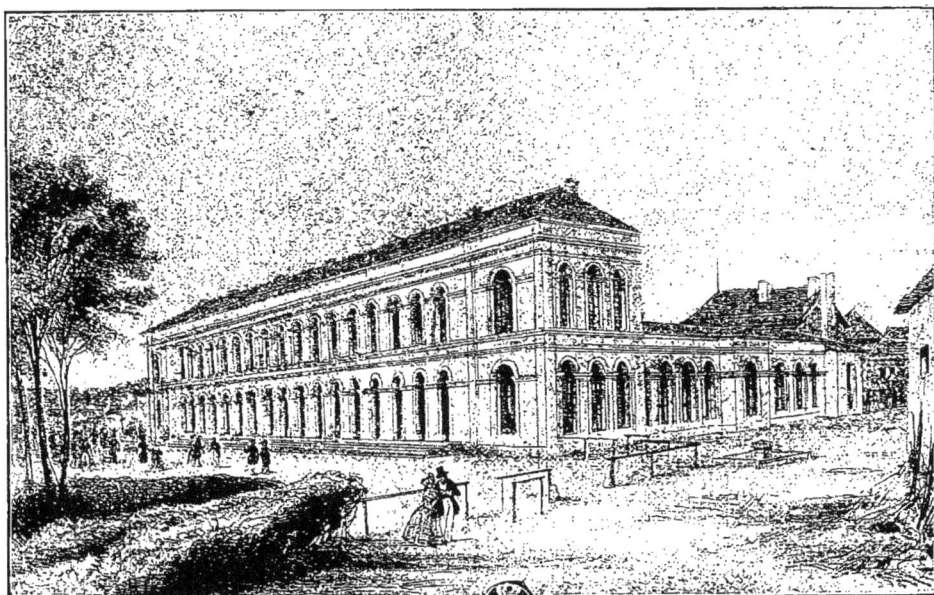

L'Établissement Thermal en 1839.

G. STEINHEIL, Éditeur.

des travaux nécessaires à l'agrandissement des bains de l'Hôpital ne lui étaient certainement pas directement imputables, si on y réfléchit un peu.

Au commencement du mois de mai 1843, le régisseur de l'Etablissement thermal de Vichy informait Cunin-Gridaine « que les travaux de l'Hôpital étaient si peu avancés qu'il était impossible d'en tirer parti cette année-là et que la principale cause de cette lenteur était, paraît-il, le défaut d'accord entre les deux architectes ».

Napoléon Ier répétait à tout propos qu'il valait mieux, à la tête d'une armée, un mauvais général que deux bons. C'était le cas d'appliquer cette maxime à la situation qui existait alors à Vichy. Roze Beauvais fut nommé architecte de l'Etablissement au commencement de la Restauration, et conserva ces fonctions sous le Gouvernement de Juillet ; mais, depuis l'exil de Charles X, il avait toujours été considéré comme suspect par l'administration, à tel point que Cunin-Gridaine lui avait adjoint Esmonnot, architecte à Moulins.

On devine alors ce qui se passait entre ces deux hommes : l'un défaisait le soir ce que l'autre avait fait le matin.

Roze Beauvais ayant eu connaissance des plaintes qui s'étaient élevées contre lui, instruisit le ministre que « ce n'était pas à lui qu'il fallait attribuer les retards apportés dans la présentation des plans et dans l'exécution des travaux ; que son architecte adjoint, M. Esmonnot, avait commis des erreurs assez graves et qu'il était d'une susceptibilité peu excusable ».

Méchin se rendit alors à Vichy et convoqua simultanément les deux architectes dans son cabinet pour entendre leurs explications respectives. Après l'entretien qu'il eut avec eux, il acquit la conviction qu'il n'y avait pas eu de conflit à proprement parler, mais seulement des ordres contradictoires donnés, qui avaient entraîné des travaux inutiles et occasionné de la sorte une perte de temps qu'on aurait pu éviter.

« Afin d'empêcher dorénavant, écrivait-il à Cunin-Gridaine le 20 mai 1843 (1), toute divergence d'opinion, il faudrait laisser à M. Roze Beauvais la surveillance des travaux d'entretien et donner à M. Esmonnot celle des travaux neufs. » Cette proposition fut acceptée sur-le-champ par le ministre.

Cette division du service n'améliora pas immédiatement la situation ; elle sembla même l'aggraver. Auparavant, les travaux des bains

(1) Archives de l'Allier, X. 517.

de l'Hôpital marchaient mal, mais ils marchaient; à partir de ce moment-là, ils ne marchèrent plus du tout.

C'est alors que François fut envoyé à Vichy sur la désignation du ministre des travaux publics, afin d'étudier sur place les diverses questions qui intéressaient la station.

Dans un premier rapport daté du 13 juillet 1843, il fit connaître préalablement que la température des Eaux n'était, dans le bassin de la source de l'Hôpital, que de 26° Réaumur (1) et de 24° (2) seulement aux bains; qu'il était nécessaire de la réchauffer et qu'il y aurait économie à donner la préférence à la vapeur fournie par un générateur à basse pression, également applicable au chauffage de l'eau froide, du linge et de la piscine.

François fournit, ensuite, l'indication sommaire de la disposition du réservoir et des différents appareils nécessaires à son emploi (3).

D'autre part, Faucille, ingénieur civil à Lyon, insistait sur la nécessité de chauffer le tout par des tubes de condensation afin d'économiser le combustible; d'employer des robinets à cadran pour régler la température; d'avoir deux chaudières en cas d'accidents, de besoin ou de nettoyage; enfin de faire exécuter ces divers travaux non par un entrepreneur général, mais par des ouvriers spéciaux et à prix débattu. Son devis s'élevait à 17.478 francs.

De son côté, François estimait à près de 40.000 francs les ouvrages qui seraient occasionnés par la prise d'eau du bassin, l'installation des baignoires, de la piscine, des réservoirs avec les conduites et robinets de distribution. François était un ingénieur intelligent, instruit et fort habile. Il faisait habituellement d'excellente besogne, mais il ne s'inquiétait pas suffisamment des ressources budgétaires qu'on pouvait mettre à sa disposition, pensant, avec raison, que pour des travaux délicats il ne fallait pas trop rechercher les économies.

En recevant son rapport, Cunin-Gridaine poussa les hauts cris, et malgré son vif désir d'embellir la station thermale de Vichy, il déclara formellement qu'il serait absolument impossible de subvenir, en 1844, à une dépense aussi considérable avec les crédits dont disposait son ministère. Il chargea donc les auteurs du projet de dresser seulement le devis des travaux absolument indispensables.

(1) 32° centigrade 50.
(2) 30° centigrade.
(3) Archives de l'Allier, X. 187.

Le 7 novembre suivant, François rédigea sur ces indications nouvelles un second rapport, dans lequel il proposa : 1º de ne rien changer
au bassin de la place Rosalie ni aux bains et douches existants ; 2º de
construire seulement le réservoir d'eau minérale ; 3º d'établir d'une
manière définitive six nouvelles baignoires à 0m40 au-dessous du sol,
afin d'assurer le bénéfice du débit maximum, ainsi qu'une conduite
d'eau minérale, disposée de façon à relier tout le service, en rendant
en même temps les diverses parties indépendantes les unes des autres ;
4º d'établir des conduites d'eau froide et d'eau chaude provisoires et
par conséquent seulement en plomb avec soudures ; 5º de modifier la
forme de la piscine, mais sans établir — quant à présent — le tube
annulaire, et en disposant seulement ce qui sera nécessaire pour
l'établir plus tard ; 6º d'utiliser la chaudière actuelle par un appareil
de chauffage à feu nu et à circulation, le seul qui permette à peu de
frais d'avoir en temps utile et facultativement la quantité d'eau chaude
que nécessitera le nouveau service et que nécessiterait aussi un service
perfectionné.

Ce nouveau devis ne s'élevait plus qu'à 9.150 francs, y compris
les dépenses imprévues et les frais de surveillance.

Tout en étant partisan du projet de François dans ses grandes
lignes, Prunelle fit quelques observations de détail qui avaient cependant de la valeur. Il insista notamment sur l'établissement du tube
annulaire destiné à réchauffer l'eau de la piscine, et demanda que les
conduites fussent posées d'une manière définitive et que le métal
employé pour les eaux douces fût le cuivre. Quant à l'inspecteur
général des bâtiments civils Gourlier, il ne formula qu'une seule
objection sérieuse. Il craignait, disait-il, pour la solidité du réservoir,
d'abord en ce qui concernait les murs, mais surtout pour la voûte qui
reposait sur eux. Quant à l'établissement des conduites, il partageait
entièrement l'avis de Prunelle.

Cunin-Gridaine approuva le second projet de François sans tenir
compte des remarques de Prunelle et de Gourlier, et les travaux furent
mis immédiatement en adjudication. Les soumissions ayant présenté
une diminution considérable sur les évaluations du devis, le ministre
écrivit au préfet de l'Allier, le 29 février 1844, qu'il autorisait la pose
du tube annulaire de la piscine de l'Hôpital, dont la dépense était
estimée à 683 fr. 35.

Il ne restait plus, désormais, qu'à acheter le terrain nécessaire pour installer la machinerie, les cabinets de bains et la piscine des *Bains thermaux* que l'on désignait encore sous ce nom dans les actes officiels. On s'adressa à la commission administrative des hospices qui consentit à céder à l'Etat, moyennant la somme de 1.531 francs, un petit emplacement de 235 mètres carrés qui était tout à fait suffisant pour l'agrandissement projeté. Le 12 novembre 1844, le roi Louis-Philippe ratifiait cette convention, et à partir de ce moment on put ouvrir les chantiers.

Les travaux entrepris sur les Eaux minérales de Vichy pendant les dernières années de la monarchie de Juillet, par suite du forage du puits Brosson, portèrent un coup funeste à l'établissement thermal de l'Hôpital. Les malades le désertèrent en masse, à cause de l'état déplorable du service (1). Dans quelques cabinets de bains, on devait attendre plus d'une demi-heure pour que la baignoire fût à moitié remplie, et la plupart du temps il fallait y apporter de l'eau au moyen d'un arrosoir. En 1847, l'eau minérale devint même si rare que Prunelle fut obligé de faire fermer tous les établissements de bains de Vichy.

La convention passée le 10 juin 1853 entre l'Etat et Lebobe, Callou et Cie ne modifia pas directement la situation de l'établissement balnéaire de l'Hôpital. Sur le million que cette Société dut dépenser à Vichy en embellissements divers, aucune somme ne fut consacrée à l'amélioration de son outillage, à la réfection de ses cabinets de bains et de douches, au renouvellement de ses baignoires, à l'extension de ses services. Aussi, lorsque l'Etablissement de 2e classe fut à peu près achevé, on s'aperçut que celui de l'Hôpital allait se trouver, vis-à-vis de lui, dans un état d'infériorité marquée; que ses bains de première classe seraient moins confortables que ceux de seconde du nouvel arrivant, et que la clientèle l'abandonnerait certainement pour s'y transporter.

Pressentant cet abandon, Rouher, qui commençait à être tout-puissant auprès de son souverain, et qui en sa qualité de ministre de l'agriculture, du commerce et des travaux publics avait la haute main sur Vichy, eut l'idée bizarre de transporter les bains de l'Hôpital au Sud-Ouest du Parc et de constituer ainsi avec les autres Etablissements une vaste agglomération, sans se préoccuper s'il n'allait pas décapiter la place Rosalie en lui ravissant son animation.

(1) Archives de l'Allier, X. 647.

Dès que les concessionnaires de l'Etablissement thermal de Vichy connurent cette intention, ils sollicitèrent de lui une audience dans laquelle ils firent des objections sérieuses à son projet de déplacement. Les baigneurs, lui déclarèrent-ils, reprocheraient au choix de cet emplacement l'inconvénient de rétrécir le Parc et de nécessiter la destruction d'un certain nombre d'arbres de la grande avenue. Ils firent observer que la réalisation de ce plan entraînerait l'obligation d'acheter très cher le terrain nécessaire à la construction des aqueducs destinés à conduire les eaux de vidange jusqu'à l'Allier, et que ces aqueducs, devant être placés très bas, pourraient être inondés par les plus petites crues de l'Allier.

Les Bains de l'Hôpital.

Lebobe, Callou et Cie estimaient que le nouveau bain de l'Hôpital serait plus convenablement installé dans le jardin potager de l'hospice, à l'extrémité du Parc, et que l'administration pourrait se procurer cet emplacement en donnant en échange à cet hospice une partie, sinon la totalité, de l'établissement actuel des bains de l'Hôpital.

Rouher, trouvant ces remarques fort judicieuses (1), promit aux concessionnaires de l'exploitation des thermes de Vichy de faire étudier sérieusement la question, et, en effet, il écrivit le 2 juillet 1857 au préfet de l'Allier de s'enquérir auprès de la commission des hospices de la façon dont elle accueillerait des ouvertures qui lui seraient faites relativement à un échange d'une portion de leur jardin potager contre les bâtiments des bains de l'Hôpital.

Cette commission s'assembla sur-le-champ afin de discuter les propositions du Gouvernement, et, dès le 27 septembre suivant, le sous-préfet de Lapalisse était en mesure de transmettre sa réponse à son chef hiérarchique, qui, à son tour, la faisait parvenir à Paris. Il est à présumer que les conditions de cet échange parurent inacceptables, car le 25 janvier 1858 Rouher adressait au préfet de l'Allier une lettre très explicite de laquelle nous extrayons les passages suivants :

« J'ai décidé, après mûr examen, que le nouveau bain de l'Hôpital sera installé sur le terrain de l'Etat, dans la partie Sud-Ouest du parc de l'Etablissement thermal.

« Ce parti a été reconnu préférable à celui qui consistait à asseoir le bain de l'Hôpital dans la partie Sud-Est du parc, en empruntant une partie du jardin de l'hospice. Il évite, en effet, toutes difficultés d'achat et d'échange, soit pour la construction de l'établissement, soit

(1) Archives de l'Allier, X. 145.

pour celle de la conduite d'amenée qui se trouvera placée en totalité sous le terrain appartenant soit à la commune, soit à l'Etat.

« Il conserve à l'Etat la disposition du bain actuel de l'Hôpital. D'un autre côté, cette détermination est plus favorable que l'autre projet à la dépression du niveau d'émergence de la source, à l'abaissement et au développement du palier circulaire de la buvette, ainsi qu'à l'installation des douches ascendantes auxquelles il permet d'attribuer une pression normale de plus de 3^m50. Enfin il donne la possibilité d'ouvrir ultérieurement la rue projetée au Sud du parc et devant conduire de la place du Fatitot au carrefour de la Croix-de-la-Mission... » (1).

Dans cette combinaison, l'Etat aurait eu en sa possession deux établissements de bains de l'Hôpital. Le nouveau eût sans doute été attribué à la clientèle payante et l'ancien aux indigents, parce que démodé et défraîchi. En cette circonstance, Rouher n'oubliait qu'un point important, c'est que la source de l'Hôpital avait un faible débit et que pour ce motif elle était incapable de subvenir à l'entretien de deux installations, au milieu de la saison principalement. C'est à peine si elle pouvait, avec beaucoup d'efforts, alimenter quarante baignoires ; comment ferait-t-elle pour en approvisionner le double ? A vrai dire, le nouvel établissement placé au Sud-Ouest du Parc eût été susceptible de se fournir aux sources Lucas, de la Grande-Grille et du Puits Carré, ainsi que l'Etablissement thermal et les bains de 2e classe, mais alors l'autonomie du Bain dit de l'Hôpital était détruite. Sa réputation et ses propriétés thérapeutiques en eussent justement souffert dans l'esprit public, parce qu'auparavant il était uniformément préparé avec une eau minérale unique, et que pour cette raison il jouissait d'une qualité précieuse, l'homogénéité.

L'attentat d'Orsini, les guerres d'Italie, de Chine et du Mexique détournèrent des stations thermales l'attention du Gouvernement. Mais la question du déplacement des bains de l'Hôpital revint sur le tapis lorsque Napoléon III se rendit à Vichy pour réclamer de ses Eaux le retour à la santé.

Le 29 avril 1863, le ministre de l'agriculture, du commerce et des travaux publics passa avec la Compagnie Fermière une convention qui était la consécration même du programme de 1858. Il était spécifié, en effet, à l'article 4, que le Bain dit de l'Hôpital serait reconstruit

(1) Archives de l'Allier, X. 145.

dans la partie de l'ancien parc bordé d'un côté par la rue Rouher et de l'autre par la grande allée. Le nombre de ses baignoires devait s'élever à trente au moins. *Les Bains de l'Hôpital.*

Dès que ce nouveau bain serait bâti, la Compagnie Fermière installerait le service des indigents dans l'établissement de l'Hôpital resté libre. On aurait eu ainsi deux Etablissements thermaux sur ce point, à cent mètres l'un de l'autre et alimentés par une source unique, qui ne pouvait qu'à grand'peine en approvisionner un seul convenablement, avec les cinquante mètres cubes d'eau environ qu'elle fournissait par jour.

Pendant ses séjours répétés à Vichy, Napoléon III s'occupait volontiers du développement de cette station d'Eaux minérales, de sa prospérité et de son avenir. En examinant de près l'article 4 de la convention du 29 avril 1863, il ne tarda pas à se convaincre qu'il créait à l'établissement thermal de l'Hôpital — ainsi qu'à la source de ce nom — une situation fâcheuse, et il n'hésita pas à y remédier, quoique le 23 mai suivant il ait apposé sa signature au bas de ce contrat. En effet, par décision impériale notifiée à la Compagnie Fermière le 5 septembre 1863, il fut convenu d'une part que la partie libre de l'ancien parc longeant la rue Rouher serait affectée à l'installation de boutiques et de chalets, et que le bain de l'Hôpital serait rebâti sur son emplacement actuel. C'était une dérogation au quatrième paragraphe de l'article 1er de cette convention qui fut néanmoins approuvée par la loi du 7 mai 1864, sans que cette rectification eût été opérée dans le texte.

Ce changement était fort heureux, mais il allait devenir l'origine d'un conflit regrettable entre les parties contractantes, et aussi de longs procès et de grands retards préjudiciables aux intérêts de la station thermale elle-même.

Dès que toutes les formalités légales furent accomplies, la Compagnie Fermière s'empressa de construire des boutiques et des maisonnettes le long de la rue Rouher et de les louer avantageusement. Et, bien qu'elle sût qu'elle devait rebâtir les bains de l'Hôpital avant la fin de 1867, elle attendit patiemment que le gouvernement la mît en demeure d'exécuter les termes de son contrat.

Le 3 mai 1869, Callou adressait au préfet de l'Allier le plan de reconstruction des bains de l'Hôpital et du square autour de la source. Et, dans sa lettre d'envoi, il lui faisait remarquer que ce plan ne pouvait être considéré que comme un avant-projet. Un peu plus loin, il ajoutait certains détails qu'il est bon de connaître pour l'intelligence du récit qui va suivre.« Le devis estimatif de ces travaux, exposait-il, dépasse de beaucoup les prévisions de la convention et cependant l'emplacement trop restreint pour les divers services ne permettra de donner que très incomplètement satisfaction aux besoins du service. Aussi est-il nécessaire que l'Etat exproprie soit les maisons de droite, soit une partie de l'hospice, afin de pouvoir agrandir l'emplacement mis à la disposition de la Compagnie.

« Le Dr Nicolas ne serait pas éloigné de céder à l'Etat l'hôtel de Notre-Dame, qui enserre les bains de l'Hôpital dans une étroite enclave entre l'hospice et la place Rosalie. Il y aurait là une augmentation de dépenses de construction qui incomberait à l'Etat.

« Toutefois, malgré les exiguïtés du terrain, les plans ont été combinés de manière à donner satisfaction aux différents services balnéaires et à faire disparaître des yeux du public l'embouteillage qui a lieu aujourd'hui au milieu de la place Rosalie.

« Le débit de la source diminue sensiblement. On ne peut présenter un projet définitif pour les bains sans connaître le nivellement et l'écoulement de l'eau... » (1).

Callou avait raison. Avant d'établir un projet définitif, il fallait être fixé sur le choix de l'emplacement et sur le nombre de mètres cubes d'eau minérale que la source de l'Hôpital pouvait fournir.

Cet avant-projet ayant été communiqué au Dr Dubois, inspecteur en chef des Eaux de Vichy, celui-ci critiqua assez sévèrement, dans le rapport qu'il adressa à l'administration supérieure, le 6 août 1869, les dispositions prises par la Compagnie Fermière. Il fit observer tout d'abord que l'emplacement choisi était beaucoup trop restreint ; et, ensuite, il regardait comme préjudiciable à la santé des malades la situation des cabinets de bains ouvrant sur deux cours couvertes. Il concluait enfin qu'il était nécessaire d'acquérir la maison voisine appartenant au Dr Nicolas, ainsi que le proposait d'ailleurs le directeur de la Compagnie Fermière.

Appelé à son tour à donner son avis, l'ingénieur ordinaire Radoult de Lafosse émettait deux hypothèses, le 30 novembre 1869. « Ou bien, disait-il dans son rapport, l'administration, prenant en considération la demande du médecin-inspecteur et du directeur de la Compagnie

(1) Archives de l'Allier, X. 870.

Fermière et appuyée par les ingénieurs des mines, se décidera à acquérir la propriété du Dᵣ Nicolas, ou bien elle ne croira pas devoir satisfaire à cette demande. Dans le premier cas, satisfaction complète pourra être donnée aux vœux émis par le médecin-inspecteur concernant la situation des cabinets de bains, l'agrandissement des cabinets de douches et des piscines ; mais les dispositions de l'avant-projet devront être entièrement modifiées. Dans le cas contraire, il nous paraît diffi-cile d'utiliser l'emplacement dont la Compagnie dispose plus conve-nablement que ne l'indique l'avant-projet. On pourrait toutefois faire ouvrir sur la façade de l'établissement projeté les cabinets de bains établis parallèlement à cette façade, ce qui permettrait d'améliorer le vestibule de ces cabinets et de donner à la façade un caractère en rapport avec la destination de l'édifice » (1).

C'était maintenant au Gouvernement à statuer. Le 16 mai 1870, Plichon, ministre des travaux publics dans le cabinet Ollivier, annonça au préfet de l'Allier qu'il donnait son approbation à l'avant-projet présenté par la Compagnie Fermière et comportant la reconstruction des bains de l'Hôpital « sur son emplacement actuel, entre l'hôpital civil et la propriété Nicolas » (2).

Mais le jour même où le préfet de l'Allier recevait cette commu-nication, c'est-à-dire le 17 mai 1870, le Conseil municipal de Vichy, usant du droit que lui conférait la nouvelle Constitution de l'Empire, soumettait à la Chambre des Députés, sous forme de pétition, « les griefs que la ville qu'il représente a contre la Compagnie Fermière de l'Etablissement thermal de l'Etat ». Entre autres choses, il se plaignait particulièrement « du retard que mettait cette Compagnie à construire le bain de l'Hôpital qui, d'après la loi du 7 mai 1864, devait être construit depuis trois ans et qui n'était pas encore commencé, retard qui éloigne un grand nombre de malades de Vichy par la difficulté qu'ils rencontrent d'y trouver des bains à des heures commodes » (3).

Cette pétition, une des premières et des dernières qui furent adressées au Corps législatif, fit un certain bruit. Elle fut rapportée dans la séance du 9 juillet 1870 par M. de Dalmas. Son rapport donna lieu à une discussion assez vive à laquelle prirent part, outre le rapporteur et les ministres des travaux publics, de l'agriculture et

(1) Archives de l'Allier, X. 870.
(2) *Ibid.*
(3) Délibération du Conseil municipal de Vichy, séance du 17 mai 1870.

du commerce, MM. Magnin, Desmaroux de Gaulmyn, Guyot-Mont-peyroux, députés, et le commissaire du Gouvernement, de Boureuille.

La réponse que fit ce dernier aux conclusions du rapport, qui demandait que « la pétition de la ville de Vichy » fût renvoyée aux ministres compétents, mérite d'être citée en partie.

« L'honorable rapporteur vient de rappeler, disait-il, que le bain de l'Hôpital n'est pas exécuté, et qu'il y a là un péril pour la santé publique.

« Il me permettra de lui faire remarquer, ainsi qu'à la Chambre, que le bain de l'Hôpital existe ; qu'il ne s'agit pas du tout de faire le bain de l'Hôpital qui n'existerait pas, ce bain existe ; il s'agit seule-ment de le déplacer et de le reconstruire dans un autre emplacement. Ce travail n'avait pas été prescrit par la convention de 1853 ; il n'en est pas question le moins du monde dans cette convention.

« Les dépenses qui devaient être faites par la Compagnie avaient été limitées à la somme totale de un million par la convention de 1853 ; cette convention indiquait explicitement un certain nombre de travaux que la Compagnie était tenue d'exécuter, et elle ajoutait qu'à la suite de ces travaux l'administration pourrait en demander d'autres, mais sans pouvoir exiger de la Compagnie une dépense de plus d'un million. Or, l'administration aurait voulu assurément pouvoir faire exécuter par la Compagnie le déplacement du bain de l'Hôpital ; mais la Compagnie a pu justifier qu'au lieu d'un million, elle en avait dépensé deux, et l'administration, tout en le regrettant, a dû renoncer à lui imposer une dépense supplémentaire. Voilà pourquoi, lorsque nous avons fait la convention de 1864, nous avons eu soin de com-prendre, d'une manière explicite, dans cette convention, l'obligation pour la Compagnie de faire le déplacement du bain de l'Hôpital.

« Il est vrai que la Compagnie a laissé passer le délai qui lui avait été fixé pour ce travail ; l'administration n'a cessé de lui rappeler l'obligation qui lui a été imposée à cet égard, et que d'ailleurs elle ne conteste pas ; mais il convient de remarquer que l'opération est complexe et difficile, tant au point de vue des eaux qui doivent alimenter l'Etablissement, qu'au point de vue de la construction elle-même du bâtiment dans lequel les eaux doivent être conduites.

« La Compagnie a donc sollicité de l'administration un délai pour préparer le projet de la reconstruction du bain de l'Hôpital : ce projet est d'ailleurs, depuis le mois de mai ou de juin 1869, dans les mains de l'administration ; il a été soumis immédiatement à l'examen des

ingénieurs et du conseil compétent. De nouvelles études sont nécessaires ; mais je puis assurer à la Chambre que l'administration
pressera autant que possible l'exécution d'un travail dont l'utilité est
incontestable » (1).

La pétition fut, malgré cette défense, renvoyée aux ministres
compétents avec avis favorable.

Quelques jours après cette séance du 9 juillet 1870, la guerre
éclatait ; durant toute la fin de cette année terrible et sous la
Commune, le dossier de la reconstruction de l'établissement des
bains de l'Hôpital dormit dans les cartons du ministère des travaux
publics. Certains esprits allaient même jusqu'à se demander si la
convention du 29 avril 1863, consacrée en partie par la loi du
7 mai 1864, pourrait être exécutée dans ses dispositions générales.
Cette seconde étape n'est pas la moins pénible de l'existence de cet
établissement, car à l'incertitude de l'époque à laquelle on serait en
mesure de l'édifier, venait se joindre l'ignorance des modifications et
des restrictions qu'on pourrait apporter au plan primitif. Un vœu
émis par le Conseil général de l'Allier dans sa session de 1871,
concernant la reconstruction des bains de l'Hôpital, fit sortir le Gouvernement de sa négligence. On chercha alors, dans les bureaux du
ministère des travaux publics et aussi ailleurs, l'avant-projet présenté
par la Compagnie Fermière en 1869, et malgré les recherches les
plus minutieuses, on ne trouva aucune trace de ce travail. Le dossier
tout entier était égaré ; force était donc de préparer de nouveaux plans
et devis et de leur faire suivre la filière habituelle avant de les adopter
et de les exécuter.

A ce moment-là, les rapports entre la Compagnie Fermière et
l'administration étaient loin d'être cordiaux. Denière, président du
Conseil d'administration de la Compagnie Fermière, qui avait succédé
à son beau-frère Callou dans la direction générale de cette Compagnie,
se montrait pointilleux et peu accommodant. Toute sa correspondance
d'alors trahit même un esprit difficile et quelque peu aigri.

Le 29 novembre 1871, il expliquait ainsi au préfet de l'Allier son
point de vue au sujet de la reconstruction des bains de l'Hôpital :
« L'agrandissement des lieux présentement occupés par cet établissement, l'acquisition des terrains nécessaires à cet agrandissement ne
saurait, aux termes de notre cahier des charges, incomber à notre Com-

(1) *Journal officiel*, séance du Corps législatif du 9 juillet 1870.

pagnie. Il appartient à l'Etat de pourvoir, s'il le juge convenable, à cette acquisition, et lorsque les plans et la contenance de ces terrains nous auront été communiqués, nous nous mettrons en mesure de présenter un projet de reconstruction dans les limites des dépenses prévues de 100.000 francs, ainsi que l'explique notre lettre du 19 avril 1865.

« S'il entrait dans les convenances de l'Etat de se charger de l'ensemble de l'opération relative à la réédification des bains de l'Hôpital, la Compagnie serait prête à mettre à sa disposition, contre décharge de ses obligations, la dite somme de 100.000 francs » (1).

On se demande à quel mobile obéissait la Compagnie Fermière en fixant ainsi les dépenses nécessaires à la reconstruction de ces bains de l'Hôpital. Car, dans la convention de 1863, qui fut fortement amendée par le Conseil d'Etat, il n'est même nullement question du chiffre de 100.000 francs dans l'évaluation des travaux mis à sa charge. L'article 12 disait, en effet, primitivement : «Dans le cas où la dépense des travaux dont les projets auront été approuvés par l'administration s'élèverait à plus de 1.340.000 francs, il sera accordé à la Compagnie, pour chaque somme de 50.000 francs dépensée en excédent, une année de plus de jouissance. Réciproquement, dans le cas où les dépenses faites par la Compagnie n'atteindraient pas le chiffre ci-dessus, il lui sera fait pour chaque somme de 50.000 francs dépensée en moins, une diminution d'une année sur la durée du bail. » Cet article 12, qui devint l'article 11 de la convention annexée à la loi du 7 mai 1864, déclarait, au contraire, que la Compagnie Fermière serait sans recours contre l'Etat pour les sommes qui dépasseraient 1.340.000 francs.

D'autre part, le paragraphe 4 de l'article 1er de la même convention spécifiait que « la Compagnie Fermière s'engageait vis-à-vis de l'Etat à reconstruire, sur des plans préalablement approuvés par le ministre, le Bain dit de l'Hôpital », etc. L'obligation de présenter des projets à l'agrément du Gouvernement incombait donc à la Compagnie, et elle devait exécuter les travaux de reconstruction de l'établissement de l'Hôpital à ses frais, et maintenant aucun article de la convention annexée à la loi du 7 mai 1864 ne limitait cet engagement à une somme de 100.000 francs.

Le 21 octobre 1872, le ministre de l'agriculture et du commerce pria le préfet de l'Allier d'inviter la Compagnie Fermière à lui adresser, dans le plus bref délai possible, des plans pour la reconstruction des

(1) Archives de l'Allier, X. 870.

bains de l'Hôpital, parce que ceux qu'elle avait envoyés en 1869 au ministre des travaux publics s'étaient égarés.

Tout donne à supposer qu'il n'en fut rien fait, car le 4 novembre 1873 le ministre de l'agriculture et du commerce écrivait au préfet cette lettre significative : « A la suite de longues discussions, on a proposé de reconstruire l'établissement de l'Hôpital sur place, sauf à l'agrandir en achetant les terrains avoisinants. Le ministre des travaux publics donne son adhésion à ce plan et fait inviter la Compagnie Fermière à fournir des projets, déclarant que la dépense d'acquisition des terrains devait être mise au compte de la Compagnie.

« Celle-ci n'a pas fourni de projets réguliers. Elle se borne à déclarer que la meilleure solution serait de construire de nouvelles salles de bains à la suite de l'établissement n° 2 et de diriger sur ces salles la source Rosalie, sauf à restaurer l'établissement actuel qui serait conservé tel qu'il est.

« Ces propositions sont inadmissibles ; la seule solution possible est donc la reconstruction sur place de l'établissement dans les limites de trente baignoires prévues aux conventions de 1864.

« En conséquence, je vous prie de mettre en demeure la Compagnie de présenter un projet définitif dans le délai d'un mois, sur l'emplacement actuel. »

En prenant cette décision, il est infiniment regrettable que le ministre de l'agriculture et du commerce n'ait tenu aucun compte de l'opinion des ingénieurs des mines, du commissaire du Gouvernement et du médecin-inspecteur, le Dr Dubois, qui demandaient, tous, l'agrandissement de l'emplacement existant par l'acquisition de l'hôtel Notre-Dame. L'économie qu'il réalisa en procédant ainsi est si faible, que sa conduite reste enveloppée de mystère. On prétend qu'il se laissa influencer par de faux bruits répandus avec habileté par des malveillants peu soucieux de la prospérité de Vichy, quoique profitant largement des avantages pécuniaires que cette station leur procurait. On répétait en effet, de tous côtés, que l'acquisition de la propriété du Dr Nicolas entraînerait à des dépenses exagérées, car il en voulait, disait-on, 300.000 francs.

Afin de s'informer de ce qu'il y avait de fondé dans cet on-dit, le médecin-inspecteur Dubois se rendit, le 20 avril 1873, chez son confrère, et après lui avoir fait part du but de sa visite, il reçut la déclaration suivante : « On ne m'a jamais demandé si je voulais vendre mes maisons ; je n'ai donc pas à m'expliquer sur ce point. Bien plus, ayant demandé à M. Sandrier (1) si l'achat de ces maisons entrait dans les plans de reconstruction, il m'a été répondu qu'il n'en était pas question.

« Je suis tout disposé à céder à l'Etat ou à la Compagnie Fermière mes deux maisons. Je les loue 6.000 francs ; j'en demande le capital, 120.000 francs » (2).

A la fin de cette interview qu'il adressait au préfet de l'Allier, Dubois ajoutait avec raison « que si l'on ne prenait pas maintenant le parti d'acheter ces maisons, il faudrait d'ici très peu d'années en venir à cette acquisition ». On ne tint aucun compte de ce sage avis.

Prévenu seulement le 5 novembre 1873, l'architecte de la Compagnie, M. Badger, se mettait résolument à l'œuvre, et le 19 janvier suivant il était en mesure de livrer le travail qui lui avait été réclamé. En faisant parvenir ce projet de reconstruction des bains de l'Hôpital au préfet de l'Allier, Denière ajouta la lettre qui suit :

« Ainsi qu'il résulte du simple examen des plans que nous soumettons, l'édification des constructions et l'installation balnéaire entraîneront notre Compagnie dans une dépense de beaucoup supérieure à celle de 100.000 francs prévue par la convention de 1864. Ce chiffre de 100.000 francs se trouve itérativement reproduit, d'accord avec les termes de la convention, dans la note envoyée par notre Compagnie, sur la demande de M. le Ministre, à la date du 23 août 1864. C'est en présence de ces engagements parfaitement définis sur ce point que nous avons été amenés à offrir à l'administration le versement de la dite somme, pour le cas où elle eût préféré faire exécuter elle-même les travaux.

« Nous ajoutons que nous ne pouvons que protester à nouveau dans les termes les plus exprès contre les attaques imméritées dont notre Compagnie a été l'objet à l'occasion de cette affaire, attaques dont l'administration a cru devoir se faire l'organe. Les hésitations qui ont paralysé la solution ont tenu aux questions d'expropriation que l'Etat a cru devoir spontanément soulever » (3).

Dans toutes les communications que Denière transmettait au préfet de l'Allier — et il n'en était guère avare — il lui servait des douceurs du même goût, ce qui n'était pas fait pour hâter les travaux de reconstruc-

(1) Agent principal de la Compagnie Fermière à Vichy.
(2) Archives de l'Allier, X. 870.
(3) *Ibid.*

tion des bains de l'Hôpital. C'est ainsi que, n'ayant pas reçu les pièces dont il avait besoin, il lui écrivait le 6 août 1874 en ces termes : « Si nous n'étions pas en possession des plans approuvés avant la fin du présent mois d'août, nous ne pourrions procéder à la démolition de l'ancien établissement et à l'édification du gros œuvre des nouveaux bains, qui doit être exécuté avant décembre pour pouvoir être employé sans danger par le public baigneur à la prochaine saison. »

Et il terminait de la sorte : « Nous ne pouvons que protester de nouveau contre les attaques imméritées dont notre Compagnie ne cesse d'être l'objet sans aucune cause, à l'occasion de cette affaire, attaques dont l'administration a cru devoir se faire l'organe. Nous rappellerons que les plans envoyés par nous au mois de mai 1869 sont toujours demeurés sous les yeux de l'administration, prêts à recevoir son approbation ; égarés, ils nous ont été redemandés le 5 novembre 1873 et envoyés à nouveau par nous à la date du 19 janvier 1874. Quels sont donc les retards qui pourraient être justement imputés à notre Compagnie, qui s'est toujours appliquée à apporter la plus grande exactitude dans l'accomplissement des obligations contractées par elle envers l'Etat ? » (1).

Les plans étant revenus approuvés en temps opportun, les démolitions du vieil établissement de bains de l'Hôpital commencèrent dans le courant de septembre. Les travaux marchèrent avec tant de célérité que le 25 novembre 1874 le commissaire du Gouvernement Livet instruisait le préfet de l'Allier « que les murs de fondation étaient élevés jusqu'au sol, que les aqueducs étaient presque entièrement creusés et même en partie recouverts dans la partie centrale » (2). Cinq jours après, l'architecte de l'Etat, Le Faure, faisait une constatation à peu près analogue. Il annonçait, en effet, à l'autorité préfectorale « que les fondations exécutées jusqu'au niveau du sol naturel étaient conformes au devis approuvé par le ministre de l'agriculture et du commerce, à l'exception cependant du sous-sol, qu'on n'avait pu ménager à cause de la nature du terrain dont une grande partie se composait de rocher formé par la concrétion probable des eaux minérales, et aussi à cause du peu de place qu'il restait après avoir établi l'aqueduc pour le service de la vidange des eaux et aussi pour la distribution des eaux douces et minérales » (3).

(1) Archives de l'Allier, X. 870.
(2) *Ibid.*
(3) *Ibid.*

Nous ne voulons pas laisser disparaître totalement le vieil établissement de l'Hôpital sans décrire sa disposition générale, afin que le lecteur soit mieux à même de le comparer avec le nouveau.

Il était desservi par un très court branchement d'aqueduc souterrain, partant de la fontaine de la place Rosalie et qui aboutissait à la chambre des chaudières et des réservoirs. Un autre branchement mettait, à travers le parc, cette fontaine en communication avec le système d'aqueducs et de réservoirs du grand Etablissement.

La prise d'eau minérale avait lieu par une conduite placée dans l'aqueduc aboutissant à 1^{m}76 au-dessus du fond du puits de la source. Cette conduite amenait l'eau dans une bâche souterraine de 2 mètres de profondeur qui occupait une grande partie du sous-sol de la chambre des machines et réservoirs. Cet aqueduc renfermait aussi la conduite d'eau douce froide et la conduite générale d'eau douce chaude.

La chambre des réservoirs contenait : deux réservoirs cylindriques en tôle, où l'on relevait à l'aide de pompes à bras l'eau minérale de la citerne souterraine et qui communiquaient entre eux et avaient 1^{m}50 de diamètre sur 3^{m}75 de haut ; un autre réservoir de même dimension, pour l'eau douce venant de la Jonchère ou du grand Etablissement ; un réservoir à eau douce chaude, chauffée par circulation de vapeur, ayant 2^{m}70 de diamètre et 2^{m}40 de haut ; enfin deux petits réservoirs de douches.

Des conduites de retour partaient de ces réservoirs, distribuant l'eau, soit minérale, soit douce, chaude ou froide, aux cabinets de bains.

La composition de l'établissement consistait en trente-six baignoires, trois douches, dont une en baignoire, cinq cabinets de douches ascendantes et une piscine circulaire pouvant contenir quatorze personnes et ayant 2^{m}90 de diamètre et 1^{m}80 de profondeur (1).

Les murs du nouvel établissement de bains de l'Hôpital étaient à peine sortis du sol que des conflits s'élevaient entre la Compagnie Fermière et les propriétaires voisins. Sur la place Rosalie, entre la propriété de l'Etat et celle du Dr Nicolas, il existait un mur mitoyen vers lequel se trouvait une fosse d'aisances à l'usage des clients de l'hôtel de Notre-Dame. La Compagnie Fermière voulait reconstruire ce mur et obliger M. Nicolas à participer à la dépense, comme aussi

(1) Voir le rapport de l'ingénieur ordinaire des mines du 3 juin 1873 (Archives de l'Allier, X. 870).

à élever un contre-mur, afin que dorénavant il ne se produisît plus d'infiltrations.

M. Nicolas refusa, et le 17 novembre 1874 il développa au commissaire du Gouvernement Livet les motifs de son refus. « Que ce mur soit mitoyen, dit-il, entre l'Etat et moi, je ne le conteste pas ; mais cette mitoyenneté n'entraîne nullement pour moi l'obligation de contribuer aux réparations que l'Etat croit devoir y faire... Que l'Etat qui veut reconstruire le mur emploie dans le voisinage de la fosse les matériaux nécessaires pour le préserver à l'avenir de toutes les infiltrations ou salpétrations, c'est son droit incontestable ; mais son droit s'arrête là ; il ne peut me contraindre à faire un contre-mur qui restreindrait les dimensions de cette fosse de manière à en rendre l'usage à peu près impossible (1). »

Le lendemain, l'architecte Le Faure, qui était chargé par le Gouvernement d'examiner cette affaire, réunissait M. Sandrier et M. Nicolas dans son cabinet, et, après un court entretien, réussissait à les mettre d'accord. La Compagnie Fermière s'étant engagée à reconstruire le mur à ses frais, cette offre fut acceptée et le litige fut définitivement réglé.

Ce différend aplani, il en surgissait un autre avec l'hospice civil. Celui-là prit des proportions démesurées, moins à cause des intérêts en jeu que par suite de l'animosité qui régnait entre la Compagnie Fermière et la Commission administrative hospitalière.

Dans une communication qu'il adressait au préfet de l'Allier, le 1er avril 1875, Denière déclarait « qu'il ne saurait y avoir à s'abuser. L'Etat-propriétaire n'obtiendra aucune transaction de la Commission administrative » (2).

Cette accusation manquait de fondement, car tout le monde savait pertinemment que l'obstacle réel à tout arrangement était la personnalité même du directeur de la Compagnie Fermière.

Les griefs qu'invoquait l'hospice étaient du reste peu sérieux. Nous allons les énumérer : « 1º La Compagnie s'est emparée d'une partie des murs de l'hospice soit en accumulant des terres, soit en y adossant des constructions ; 2º Les murs de l'hospice, principalement dans la partie qui touche la salle des malades, sont imprégnés d'humidité provenant soit des terres accumulées contre eux, soit de l'eau répandue

(1) Archives de l'Allier, X. 870.
(2) *Ibid.*

sur le sol de la cour, soit de la chute de l'égout des toits ; 3° Pour une partie de ses constructions, l'hospice avait l'égout de ses toits sur le terrain de l'Etat. Dans les nouvelles constructions, la Compagnie a détruit la saillie des toits de l'hospice et rejeté l'égout de 1^m50 en arrière ; 4° L'hospice avait des jours sur la propriété de l'Etat qui servaient à éclairer la salle des malades civils. Or, les constructions n'ont pas été élevées à la distance légale de ces jours, et, en outre, obstruent légèrement une des baies ; la cheminée des générateurs à vapeur a été adossée au bâtiment central de l'hospice, sans prendre les précautions prescrites par la loi ; il a été établi contre les bâtiments une machine à vapeur fixe de vingt-cinq chevaux, sans qu'aucune enquête eût été faite (1). »

A ces raisons, plus spécieuses que réelles, la Compagnie Fermière répondait ainsi, douze jours après, par la plume de son architecte, M. Badger :

« Avant de procéder à la reconstruction des bains de l'Hôpital, la Compagnie Fermière en a avisé l'hospice dans la forme et selon l'usage en pareil cas. Dans quel but la Commission administrative formule-t-elle des griefs purement imaginaires, ainsi qu'il est facile de s'en rendre compte en les examinant article par article ?

« 1° L'hospice reproche à la Compagnie de s'être emparée d'une partie de ses murs pour y « adosser des constructions ». C'était inévitable. Mais la Compagnie n'a jamais refusé et ne refuse pas de payer la valeur de ces parties de murs aussitôt que le compte sera présenté ;

« 2° Les murs de l'hospice sont imprégnés d'humidité. Comme tous les murs au niveau du sol, mais non par suite des travaux des bains, attendu que, sur la demande de l'hospice, la Compagnie a construit une galerie ou isolement en maçonnerie pour empêcher les terres de toucher au mur ;

« 3° Rien n'a été changé aux égouts des toits qui déversaient leurs eaux sur le terrain de l'Etat, excepté dans la petite partie où les bâtiments des bains sont plus élevés que ceux de l'hospice. Le dommage, de ce chef, se règle par les droits de surchage ;

« 4° Afin de respecter en entier les jours de l'hospice et de main-

(1) Pétition adressée, le 6 janvier 1876, aux ministres de l'intérieur, du commerce et des travaux publics par la Commission administrative des hospices de Vichy. (Archives de l'Allier, X. 870.)

tenir les nouvelles constructions à la distance de celles démolies, la Compagnie a modifié, en cours d'exécution, les plans primitivement approuvés ;

« 5° La cheminée du générateur à vapeur est isolée du bâtiment de l'hospice par un contre-mur en brique ;

« 6° Il n'est pas exact que la machine à vapeur ait été établie contre les bâtiments de l'hospice. Elle en est au contraire très éloignée et tout à fait indépendante (1). »

M. Badger se montra trop accommodant dans cette affaire, car il eût pu réclamer des compensations sur certains points en retour des concessions qu'il faisait sur d'autres. C'est ainsi qu'à l'article 4 on lit avec étonnement que, pour respecter les jours de l'hôpital, il avait modifié ses plans. Point n'était besoin de recourir à ces changements, attendu que les jours de souffrance, qui donnaient au rez-de-chaussée sur la cour des bains de l'Hôpital, n'étaient pas à la hauteur légale du sol (2).

En même temps que la Commission administrative pétitionnait auprès des pouvoirs publics soi-disant pour se faire rendre justice, elle introduisait une instance auprès du tribunal civil afin d'obtenir des dommages-intérêts. Une expertise fut ordonnée, et ce fut M. Martin (du Mans), architecte à Vichy, qui fut chargé d'examiner les revendications de l'hospice. Dans son rapport, enregistré le 6 novembre 1876, il conclut ainsi :

« 1° Les causes des infiltrations survenues au mur séparatif entre l'hospice civil et les bains de l'Hôpital ne peuvent provenir ni de la machine à vapeur, ni des réservoirs d'eau minérale de la Compagnie qui ont été établis de la façon la plus soignée et la plus correcte selon les règles de l'art et les ordonnances ministérielles en la matière.

« En effet, les contre-murs sont fort épais. Des espaces d'isolement ont été réservés et les réservoirs sont au moins à 0m80 du contre-mur qui les isolerait au besoin du mur séparatif appartenant à l'hospice ;

« 2° Les altérations subies par le mur ne comportent absolument aucun remède, par la raison bien simple qu'un mur salpêtré ne peut être privé de son salpêtre que par la démolition et qu'aucun enduit, ciment ou autres hydrofuges, ne pourra jamais en venir à bout ;

(1) Réponse à cette pétition par Badger, architecte à Paris, le 18 janvier 1876. (Archives de l'Allier, X. 870.)
(2) Archives de l'Allier, X. 870.

« 3° Les moyens employés, par l'hospice d'un côté et par la Compagnie Fermière de l'autre, n'ont eu que le tort de venir un peu tard, et cependant nous avons remarqué les précautions extraordinaires prises par la Compagnie pour éviter de nuire au mur de l'hospice ;

« 4° On ne peut attribuer la cause du mal aux fuites invisibles des réservoirs trop éloignés du reste pour traverser une longueur de 50 à 60 mètres à travers un mur épais sans que la moindre humidité apparaisse au dehors (1). »

Ce rapport, dont nous n'avons donné qu'un extrait, était la condamnation même des prétentions de la Commission administrative de l'hospice. Pendant que s'élevaient toutes ces contestations, Dubois protestait à son tour, dans l'intérêt des malades, contre certaines lacunes du projet ; et, le 9 mars 1875, il appelait l'attention du préfet sur les deux points suivants : « 1° Jusqu'à présent nous n'avons pas un seul cabinet de bains qui puisse être chauffé pendant l'hiver... Puisque la Compagnie Fermière annonce dans ses prospectus que l'Etablissement est ouvert toute l'année, elle doit être tenue de mettre le malade à l'abri de tout danger. Je demande donc qu'il y ait cinq ou six cabinets chauffés ; 2° Les douches, qui n'ont été longtemps qu'un moyen accessoire de traitement, tendent de plus en plus à prendre une importance égale à celles des bains.

« Le système de douches installé à nos deux Etablissements est on ne peut plus défectueux... Puisqu'elles vont être établies aux bains de l'Hôpital, ne peut-on pas exiger qu'elles soient placées dans de bonnes conditions et selon les principes de l'art le plus vulgaire ? » (2)

La demande de Dubois était si raisonnable qu'on promit formellement d'y faire droit, ainsi qu'il ressort d'une lettre adressée, le 17 mars 1875, par Le Faure au préfet de l'Allier et dans laquelle on lit le passage suivant : « Les observations de M. le Dr Dubois me paraissent être très justes, et rien ne s'oppose dans la disposition des constructions à l'exécution de ces améliorations ; et je partage son avis (3). »

Malgré les plaintes de la population sédentaire de Vichy et les réclamations réitérées des autorités, les nouveaux bains de l'Hôpital ne purent être livrés au public au commencement de la saison thermale.

(1) Archives de l'Allier, X. 870.
(2) *Ibid.*
(3) *Ibid.*

On crut même un moment que l'été se passerait entièrement sans que les malades pussent en profiter.

Cependant, sur les insistances journalières du commissaire du Gouvernement et du préfet, la Compagnie se décida à les ouvrir le 1ᵉʳ août 1875 et, la veille de la fête de l'Assomption, Le Faure venait procéder à la vérification des travaux et en signaler les imperfections et les malfaçons.

Son rapport fut cruel pour les entrepreneurs. Il déclarait, en effet, que le carrelage avait été mal posé, les plâtres mal faits, la sculpture pas faite, que la porte d'entrée en menuiserie, sur la place Rosalie, était d'un mauvais effet, etc., etc. (1).

A tous ces reproches, Dubois venait en ajouter un autre, le 18 septembre suivant : « Au vieil établissement de l'Hôpital, il n'y avait que deux cabinets de 1ʳᵉ classe. Aujourd'hui, la Compagnie en veut vingt-deux, dépassant ainsi de six le nombre des cabinets réglementaires au détriment des bains de 2ᵉ classe (2). »

Le 1ᵉʳ août 1875 marque la seconde étape de l'existence de l'établissement de l'Hôpital. Il devait être bâti au bout de trois ans ; on en avait mis plus de onze pour atteindre ce résultat. Durant cette longue période qui se passa, la plupart du temps, en tâtonnements et en discussions stériles autant qu'irritantes, les bains de l'Assistance publique, ainsi que ceux réservés aux autres catégories de la gratuité, continuaient à être donnés dans les cabinets réservés à la troisième classe, conformément à l'article 7 du cahier des charges annexé à la loi du 10 juin 1853.

Pendant que les ouvriers démolissaient le vieil édifice balnéaire, construit sous la Restauration et restauré et agrandi sous la Monarchie de juillet, le ministre de l'agriculture et du commerce invitait — le 17 novembre 1874 — la Compagnie Fermière à s'occuper du bain des indigents et à lui fournir les plans de ce service. Une dizaine de jours après cette communication, Denière lui répondit sèchement : « Quant à la question du service des indigents, nous n'avons aucune proposition à formuler, notre Compagnie n'étant à cet égard engagée à aucune dépense de construction. Lorsque nous aurons achevé la reconstruction des bains de l'Hôpital et fait procéder aux aménagements de la place Rosalie, nous aurons accompli la totalité des engagements nous incombant.

(1) Archives de l'Allier, X. 870.
(2) *Ibid.*

« D'après les termes de la convention, l'article 4 édictait que, dès la reconstruction des bains faite, le service des indigents serait installé dans l'*Etablissement actuel de l'Hôpital*. Or, l'administration ayant décidé que ce bâtiment serait reconstruit sur l'emplacement qu'il occupait anciennement, cette clause devient sans application possible » (1).

La guerre était déclarée. Pourtant, avant d'engager les hostilités, le ministre de l'agriculture et du commerce voulut s'entourer de toutes les garanties possibles en consultant les gens compétents qu'il avait à sa disposition. Saisi du différend qui venait d'éclater entre l'Etat et la Compagnie Fermière, le Comité consultatif d'hygiène publique de France s'expliquait ainsi, le 20 octobre 1875 : « Il convient, avant tout, de préciser les obligations imposées à la Compagnie par la Convention supplémentaire de 1864. Ces obligations qui se lient entre elles sont au nombre de trois :

« 1° Réserve d'un terrain dans la partie de l'ancien Parc, bordée « d'un côté par la rue Rouher, de l'autre par la grande allée ; « 2° Construction sur ce terrain d'un bâtiment affecté aux bains de « l'Hôpital ; 3° Installation du bain des indigents, dans l'ancien bain « de l'Hôpital, après la construction du nouveau bain du même nom « sur le terrain réservé. »

« La Compagnie a rempli l'une de ses obligations en reconstruisant le bain de l'Hôpital ; elle doit encore l'équivalent du terrain réservé à l'extrémité du Parc et l'installation du service des indigents.

« Il est vrai que le service réservé à l'extrémité du Parc a reçu, avec l'assentiment du Gouvernement, une affectation autre que celle qui était prévue dans la convention, mais ce changement d'affectation ne saurait avoir pour résultat, comme le prétend la Compagnie, de la dégager de l'obligation qui lui est imposée par la convention de 1864, de fournir un terrain et d'y installer le bain des indigents... »

A toutes ces observations qui paraissent fort justes *a priori*, Denière répondit : « ... Nous ferons également observer qu'en prenant la décision qui concerne les bains de l'Hôpital, décision qui nous a été notifiée par dépêche du 30 avril 1874, M. le Ministre n'a présenté aucune réserve au sujet du service des indigents ; car, dans ce cas, nous eussions présenté les observations faites par nous, lorsqu'à la date du 24 novembre suivant (2), l'administration nous a demandé de

(1) Archives de l'Allier, X. 306
(2) La lettre ministérielle est du 17 novembre, mais elle ne fut notifiée que le 24.

fournir les plans de ce service par l'intermédiaire du commissaire du Gouvernement. »

Sept jours après ces préliminaires de conflit (1), le prétet de l'Allier, de Nervo, mettait la Compagnie Fermière en demeure de fournir des plans dans le délai d'un mois pour l'installation définitive du service des indigents. En présence d'une injonction aussi formelle, elle se retrancha dans un silence significatif. Aussi, le 3 avril 1876, le Conseil de Préfecture était-il saisi de la requête du préfet tendant à obtenir que cette Société, qui n'avait pas satisfait à la mise en demeure à elle signifiée, fût condamnée à remplir les obligations qui lui étaient imposées.

Après plusieurs remises successives, provenant soit d'un sursis réclamé par l'avocat de la Compagnie défenderesse, soit de mutations dans le personnel du Conseil de Préfecture, cette cause ne put être jugée que le 23 mars 1877. L'Etat obtint complètement satisfaction, ainsi qu'on va le voir par le jugement suivant dont nous donnons le sens :

« Vu l'arrêté préfectoral du 27 octobre 1875 ;

« Vu la requête du 3 février 1876 formée par le préfet de l'Allier ;

« La Compagnie Fermière ayant été entendue dans ses explications, desquelles il ressort : 1° que l'article 7 de la convention de 1853 n'édicte aucune obligation pour elle ; 2° que les engagements prévus par la convention de 1864 ne mettaient à sa charge qu'une dépense de *construction,* celle des bains du nouvel hôpital, et qu'une autre dépense d'installation, celle des bains des indigents ; que dès lors elle ne saurait être tenue aujourd'hui à acquérir un terrain et à y bâtir ; 3° qu'elle ne se refuse pas à exécuter l'obligation édictée par l'article 4, mais à condition que l'Etat lui fournira le local nécessaire pour installer le service des indigents...

« Arrête : la Compagnie Fermière aura à produire dans un délai d'un mois, à partir de la notification du présent arrêté, les plans d'un bâtiment convenable pour l'installation définitive du service des indigents... »

Aussitôt que cette décision fut connue, le ministre de l'agriculture et du commerce invita la Compagnie Fermière à en remplir les conditions essentielles (2). Mais sa communication arriva trop tard, car depuis plusieurs jours déjà cette Société avait introduit au Conseil d'Etat

(1) 27 octobre 1875. Voir Archives de l'Allier, X. 306.
(2) 30 avril 1877.

une demande en recours contre l'arrêté du Conseil de Préfecture (1). Désormais, il n'y avait plus qu'à attendre son verdict.

Plus d'une année s'écoula sans qu'on sût ce qu'était devenu ce pourvoi. Impatienté, le préfet écrivit au ministre de l'agriculture et du commerce d'engager le Conseil d'Etat à rendre au plus vite son arrêt, « car il était important que la Compagnie fût obligée d'exécuter le plus tôt possible le bain des indigents » (2). C'était trop préjuger la solution. Le 12 novembre 1878, le ministre répondit qu'il avait insisté auprès du président du contentieux « pour qu'il provoquât une décision aussi prompte que possible ». En somme, devant les tribunaux administratifs, la discussion tout entière roulait sur les verbes « construire » et « installer ». L'Etat voulait que la Compagnie construisît à ses frais le bain des indigents, tandis que la Compagnie ne voulait que l'installer. Ce fut cette dernière interprétation qui fut admise. En effet, le 27 décembre 1878, le Conseil d'Etat annulait l'arrêté du Conseil de Préfecture du 23 mars 1877.

Nous ne retiendrons qu'un seul considérant de cet arrêt, parce qu'il suffit à expliquer et à juger la cause tout entière : « Attendu que, par décision impériale notifiée à la Compagnie par lettre ministérielle du 5 septembre 1863, il a été décidé d'une part que la partie libre de l'ancien Parc, longeant la rue Rouher, serait affectée à l'établissement de boutiques et de chalets, et d'autre part que le bain de l'Hôpital serait reconstruit sur son emplacement actuel ; qu'en exécution de cette décision, la partie de l'ancien Parc destinée primitivement à la reconstruction du bain de l'Hôpital a reçu une nouvelle destination, et que la Compagnie a fait reconstruire le bain de l'Hôpital sur son emplacement actuel ; que par suite de ces modifications apportées à la convention, l'installation du service des indigents n'était plus possible dans les anciens bâtiments du bain de l'Hôpital, mais que ni la convention, ni la décision impériale acceptée par la Compagnie n'obligeaient celle-ci à fournir un terrain et à construire un bâtiment pour le service des indigents, qu'elle devait seulement installer, ainsi que le rappelait la lettre ministérielle, dans un local fourni par l'administration ; que sa position de fermière ne permet pas de lui imposer des acquisitions de terrain et des constructions en dehors de ce qui est formellement stipulé sur ce point dans son contrat » (3).

(1) 13 avril 1877.
(2) 23 octobre 1878.
(3) Archives de l'Allier, X. 306.

Ce dénouement fut fort heureux, et pour la source de l'Hôpital et pour les pauvres eux-mêmes. Car, en laissant subsister le provisoire créé par la loi du 10 juin 1853, les indigents purent continuer à prendre, à l'Etablissement de 2º classe, des bains d'eau minérale et non pas d'eau douce, ce qui se serait infailliblement produit si une construction spéciale avait été faite pour eux seuls aux abords de l'Hôpital et si cette source avait été obligée d'approvisionner leurs baignoires uniquement à son bassin. *Les Bains de l'Hôpital.*

Pendant que se vidait ce litige, il survenait une autre cause de conflit, qui aurait pu entraîner les plus grosses conséquences si l'autorité administrative n'avait pas conservé tout son sang-froid.

Par suite de la convention du 29 avril 1863, un aqueduc devait relier les bains de l'Hôpital aux réservoirs généraux de l'Etablissement thermal et être construit aux frais de la Compagnie concessionnaire. Il portait le nº 4 sur le projet d'ensemble approuvé le 21 octobre suivant par le Gouvernement. Dès que la Compagnie Fermière eut connaissance du programme qui avait été arrêté dans les bureaux du ministère et de son mode d'exécution, elle fit dresser les plans et devis de cet aqueduc et les soumit à l'approbation de l'autorité supérieure en janvier 1864. Mais avant de les approuver, le ministre voulut connaître l'avis des hommes de l'art et des commissions extraparlementaires qui formaient son conseil ordinaire.

Les ingénieurs des mines déclarèrent catégoriquement que les ouvrages annoncés étant absolument extérieurs et superficiels, n'intéressaient ni la conservation des sources ni leur mode actuel d'aménagement, et qu'ils n'avaient par conséquent à faire aucune objection en ce qui concernait leur service.

Quant à l'ingénieur chargé du contrôle des travaux de Vichy, il proposait d'approuver le projet sous la réserve que l'épaisseur de 0ᵐ35 donnée aux pieds-droits des aqueducs serait portée à 0ᵐ50 au moins.

De son côté, la Commission des Eaux minérales présentait les remarques suivantes :

1º L'aqueduc n'aura pas moins de 500 mètres de développement et il devra être traversé sur ce long parcours par les eaux qui viennent des parties élevées de Vichy et se dirigent vers l'Allier ;

2º Le débouché linéaire de l'aqueduc a été limité à un mètre, bien qu'il fasse suite à un autre aqueduc sensiblement plus large. Il est désirable que la largeur de la partie comprise entre l'ancien Etablissement et le Casino soit portée à 1^m20 ;

3° Il serait imprudent de ne donner que 0^m35 d'épaisseur aux pieds-droits. Cette épaisseur doit être portée à 0^m50 au moins, dans une importante partie de la hauteur ;

4° Vu l'incertitude où l'on se trouve, en ce qui touche l'emplacement du nouvel établissement de l'Hôpital, il est nécessaire que les aqueducs à construire s'arrêtent à la rue Rouher.

Sous toutes ces réserves, le projet fut adopté par le ministre compétent.

Les fermiers de l'Etat n'avaient pas attendu cette approbation pour construire ce vaste aqueduc central. Les travaux marchèrent même avec tant de célérité qu'en moins d'une année on put arriver jusqu'à la hauteur de la chapelle de l'Hôpital. L'ingénieur des ponts et chaussées de l'Allier, Radoult de Lafosse, avait beau adresser rapport sur rapport, pour les faire cesser, les fermiers de l'Etat continuaient quand même, et ne s'arrêtèrent définitivement qu'une fois parvenus au but qu'ils s'étaient promis, sans s'inquiéter s'ils devaient ou non parcourir la rue Rouher dans toute son étendue.

On ne peut pas dire que les tronçons successifs d'aqueduc que la Compagnie venait d'établir fussent mal compris ou défectueux dans leur ensemble. Ce serait montrer de la partialité, car celui qui reliait le Casino à la chapelle de l'Hôpital ne laissait rien à désirer au point de vue architectural. Cependant Radoult de Lafosse proposait, avec raison, d'en ajourner l'acceptation jusqu'au moment où l'administration aurait choisi définitivement l'emplacement du nouvel établissement des bains de l'Hôpital.

Quant au tronçon qui était compris entre l'Etablissement thermal et le Casino, il n'avait qu'un mètre de débouché linéaire au lieu d'un mètre vingt centimètres prévu par la Commission des Eaux thermales. Toujours sage, Radoult de Lafosse estimait qu'il ne devait pas être approuvé avant que l'expérience eût mis en lumière les inconvénients qu'il pouvait offrir (1).

Par ordre du ministre de l'agriculture, du commerce et des travaux publics, le préfet de l'Allier signala aux fermiers de l'Etat les lacunes que présentait l'aqueduc qu'ils avaient fait construire sans autorisation et les obstacles qui s'opposaient à son acceptation. Le

(1) Archives de l'Allier, X. 151.

directeur de la Compagnie Fermière était alors Arthur Callou, homme aux idées larges, violent et emporté à l'excès, fort intelligent quoique sans grande instruction première. Beau joueur en affaires, il ne comptait jamais ni avec sa bourse ni avec celle de la Compagnie qu'il dirigeait depuis la mort de son père. Absolument sans gêne vis-à-vis du public comme aussi de l'autorité supérieure, il aimait à mener les choses rapidement, moins dans l'intérêt de ses actionnaires dont il se souciait médiocrement que dans celui de Vichy qu'il considérait comme sa patrie d'adoption. *Les Bains de l'Hôpital.*

Aux deux objections qu'avait formulées le préfet au nom du ministre de l'agriculture, du commerce et des travaux publics, il répondit, le 28 mars 1865, en ces termes : « Son Excellence pense qu'il convient d'attendre que l'expérience ait démontré si le débouché de cet aqueduc est suffisant. L'hiver pluvieux que nous venons de traverser a prouvé l'absence des inconvénients qu'avait redoutés la Commission des Etablissements thermaux, et il y aurait peut-être lieu de passer outre.

« Quant au prolongement de l'aqueduc dans l'avenue Rouher, il reste entendu que, s'il devient inutile par suite d'un changement de direction, la Compagnie ne pourra en comprendre le montant dans le chiffre de ses dépenses. »

En résumé, Callou demandait qu'on passât, à ses frais, l'éponge sur ses fautes. En présence du fait accompli, l'administration supérieure ne crut mieux faire que de déférer à un désir si nettement exprimé.

Il était dit que ce malheureux aqueduc central, qui devait relier l'Etablissement thermal à celui de l'Hôpital, n'atteindrait jamais son point terminus sans donner lieu à des irrégularités regrettables. En 1864, un tronçon d'aqueduc de 57 mètres de longueur fut construit entre le Casino et la chapelle de l'Hospice. Il ne restait donc plus, en 1874, qu'à établir la partie comprise entre ce dernier point et les bains mêmes de l'Hôpital.

Denière était à cette époque président du Conseil d'administration de la Compagnie Fermière et maître absolu dans cette Compagnie. Imitant l'exemple de son prédécesseur, et assuré de l'impunité de ses actes, par suite des nombreux appuis qu'il comptait alors dans le monde politique, il fit attaquer le dernier tronçon de l'aqueduc le 29 novembre 1874, sans en avoir reçu l'autorisation de la préfecture. Ses agents en modifièrent d'abord le tracé, puis ils pratiquèrent des sondages en maints endroits, et mirent à découvert jusqu'à fleur du sol un banc de rocher sur toute la longueur de son parcours. En présence de cet obstacle imprévu, ils firent jouer la mine sans s'inquiéter si les griffons de la source de l'Hôpital seraient ou non compromis (1).

A plusieurs reprises, le préfet fit des observations à Denière sur l'incorrection de sa manière d'agir. Celui-ci lui répondit, le 17 décembre 1874, « que l'Administration ayant décidé que les bains de l'Hôpital seraient reconstruits sur place, il importait que l'achèvement de l'aqueduc eût lieu simultanément avec l'édification du nouvel Etablissement dont les travaux marchaient aussi activement que possible ». Après ces courtes explications, Denière doubla ses équipes au lieu de les congédier, de telle sorte que les 58 mètres de conduit, qui séparaient la chapelle de l'établissement de l'Hôpital, purent être terminés le 8 janvier 1875.

Parmi les travaux prévus par la convention de 1864, il n'avait pas été question d'installer l'hydrothérapie aux bains de l'Hôpital, parce qu'à cette époque la douche froide était à peine connue, et qu'on était en droit de se demander si elle produirait réellement les merveilleux effets escomptés par le corps médical tout entier et tant attendus par les incurables de tout pays, de tout âge et de tout sexe. Se croyant fondée à introduire dans les bâtiments thermaux appartenant à l'Etat toutes les modifications intérieures et installations nouvelles qu'elle jugerait convenables et avantageuses, sans avoir besoin de recourir à l'autorisation administrative, la Compagnie Fermière avait procédé en 1877 à l'aménagement d'une douche froide avec trois vestiaires, dans un petit local inutilisé jusqu'alors. Ce fut dans la partie de l'établissement réservée aux hommes qu'elle effectua cette création qui souleva à l'époque des critiques assez vives quoique justes, car vu le nombre restreint des déshabilloirs, il arriva parfois, aux heures du traitement, un mélange des sexes qu'on interpréta malicieusement.

En même temps, on appropriait dans la cour du bâtiment des bains de l'Hôpital un local pour l'embouteillage de l'eau de cette source. C'était une idée heureuse, car il vaut infiniment mieux que l'eau minérale soit mise en bouteilles près de la source, que de l'être à distance. A vrai dire, la Compagnie ne se proposait d'utiliser ce local que durant la saison thermale afin, prétendait-elle, que la mise en bouteilles fût pratiquée dans des conditions irréprochables de limpidité, qu'on ne pouvait obtenir si l'embouteillage était fait en été aux Capucins. Malgré cette restriction, c'était une amélioration qui avait sa valeur.

(1) Rapport de l'ingénieur en chef des ponts et chaussées Montaut, X. 151.

Aussitôt que le préfet de l'Allier connut d'une façon positive l'installation de cette douche froide et de cette salle d'embouteillage à l'Etablissement balnéaire de l'Hôpital, il informa le ministre de l'agriculture et du commerce de ce qui se passait à Vichy et lui demanda quelles mesures il avait à prendre en présence de ce fait accompli. Jusqu'à présent, écrivait-il le 10 août 1878, « la Compagnie Fermière s'est conformée aux instructions ministérielles et, notamment, à la circulaire du 15 novembre 1853, interdisant de faire aucune démolition, aucun changement, sans en avoir reçu l'autorisation, et a toujours demandé l'avis de l'administration, lorsqu'elle a voulu exécuter des travaux devant apporter des changements à la propriété de l'Etat ; aujourd'hui, elle refuse d'observer cette règle contre laquelle elle n'avait jamais réclamé ».

Les Bains de l'Hôpital.

Pour motiver son refus, la Compagnie alléguait que, comme il ne s'agissait pas de travaux prévus par les conventions qu'elle avait conclues avec l'Etat, elle n'avait pas besoin d'une approbation préalable de l'administration, et « qu'elle était en droit de jouir des lieux dans les termes du droit commun ». Le préfet se serait rangé volontiers à cet avis, s'il se fût agi d'un immeuble ordinaire, mais cette prétention était inadmissible pour un établissement thermal sur qui l'administration possédait, dans l'intérêt de la santé publique, un droit absolu de surveillance et de contrôle.

Le préfet avait vu sous son vrai jour cette question contentieuse, aussi le ministre de l'agriculture et du commerce partagea-t-il sans hésiter son opinion et l'invita-t-il, le 9 novembre 1878, à mettre la Compagnie Fermière en demeure de se pourvoir en autorisation. Si elle refusait de se conformer à cette décision, il ne fallait pas hésiter, ajoutait-il, à porter l'affaire devant le Conseil de Préfecture. L'administration préfectorale n'eut pas besoin de recourir à ces rigueurs. Dès que la Compagnie Fermière eut reçu la notification de l'injonction ministérielle, elle se pourvut en autorisation. On la lui accorda sans la moindre difficulté, car, en principe, le préfet ne s'opposait pas à la création de cette douche froide et à l'installation de cette salle d'embouteillage, mais il ne pouvait, avec raison, admettre que la Compagnie voulût s'affranchir du contrôle de l'Etat dans une affaire qui l'intéressait tout particulièrement en sa qualité de propriétaire (1).

Jusqu'en 1894, on pratiqua aux bains de l'Hôpital les lavages

(1) Archives de l'Allier, X. 158.

d'estomac dans un sous-sol humide, privé d'air et de lumière. On avait, en effet, affecté à ce service un cabinet de bains inutilisé et presqu'inutilisable, par suite de la difficulté qu'on éprouvait à y pénétrer et de l'obscurité qui y régnait. On se fût cru dans un tombeau entr'ouvert éclairé par la lumière du crépuscule. La Compagnie Fermière, pensant à juste titre que la construction, dans la cour des bains de l'Hôpital, d'un petit pavillon pour les lavages d'estomac serait fort utile aux malades, sollicita, de l'administration, l'autorisation, de commencer les travaux. Elle fut accordée sur le champ, et avec d'autant plus d'empressement que ce petit bâtiment pouvait être considéré comme provisoire en attendant l'utilisation des terrains de l'ancien hospice qui pouvait amener une transformation complète dans cette partie des bains de Vichy.

Lors du renouvellement du bail de la Compagnie Fermière en 1897, ces terrains reçurent, en effet, une affectation nouvelle, mais ce fut à un autre usage que le service balnéaire et hydrothérapique qu'ils furent employés (1).

Maintenant que nous avons exposé en détail les différentes phases qu'a traversées l'établissement des bains de l'Hôpital, depuis sa création, en 1818, nous allons procéder à un examen d'ensemble de cette construction, décrire sa distribution intérieure et passer en revue les nombreux agents thermaux dont elle dispose.

Ce bâtiment n'est pas complètement isolé, ainsi que la plupart de ses similaires. Sa forme est si irrégulière qu'il est difficile de la définir géométriquement. Il n'a qu'une seule façade qui est située sur la place Rosalie, à quelques mètres de la source de l'Hôpital. A l'Est, il touche à l'hôtel Fénelon et de Normandie ; au Nord et à l'Ouest, il est contigu à des magasins et boutiques bâtis sur le prolongement du vieux Parc.

L'aspect de cet établissement n'a rien de monumental, il est plutôt modeste et triste. La porte d'entrée est placée au centre de la façade ; en pénétrant à l'intérieur, on trouve d'abord à droite et à gauche un petit bureau réservé, l'un au service de la caisse, l'autre à celui du contrôle, puis au milieu un hall où prennent naissance quatre galeries. Deux d'entre elles sont parallèles à la façade et font partie des ailes droite et gauche du bâtiment. Les deux autres, perpendiculaires aux précédentes, sont constituées d'un côté par une construc-

(1) Archives de l'Allier, X. 241.

tion ordinaire et de l'autre par des cloisons vitrées à mi-hauteur. Elles desservent toutes les deux le corps même ou portion centrale du bâtiment dont elles font partie, et ont vue sur deux cours fort exiguës et ayant la forme d'un quadrilatère.

Les Bains de l'Hôpital.

Les deux ailes de l'établissement thermal de l'Hôpital sont affectées exclusivement aux bains de 1re classe. Celle de droite est réservée aux femmes et celle de gauche aux hommes. L'une et l'autre comptent douze cabinets de bains, sept en façade ayant vue sur une des extrémités de la place Rosalie, et cinq s'éclairant par la cour intérieure dont nous avons parlé. Toutes ces cabines ont leur porte d'entrée dans la galerie parallèle et présentent les dimensions ci-après : 2^{m}30 de long, sur 2^{m}15 de large et 4 mètres de haut. Leur soubassement jusqu'à hauteur de cimaise est revêtu de faïences de couleur et à dessins. Le parquet est en chêne ciré, avec un petit tapis à côté de la baignoire qui est en cuivre étamé.

Le corps du bâtiment thermal ou portion centrale comprend les cabinets de bains de 2e classe, au nombre de huit, quatre pour chaque sexe. Ceux du côté des femmes sont situés à droite de la porte d'entrée, et ceux du côté des hommes à gauche ; les uns et les autres s'ouvrent sur la galerie perpendiculaire correspondante. Leur aménagement est à peu près le même que celui des cabinets de 1re classe ; cependant, pour quelques-uns, un carrelage en Maubeuge remplace le parquet. Ils sont séparés par une cloison longitudinale interceptée dans la première portion de son trajet par une lingerie et un chauffoir s'ouvrant sur les deux galeries perpendiculaires et mesurant 5^{m}30 de longueur et 3^{m}85 de largeur.

Du côté des femmes, on trouve, faisant suite aux cabinets de bains affectés au service de 2e classe et dans le prolongement de la galerie vitrée perpendiculaire, une salle de douches ascendantes, spécialement disposée et aménagée pour le traitement dans la position assise ou couchée et dont la superficie est de 3^{m}30 sur 2^{m}50 avec plafond vitré de 2^{m}80 de hauteur. On remarque en face une salle contenant un bain d'air chaud qui est en communication directe avec la salle de douches qui lui est contiguë.

Après elle, on aperçoit une cabine agencée pour la douche sous-marine en baignoire. Enfin, quatre vestiaires de 1^{m}80 sur 1^{m}25 complètent l'organisation sur ce point.

En retour, on remarque sur la petite cour intérieure de ce côté une cabine réservée aux bains sulfureux et un peu plus loin un water-closet.

Le service chez les hommes est distribué de la façon suivante : Aux quatre cabinets de bains, dont le dernier est aménagé spécialement pour la douche sous-marine en baignoire, font suite une douche rectale établie sur le même modèle que celle des femmes, et quatre vestiaires qui terminent la galerie perpendiculaire de gauche.

En face de la douche rectale se trouve une salle assez spacieuse, spécialement consacrée aux lavages d'estomac. Un water-closet lui fait immédiatement suite.

La salle de douches des hommes diffère de celle des femmes en ce sens qu'elle est installée dans un petit bâtiment séparé du principal par une cour. On y accède par une galerie latérale vitrée et couverte. Un couloir un peu obscur dessert les divers locaux de ce bâtiment qui consistent en : 1° une salle pour bain d'air chaud en caisse n'offrant rien de particulier, — les dimensions de cette pièce, 4^m50 sur 2^m80, permettent de s'y mouvoir et de s'y déshabiller aisément ; 2° deux vestiaires de 2^m20 sur 1^m05 ; 3° la salle de douches proprement dite avec ses trois robinets ; 4° enfin deux autres vestiaires ayant approximativement les mêmes dimensions que les précédents.

Cette salle de douches, ainsi que celle assurant le service dans la section des femmes, reçoit à la fermeture des autres établissements, c'est-à-dire à la reprise du service d'hiver, les appareils nécessaires pour appliquer les massages sous l'eau.

Citons pour mémoire cinq cabines de bains et une salle de douches avec vestiaires, situées dans le sous-sol (côté des hommes) et en façade sur la place Rosalie. A cause du manque d'éclairage, ces locaux ont été abandonnés peu à peu par les malades et ne servent actuellement que de débarras.

Jusqu'en 1857, l'établissement des bains de l'Hôpital fut exclusivement alimenté en eaux douces par les sources de la Jonchère, appartenant à l'Etat. Depuis cette date, ces sources lui fournissent encore une grande partie des eaux douces dont il a besoin. Il en reçoit néanmoins un complément de l'Etablissement de 1re classe, c'est-à-dire de l'eau de l'Allier que celui-ci collecte dans son puisard par le conduit de la rue Lucas.

L'établissement des bains de l'Hôpital a subi des vicissitudes nombreuses ces dernières années au point de vue de sa destination.

De tout temps il avait ouvert ses portes le 15 mai et il les fermait le *Les Bains de* 30 septembre, à la fin de la saison estivale. En 1906, cette coutume *l'Hôpital.* fut changée ; la Compagnie Fermière le ferma l'été et l'ouvrit au contraire l'hiver. Cette perturbation ayant provoqué en 1907 des protestations légitimes, il fut rappelé à l'activité le 1er juillet de cette année-là, et actuellement il semble condamné à faire successivement les services d'été et d'hiver, sauf pendant les périodes nécessaires aux réparations intérieures et au nettoyage des appareils balnéaires et hydrothérapiques.

Les opérations thermales qui se pratiquent dans ce modeste établissement sont les plus sûres de la station de Vichy pour plusieurs motifs, dont voici les principaux. L'eau minérale que l'on y emploie est fournie par une seule source naturelle, invariable dans sa composition chimique et dont la température se rapproche sensiblement de celle du corps. A cause de ces avantages divers et de son homogénéité, le bain minéral est facilement toléré par les personnes nerveuses, affaiblies ou âgées, et les douches spéciales — rectales notamment — sont fort appréciées des malades atteints d'affections du tube digestif.

Le Bain de l'Hôpital est considéré comme un établissement secondaire à cause de son manque d'espace et par conséquent du petit nombre de ses ressources thermales. Pour qu'il figurât au premier rang, il suffirait que l'Etat l'agrandît en achetant les immeubles contigus et utilisât à son profit d'une manière quelconque les nombreux naissants d'eau minérale qui se trouvent dans le voisinage de la place Rosalie. Souhaitons, dans l'intérêt de tous, que ces embellissements si justement réclamés ne se fassent pas trop attendre.

CHAPITRE V

L'HOPITAL THERMAL CIVIL

Tout d'abord, que doit-on entendre par hôpital thermal civil ? C'est un établissement hospitalier situé à proximité de sources d'eaux minérales et dans lequel on admet, moyennant certaines conditions et à des époques déterminées, les indigents de toute la France qui ont besoin de faire une cure. Ces malades trouvent là le gîte, la nourriture et les soins médicaux et pharmaceutiques nécessaires à leur état. Quant aux moyens thermaux, ils leur sont administrés dans les établissements balnéaires de la station elle-même.

L' Hôpital thermal civil du Quartier du Pont.

C'est à Louis XIV que la ville de Vichy est redevable de son Hôpital thermal civil, et c'est dans la maison même de l'Hôtel-Dieu, existant alors, qu'on en installa les services dès le 16 mars 1696. Notre premier asile de la misère était situé au bas de la rue d'Allier actuelle, à proximité du bac, dans une masure qu'on répara à grands frais, qu'on agrandit aux dépens de constructions voisines et dont il reste encore quelques vestiges — un escalier tournant et d'assez belles croisées — place Sévigné. Sur le fronton de la porte d'entrée, on étala les armoiries du grand roi et on y grava l'inscription : *Hôpital des Pauvres.*

Avant cette date, ce modeste logis constituait un lieu de repos pour les indigents et les malades de la localité, et un refuge pour les mendiants de passage, ainsi que pour les malheureux soldats blessés qui, souvent, tombaient alors de faiblesse le long des routes. Son revenu annuel ne dépassait guère 60 livres (1). Avec d'aussi maigres

(1) La *livre tournois* valait o fr. 987. Cette pauvreté s'explique. En 1646, les Capu-cins de Vichy avaient fondé un hospice pour les religieux de leur ordre qui avaient

ressources, il n'était même pas possible de fournir du pain de seigle à ceux qu'on y hébergeait. Aussi, y accourait-on, moins pour chercher la guérison d'une maladie quelconque que pour y mourir dans un lit et y retenir un cercueil.

Les indigents des provinces qui venaient aux Eaux vivaient, en dehors de l'Hôtel-Dieu, avec le peu d'argent que leur avaient remis les âmes charitables de leur paroisse et, parfois aussi, avec les largesses des gens aisés de Vichy. Un homme de mérite autant que généreux, Claude Fouet, docteur en médecine de la Faculté de Montpellier, les soignait gratuitement, leur cédait des fournitures pour leurs bains et douches, leur prêtait même, sans rétribution, des grabats, des matelas, des draps, des serviettes, et leur donnait enfin du bois pour leur usage domestique. Tous ces déshérités de la fortune logeaient en ville dans des taudis qu'on leur louait à des prix infimes ; pourtant quelques-uns d'entre eux arrivaient à occuper, sans frais, les lits inoccupés de l'Hôtel-Dieu.

Par lettres patentes du 16 mars 1696, le roi fixa la situation, à Vichy, des malades thermaux à qui il accorda les mêmes droits qu'aux indigents de la localité ; et, afin qu'ils pussent être secourus et assistés autrement que par la bourse des particuliers et celle des consuls et du gouverneur de la ville, il fit de l'*Hôpital des Pauvres* un établissement d'utilité publique à qui il conféra la capacité d'accepter des legs, des donations, de faire des échanges, des prêts, des emprunts, toutes choses dont l'ancien Hôtel-Dieu était privé. Et, en fait de cadeau personnel au nouveau-né, il lui promit sa protection, ce qui était beaucoup, et le dota de dix setiers de blé-froment à prélever, chaque année, sur la ferme du bac de l'Allier (2), ce qui était peu de chose.

Avec d'aussi faibles moyens, il eût été difficile de remplir les vues du monarque, si deux puissantes familles n'eussent pas veillé sur le berceau de cet Hôpital thermal, car en le créant Louis XIV n'avait oublié qu'un détail essentiel, c'était de lui assurer l'existence. Les Fouet et les de Gramont réparèrent, autant qu'ils purent, cet oubli.

besoin des Eaux de Vichy. Toutes les aumônes allaient à leur couvent soi-disant pour créer des ressources à leur hospice. Le comte d'Apchon versa des sommes considérables à cet effet, Mesdames de Bouletière et de Châteauroux donnèrent deux mille livres, etc., etc.

(2) Le *setier* valait 156 lit. 10. Auparavant ces dix setiers de blé-froment étaient distribués aux pauvres de Vichy par les soins des consuls, le jour de l'Avent. (Voir Décoret, *Une Page sur Vichy*, t. 1er.)

L'intendant des Eaux, Claude Fouet, ne consacra pas seulement tous ses instants à soigner les malades indigents, à les aider de ses propres deniers, mais encore il associa tous les siens à cette œuvre de bienfaisance et d'humanité. Le 20 juillet 1698, il versait à l'administration de l'Hôpital 500 livres que son frère, curé de Châtel-de-Neuvre, avait léguées aux pauvres, à condition qu'on lui dirait, à perpétuité, une messe le premier mardi de chaque mois (1).

L'Hôpital thermal civil du Quartier du Pont.

Les bonnes intentions de cette famille ne faisaient que commencer. Sa sœur, Charlotte, mourut le 7 octobre 1712 en laissant un testament par lequel elle accordait 200 livres à l'Hôpital ; aux prêtres de Saint-Blaise, pareille somme ; à une demoiselle Elisabeth Petit 1.300 livres, etc., etc. Tous ces legs réunis s'élevaient à plus de 2.000 livres. Pour faire face à ces charges, elle abandonnait au quartier des Bains une maison fort confortable qu'elle habitait de son vivant et qu'elle avait achetée, en 1680, de son frère, Jean-François Fouet. Avec ses économies, et en empruntant à des amis, elle l'avait notablement agrandie et y avait fait construire un logement, des écuries et des remises au fond de la cour. De sorte que cet immeuble qui lui avait coûté 120 livres en valait plus de 2.000 à l'heure de son décès, surtout si on y comprenait le mobilier qui le garnissait et qui était assez luxueux. Néanmoins, le passif dépassait l'actif, ou bien l'équilibrait à grand'peine, à tel point que les héritiers naturels de Charlotte Fouet, l'intendant Claude Fouet en tête, renoncèrent à sa succession. Malgré cela, les administrateurs de l'Hôpital s'offrirent à désintéresser tous les créanciers et légataires testimoniaux, bien que les effets mobiliers et immobiliers de la défunte ne fussent pas suffisants pour cette opération financière. Le châtelain de Vichy, devant qui cette affaire avait été portée, accepta avec empressement l'offre de l'Hôpital, et l'envoya en possession de la maison du quartier des Bains (2). Les administrateurs eurent en cette circonstance une heureuse inspiration, car ils assurèrent pour l'avenir la prospérité de l'établissement dont ils avaient la direction.

A la suite d'une cure qu'elle avait faite à Vichy, la duchesse de Gramont (3) s'intéressa au sort de l'Hôpital et lui montra même un

(1) Voir Décoret, *loc. cit.*
(2) 18 juillet 1715.
(3) Voir Décoret, *loc. cit.*, t. 1er, p. 121 et suivantes.

— 489 —

attachement sans bornes, qu'elle conserva toute sa vie, assez longue, heureusement pour les pauvres, quoique mêlée de tristesses et d'angoisses. Grâce aux intrigues et à l'influence du premier médecin du roi, la Cour était fort mal disposée en faveur de Vichy ; mais par son amabilité, Mme de Gramont détruisit rapidement les préventions qui s'étaient élevées contre l'œuvre qu'elle protégeait et parvint même à retourner complètement l'opinion en sa faveur. Les bals, les jeux, les théâtres et les quêtes constituaient le passe-temps habituel de l'entourage de Louis XIV et de Louis XV. Mme de Gramont, ne connaissant pas le plaisir et n'aimant pas les frivolités, consacrait tous ses instants à frapper à la caisse du roi, de la reine et des grands pour assurer du pain à l'établissement de bienfaisance dont elle était la mère adoptive, et, lorsque la recette n'était pas assez fructueuse, elle ne craignait pas de verser dans son aumônière jusqu'à son dernier écu. Chaque année, elle envoyait à l'Hôpital un millier de livres, — rarement moins, souvent plus, — ce qui permit à cet établissement d'atteindre sa vingtième année d'existence, sans trop souffrir des périodes de misère qui marquèrent la fin du règne de Louis XIV. En femme intelligente, elle ne tarda pas à s'apercevoir que le produit des quêtes faites à la Cour ne constituait qu'un revenu aléatoire et qu'à un établissement hospitalier il fallait, autant que possible, un revenu fixe, afin que le service intérieur des malades y fût bien assuré. Aussi chercha-t-elle toutes les occasions de procurer aux pauvres un « bien solide », et ce ne fut que le 10 décembre 1715 qu'elle put annoncer au curé Mareschal que « Monseigneur le Régent a accordé à son Hôpital ce qu'il désirait », c'est-à-dire une participation au produit de la vente des Eaux minérales. Lorsque, plus tard, cette affaire fut définitivement réglée, Mme de Gramont, au lieu de s'en enorgueillir et de rechercher les félicitations de la partie intéressée, se contenta, le 13 mars 1716, de demander aux administrateurs de l'Hôpital de Vichy « ce qu'elle pouvait faire encore pour rendre service aux pauvres » (1).

Le 8 février 1716, Jacques-François Chomel était nommé intendant des Eaux de Vichy. Un mois après sa nomination, l'administration hospitalière, pour réaliser l'accord intervenu précédemment, grâce à Mme la duchesse de Gramont, lui céda, tant pour lui que pour ses successeurs, et à perpétuité, l'ancienne maison Fouet, située au bourg et place des Bains, qu'elle avait reçue de la succession de Charlotte

(1) Voir Décoret, *Une Page sur Vichy*, t. 1, p. 130.

Fouet, et qui consistait en deux corps de logis, couverts à tuiles plates, avec cour, jardin, remise de carrosse, d'une contenance de deux quartonnées et demie et d'une valeur de 2.000 livres environ. Cette cession était faite en considération du don que Sa Majesté voulait bien accorder aux pauvres de l'Hôpital de Vichy, de 18 deniers pour chaque bouteille de trois chopines d'eau minérale qui se transporterait en dehors de la localité. Cet échange fut ratifié le 23 mars suivant par le conseil du roi et enregistré au Parlement, le 5 janvier 1717.

L'Hôpital thermal civil du Quartier du Pont.

Ces 18 deniers concédés à l'Hôpital par l'acte dont nous venons de parler devaient non seulement tenir lieu de dotation, mais encore servir à le dédommager de l'abandon de sa maison et des charges nouvelles qui allaient lui incomber. Il était obligé, en effet, de fournir pour l'usage des pauvres les lits, linges, bois et autres choses nécessaires aux bains, afin qu'ils pussent les prendre avec plus de commodité que par le passé.

Il ressort de ce que nous venons d'exposer que la redevance attribuée à l'Hôpital de Vichy sur les eaux transportées était, à l'origine, uniquement réservée à l'amélioration du bien-être des indigents qui suivaient un traitement thermal et nullement à celui des malades de la localité qui n'en avaient pas besoin. Dans la suite, les fonds de cette provenance prirent d'autres destinations, bien que rien ne fût changé dans leur affectation primitive. C'est à la faiblesse de l'autorité supérieure vis-à-vis de certaines commissions hospitalières que nous devons, aujourd'hui, l'inexécution du contrat de 1716 et l'attribution, en partie, à l'Hôpital civil du patrimoine de l'Hôpital thermal.

Jusqu'en 1755, cet Hôpital thermal exista dans le quartier du Pont, sur l'emplacement même de l'Hôtel-Dieu où nous l'avons pris à sa naissance, c'est-à-dire en 1696. Il comptait vingt-deux lits seulement ; c'était peu, mais c'était quelque chose pourtant. Pendant l'hiver, ils étaient occupés par les malades, les orphelins et les vieillards infirmes de la paroisse, et, lorsqu'arrivaient les mois de mai et de septembre, on les logeait en ville et on installait à leur place les pauvres étrangers, de tout sexe et de toute condition sociale, qui avaient besoin de suivre un traitement thermal. Quinze lits sur vingt-deux leur étaient attribués.

Chaque saison durait vingt jours en moyenne. En empiétant sur les mois de juin et d'août, on arrivait à faire deux séries au printemps et autant à l'automne ; de cette façon on pouvait héberger soixante pauvres étrangers. Tous ces gens-là étaient nourris, blanchis et soignés gratuitement.

L'Hôpital thermal fut mixte à l'origine, et resta tel jusqu'au milieu du XIXᵉ siècle. Il comprenait des ouvriers de la ville et de la campagne, des soldats et des bas-officiers. En compulsant les registres de l'époque, on constate que ces militaires appartenaient aux régiments les plus divers, et qu'ils portaient le plus souvent des sobriquets qui rappelaient moins des faits de guerre que des aventures amoureuses. Quant aux civils, c'étaient, la plupart du temps, des miséreux des paroisses environnantes, le Vernet, Laprugne, le Mayet-de-Montagne, Vendat, Montoldre ; un certain nombre venaient de Thiers, Clermont, Mâcon et quelques-uns de Paris.

Le prix de la journée de traitement des malades thermaux était estimé 10 sols, ce qui faisait 600 livres pour la totalité de ceux qu'on soignait chaque été à l'Hôpital. De 1716 à 1755, le *sou par bouteille* (1) sur les eaux minérales transportées hors de Vichy ne produisait guère plus.

Quatre directeurs, sans compter l'évêque de Clermont qui était le premier nommé, étaient chargés d'administrer l'Hôpital. C'étaient : le Curé de la paroisse, le Lieutenant général de la châtellenie, l'Intendant des Eaux et le Trésorier qui était désigné à vie par ses trois collègues. Les fonctions de chacun d'eux étaient entièrement honorifiques.

L'intendant des Eaux assurait le service médical ; ses soins étaient gratuits. Quatre sœurs de charité, de l'ordre de saint Vincent de Paul, présidaient à la distribution des vivres et des remèdes, tenaient la lingerie, veillaient à la propreté des salles, faisaient la cuisine. Leurs émoluments annuels étaient de 40 livres par sœur.

Telle fut l'organisation du premier Hôpital thermal de Vichy depuis sa fondation en 1696 jusqu'en 1755, époque à laquelle il fut transféré quartier du Boulet.

Dès sa création, les directeurs avaient remarqué l'insuffisance des locaux, la mauvaise disposition et l'état de délabrement de l'établissement dont ils avaient la surveillance. Malheureusement, ses ressources ne leur permettaient pas d'en construire un neuf, plus hygiénique et mieux situé que lui, lorsqu'un événement imprévu vint les mettre à même de réaliser leurs secrets désirs. En 1728, le curé de Vichy, Joseph

---

(1) On appelle ainsi le droit attribué à l'Hôpital thermal de Vichy, par les lettres patentes du 23 mars 1716, sur les Eaux minérales de cette ville transportées « tant à Paris que dans les autres endroits du royaume ».

Mareschal, mourait en laissant une succession obérée qui nécessita une liquidation judiciaire. Son successeur, l'abbé Pierre Delarbre, n'hésita pas à acheter la maison que le défunt possédait quartier du Boulet, malgré son mauvais état d'entretien et les ennuis probables d'une procédure longue et ennuyeuse. Ce ne fut, en effet, qu'au bout de douze ou treize ans que cette nouvelle providence des pauvres put entrer en possession de son acquisition, et lorsqu'elle en fut réellement propriétaire, elle la céda aussitôt à l'administration hospitalière afin que celle-ci y construisît un nouvel Hôtel-Dieu et un nouvel Hôpital thermal.

L'Hôpital thermal civil du Quartier du Pont.

Après cette donation, l'ardeur de l'abbé Delarbre en faveur des humbles, au lieu de se ralentir, sembla prendre une activité nouvelle. Dès que cette construction fut décidée, il versa sur sa cassette la somme de 9.000 livres, moyennant une pension viagère de 450 livres, donna des terres à la Croix-de-Mission, emprunta à ses confrères, à ses amis, fit des quêtes un peu partout et stimula le zèle de Mme de Gramont qui n'avait cependant guère besoin de recommandation pour agir. A force de persévérance et de douce insistance, cette mère des pauvres arriva à obtenir de la Cour 1.800 et même 2.000 livres par an, qui furent consacrées à l'édification de l'établissement, les revenus ordinaires devant suffire à la nourriture des hospitalisés. Malheureusement, les jours de cette généreuse personne étaient comptés ; des chagrins domestiques avaient altéré sa santé, et elle succomba le 14 février 1748 (1), un mois avant la pose de la première pierre du nouvel Hôpital qu'elle tenait tant à cœur de voir élever.

Aussitôt après le décès de Mme la duchesse de Gramont, l'abbé Delarbre chercha une protectrice qui eût assez d'influence à la Cour pour la remplacer et lui permettre de poursuivre son œuvre jusqu'à complète exécution. Après quelques jours passés dans l'indécision, il s'adressa à la comtesse d'Armagnac, qui était la nièce de la défunte et qui était renommée par son attachement aux pauvres, son désintéressement et sa libéralité. Aucun choix n'était donc mieux justifié à tous les égards. Avant d'accepter le beau rôle qui lui était offert, la comtesse d'Armagnac éprouva un moment d'hésitation et conseilla de s'adresser à d'autres personnes plus influentes qu'elle à la Cour.

---

(1) Marie-Christine de Noailles avait épousé, en 1697, Antoine IV, duc de Guiche, qui devint ensuite le duc de Gramont. Né en 1672, celui-ci mourut en 1725 ; il fut le second maréchal de ce nom.

Devant les supplications de l'abbé Delarbre, elle finit par céder, et alors elle se consacra uniquement à la mission de charité qui lui était confiée. Grâce à son affabilité et à son habileté, ses quêtes étaient des plus fructueuses. Louis XV lui donna 6.000 livres ; le chancelier d'Aguesseau, 2.000. Elle mettait aussi à contribution sa propre famille ; la comtesse de Rupelmonde, sa cousine, versa dans ses mains 3.000 livres le jour où elle prit le voile aux Carmélites. L'enthousiasme de la comtesse d'Armagnac en faveur du nouvel établissement hospitalier ne se ralentit jamais, et ses envois de fonds ne firent que se succéder à mesure de l'avancement des travaux ; lorsque la somme lui paraissait trop modique, elle y ajoutait volontiers 2.000 ou 3.000 livres de sa bourse personnelle. « Ne craignez pas, écrivait-elle à l'abbé Delarbre, de faire grand ; il faut que cet hôpital soit le plus beau du royaume. » Si l'orgueil est un défaut, il faut reconnaître que, dans ce cas particulier, il constituait une qualité. Pourtant, elle était d'un caractère modeste, car on lit dans une de ses lettres un trait qui en fournit la preuve : « Pour les armes que vous voulez mettre sur votre portail, écrivait-elle aux administrateurs, il n'y faut placer que celles de Mme la maréchale de Gramont, car c'est elle qui est véritablement la fondatrice » (1). C'était parfaitement vrai, mais elle négligeait d'ajouter qu'elle en était certainement la protectrice.

* * *

Le 20 mars 1748, en présence du lieutenant général Forissier, de l'intendant des Eaux Chapus, de Sicaud et de Delarbre, on posa la première pierre de l'Hôpital du quartier du Boulet ; et l'entrepreneur Chambroty se mit immédiatement à l'œuvre. Mais avant de construire, on commença par démolir le petit bâtiment à chambre basse ayant fait partie de l'ancien logis du curé Mareschal. Une fois le terrain déblayé, on monta l'aile Nord-Ouest qui devait comprendre : 1° une décharge ou office ; 2° une cuisine voûtée ; 3° un réfectoire pour les buveurs d'eau, pouvant contenir soixante ou soixante-dix personnes ; 4° un dortoir de vingt lits pour les femmes buveuses d'eau. Au-dessus de ces quatre pièces se trouvait un vaste logement divisé de la façon suivante : 1° une salle pour les vieilles femmes et pour les orphelins de la localité, dans laquelle on pouvait mettre

(1) Voir Décoret, t. 1er, p. 186.

quinze ou vingt lits ; 2° le dortoir des sœurs (six lits) ; 3° l'infirmerie pour les sœurs malades (trois lits) ; 4° une grande lingerie bien aérée. En 1749, on prolongea l'aile Nord-Ouest et, dans ce prolongement, on établit la chapelle et la sacristie.

En 1750, on procéda à l'adjudication de l'aile Sud-Est, faisant face à la chapelle qui était à peine achevée. D'après le plan qui fut remis à l'entrepreneur Beldon, cette construction comportait une grande salle pour les gens de guerre et les pauvres buveurs d'eau, ainsi qu'un grenier au-dessus. A l'une de ses extrémités, elle était adossée à la maison Mareschal ; l'autre était libre pour le moment, mais un peu plus tard elle venait s'appliquer contre la loge du concierge et les cabinets d'aisances. Enfin, en 1751, on confia au même Beldon l'installation d'une basse-cour, d'une buanderie, d'une établerie, d'un cuvage, d'une boulangerie derrière le pavillon central, constitué par la maison Delarbre qu'on avait préalablement élevée d'un étage.

En avant du pavillon central, on devait élever, à la gauche de la porte d'entrée, un bâtiment de dix-sept pieds de long, qu'on convertit dans la suite en salles de classes, aumônerie, bureaux, et à droite, la loge du concierge et les cabinets d'aisances dont nous avons parlé, qui furent convertis plus tard en magasins et en salles de bains (1).

En 1752, pendant que les travaux étaient en cours d'exécution, les administrateurs s'aperçurent que leur caisse était à sec, et qu'ils étaient dans l'impossibilité de continuer la construction de l'Hôpital thermal, de le meubler convenablement avec leurs ressources ordinaires ; comme ils possédaient des titres de rente sur l'hôtel de ville de Paris et sur des particuliers, ainsi que trois petits domaines sur la rive gauche de l'Allier, ils décidèrent de les aliéner ou de les hypothéquer jusqu'à concurrence de 3.000 livres. Mais, pour une opération financière de ce genre, il fallait l'assentiment du roi. Ils réclamèrent donc des lettres patentes qui leur permissent, en outre, d'accepter de l'argent en rente viagère, des fondations de lits pour les pauvres, de faire des échanges ou des acquisitions jusqu'à la concurrence des trente mille livres dont ils avaient besoin pour l'achèvement des bâtiments de l'Hôpital (2). Quatre mois après, ils recevaient l'autorisation demandée (3).

(1) Voir Décoret, t. 1er, p. 314.
(2) 20 mars 1752.
(3) Juillet 1752.

Toutes ces démarches n'étaient pas faites pour accélérer les travaux. Ils devaient être terminés, en effet, à la fin de 1752, et ce ne fut que le 20 septembre 1755 qu'on procéda à leur réception, parce que Beldon, faute d'argent et aussi de bonne volonté, laissait souvent son chantier sans ouvriers, et ne consentait même à agir qu'après des sommations réitérées. Dès que la réception officielle des travaux fut faite, l'administration s'occupa sans délai d'apurer le compte de l'entrepreneur. Le devis de l'aile Nord-Ouest s'élevait à 13.390 livres, celui de la chapelle et de la sacristie à 4.603 et celui de l'aile Sud-Est à 6.222. Le prix du bâtiment transversal destiné à relier ces deux ailes au niveau de la chapelle, avec la boulangerie, les étableries, etc., projetées derrière le pavillon central, était estimé 5.005 livres pour l'ensemble de ces immeubles. Si l'on fait l'addition de toutes ces adjudications partielles, on arrive à la somme de 29.220 livres. Il est probable que ce chiffre fut dépassé, ainsi que cela se produit habituellement dans toutes les opérations de cette espèce, mais il ne dut pas s'élever à plus de 35.000 livres en y comptant les divers emplacements qu'on dut acheter pour donner de « l'air » aux pauvres. Tous ceux qui ont connu ce majestueux établissement qui, avec ses jardins et ses cours, occupait presque en entier le vaste emplacement circonscrit aujourd'hui par la place Rosalie, la rue de l'Hôpital, la place Victor-Hugo, la rue du Casino et la rue Théodore-de-Banville, sont surpris, de prime abord, de la modicité de la dépense. Mais il faut reconnaître que la plus grande partie des matériaux avaient été fournis gratuitement. L'abbé Delarbre, dont la bienfaisante activité ne se lassait jamais, avait, en effet, acheté des religieux de Saint-Allyre une maison et une grange situées au Moutier, les avait soldées en partie de ses deniers, puis les avait fait abattre, et transporter ensuite les charpentes et les moellons au chantier de l'Hôpital thermal.

Sur cette somme de 29.220 livres, Beldon en toucha 22.509, le reste fut distribué à Chambroty, Challes, Boilet et autres entrepreneurs, qu'il est absolument superflu de nommer.

Lors de son inauguration, le nouvel Hôpital thermal comprenait vingt lits de femmes et trente d'hommes, tant civils que militaires. Ce nombre de lits permettait à l'administration de traiter en mai et septembre deux cents malades étrangers, à condition toutefois que chaque cure thermale ne dépassât pas une vingtaine de jours. Pour être admis, il suffisait à l'indigent de produire seulement un certificat du curé de sa paroisse attestant qu'il avait besoin de cette sorte de « remède ». Les admissions avaient lieu les premier et quatrième dimanches de mai et les 16 août et 8 septembre. Pendant quelques années il y eut une cinquième saison, mais on dut la supprimer faute de ressources.

L'Hôpital thermal civil du Quartier du Boulet.

Le régime des buveurs d'eau indigents était excellent. Ils avaient, à déjeuner, du pain de froment et un gobelet de vin ; à dîner, la soupe et une demi-livre de viande de boucherie ; le soir, à souper, pareille quantité de viande rôtie.

Les hommes, à dîner et à souper, avaient chacun une chopine de vin, et les femmes chacune leur gobelet. Le jour de leur sortie, tous les pauvres déjeunaient comme la veille, à huit heures du matin, afin qu'ils ne fussent pas à jeun en rentrant chez eux.

Avec un tel régime, c'étaient, peut-on dire, les rois de la misère. En effet, les pauvres de la ville n'avaient, eux, que du pain de seigle ; ils ne mangeaient de la viande de boucherie que trois fois la semaine, les dimanche, mardi et jeudi à dîner, le tiers d'une livre chacun après leur soupe, et les autres jours gras, du lard, du salé et des œufs. Le soir ils avaient la soupe avec des pois, des légumes frais ou de la salade ; à goûter, du pain.

Le régime des enfants était identique à celui des grandes personnes. Les vieillards et les convalescents avaient quelques verres de vin selon leurs besoins (1).

Tel était le règlement publié en mars 1757.

Pour faire face à toutes les dépenses occasionnées par les étrangers qui venaient boire les Eaux au printemps et à l'automne et pourvoir aux besoins des orphelins et des vieillards sédentaires, l'administration hospitalière disposait d'une somme annuelle de 4.780 livres se dénombrant ainsi : quête annuelle à la Cour, produisant en moyenne 1.898 livres ; rente sur l'hôtel de ville de Paris, 843 livres ; sur différents particuliers, 319 livres ; rente en blé due par la ville de Vichy, 120 livres ; la moitié du produit des Eaux minérales de Vichy, 1.000 livres ; le revenu de trois domaines, 600 livres.

Le roi n'eut pas plus tôt accordé à l'Hôpital le droit d'accepter de l'argent en rente viagère, de recevoir des fondations de lits, que les bienfaiteurs ne cessèrent d'apporter leur obole à la caisse des pauvres. Le 2 novembre 1752, Marie-Anne Fouet, religieuse de la Visitation de

(1) Décoret, t. 1ᵉʳ, p. 63.

Marie, fidèle à la tradition charitable de sa famille, versa 1.300 livres à l'Hôpital, « pour le revenu servir chaque année à l'établissement d'un garçon indigent ». En attendant qu'il se présentât un candidat, on employa cet argent à acquitter les dernières factures de l'entrepreneur Beldon. En 1759, la comtesse de Lorme de Pagnac donna 4.500 livres pour la célébration quotidienne d'une messe de *Requiem*. Cette dernière charge n'étant point onéreuse, l'administration accepta le don avec empressement et ne crut pouvoir mieux faire que d'acheter avec cet argent, sur le territoire de la paroisse de Brugheas, le domaine des Voissières. Le 29 novembre 1771, Sicaud, seigneur de la Mothe, créa un second lit à l'Hôpital de Vichy et déboursa pour cet objet 6.000 livres, à condition que l'Hôpital recevrait à perpétuité un domestique de sa maison lorsque celui-ci serait malade. Sa veuve versait, le 25 avril 1777, la somme de 2.000 livres, qui devait servir à payer les réparations des bâtiments de l'Hôpital et à améliorer le régime des pauvres, à condition pourtant qu'on lui accordât une pension viagère de 120 livres. La libéralité de cette estimable famille de Vichy n'eut d'égale en ce pays que celle des Fouet et de Delarbre. Aussi s'accorde-t-on généralement à leur décerner à toutes le titre de bienfaitrices de l'humanité. Enfin, les religieux de l'abbaye de Sept-Fons fondèrent un lit en 1772 et déposèrent, pour cela, la somme de 2.400 livres (1).

A la fin de la Monarchie, la situation financière, administrative et médicale de l'Hôpital tout entier était la suivante :

Produit annuel du sou par bouteille, 2.000 livres ; d'une maison sise à Vichy, des quartonnées de terre et du pré des Rozières, avec la redevance de quatre-vingts quartons de blé-froment sur le bac d'Allier, ensemble 500 livres ; des quêtes à la Cour, 1.000 livres ; des trois domaines de la paroisse de Vesse, désignés sous les noms de Léry, du Champ-Chabrol et des Compoins, 2.600 livres ; de la locaterie du Peu et de deux domaines à Brugheas et à Serbannes, 2.600 l.; d'un bois-taillis aux Voissières, 300 livres ; des rentes annuelles sur les aydes et les gabelles, 900 livres.

Le revenu annuel de l'Hôpital atteignait donc 10.000 livres environ.

Le nombre des directeurs n'avait pas changé, ils étaient cinq comme dans le premier Hôpital du quartier du Pont ; mais au lieu de quatre les sœurs étaient sept. Il y avait en outre un infirmier et une

---

(1) Voir Décoret, *loc. cit.*

infirmière. Cette petite augmentation du personnel provenait de l'extension croissante des admissions de malades.

L' Hôpital thermal civil du Quartier du Boulet.

Les services étaient distribués de la façon suivante : l'Hôpital thermal avait à sa disposition soixante lits pour les buveurs d'eau nécessiteux, au lieu de cinquante à sa création. Ces malades étaient traités, pendant les trois plus beaux mois de la saison, par l'intendant en survivance Giraud, et comme ils affluaient en trop grand nombre, on en logeait en ville jusqu'à quarante. On continua du reste cet usage dans la suite.

Pendant la Révolution, des modifications importantes furent introduites dans le régime administratif de l'Hôpital. Les directeurs-administrateurs furent remplacés par une Commission administrative de cinq membres ; les filles de la charité de l'ordre de saint Vincent de Paul durent abandonner le costume religieux, prêter le serment civique et prendre le nom de servantes laïques des pauvres ; l'intendance des Eaux minérales fut remplacée par l'inspectorat.

Ici, se place un épisode qui eut des conséquences tragiques, peu en rapport avec la sérénité de ces sortes d'asiles de misère et de douleur.

L'abbé A. Moutet, vicaire de la paroisse de Saint-Blaise, à Vichy, avait refusé de prêter serment à la Constitution civile du clergé. De ce fait, il devait quitter le territoire français dans le délai de quinze jours (loi du 26 août 1792), et s'il n'obéissait pas à cette injonction formelle, il était passible de la déportation à la Guyane. Au lieu de fuir à l'étranger, A. Moutet se cacha à l'Hôpital où il avait ses grandes et ses petites entrées en qualité de vicaire de la paroisse ; mais, craignant d'être victime d'une indiscrétion de la part des malades qui s'y trouvaient en traitement, il se logea dans l'infirmerie même des sœurs, qui était alors vacante, et déposa ses effets d'habillement dans la lingerie. Pour son malheur, il ne put s'astreindre à rester constamment dans cette cachette où les regards des curieux ne pouvaient guère pénétrer. La fille Pigeron, qui excellait dans l'art d'écouter aux portes, avait aperçu Moutet occupé à mettre des lettres en sûreté. Formalisées de l'indiscrétion de la jeune Pigeron, les sœurs la maltraitèrent et un petit garçon qui avait été témoin du même fait fut enchaîné pendant quinze jours.

Instruit par ces deux enfants de ce qui se passait à l'Hôpital, le sieur Aujard se rendit au district de Cusset et y fit sa dénonciation. Ordre fut aussitôt donné à la municipalité de Vichy d'ouvrir une enquête et de procéder, s'il y avait lieu, à l'arrestation de l'abbé Moutet. Ce ordre fut exécuté aussitôt. Le malheureux vicaire fut donc appréhendé et transporté à Moulins, à la chapelle Sainte-Claire, qui servait de dépôt aux ecclésiastiques réfractaires. Peu de temps après, il fut conduit à l'île d'Aix, où il mourut. Quant aux sœurs qui avaient fourni à Moutet les moyens de se cacher, elles en furent quittes pour une peine fort légère. Madeleine Bénard et Françoise Calmet, « ci-devant filles de la Charité » et préposées maintenant au service des pauvres de l'Hôpital, furent mises aux arrêts pendant un mois ; la supérieure, Françoise Vallet, fortement soupçonnée d'avoir fourni de l'argent à Moutet dans le but de favoriser sa fuite à l'étranger, dut remettre aux administrateurs de l'Hôpital tous les fonds dont elle était dépositaire, mais elle ne fut pas inquiétée autrement.

A cette époque orageuse de notre histoire, il n'y eut pas que les biens des émigrés qui servirent à forger des armes pour les troupes de la République, ceux des pauvres contribuèrent dans une large mesure à la défense de la Patrie. Par un décret du 23 messidor an II, la Convention réunit les propriétés des hospices au domaine public et les mit en vente. Celles de l'Hôpital de Vichy subirent la loi commune ; il ne lui resta plus dès lors, comme foncier, que deux ou trois maisonnettes plus onéreuses que productives et quelques parcelles de terre qui n'avaient pu trouver d'acquéreur, parce qu'elles étaient sans valeur. Les quêtes à la Cour ne produisaient plus rien, puisque la royauté était abattue ; les aydes et les gabelles ayant été supprimées au début de la Révolution, la rente de 900 livres que l'Hôpital de Vichy percevait sur ces deux fermes fut abolie *ipso facto ;* les fonds, placés avec intérêt sur l'hôtel de ville de Paris, furent inscrits sur le grand livre de la dette publique et par conséquent ne produisirent pas de revenus, le Trésor étant toujours vide ; les rentes sur les particuliers étaient du reste dans le même cas, les débiteurs ayant en grande partie émigré ou bien se trouvant dans l'impossibilité de payer les arrérages à cause de la difficulté des transactions et de la dépréciation de toutes choses. Il ne restait donc plus à la disposition de l'administration de l'Hôpital que le produit du *sou par bouteille* qui était de 700 livres environ.

Avec d'aussi maigres ressources, on dut réduire le train de la maison, dit Décoret, et mettre les pauvres à la portion congrue. Dès ce moment, les malades thermaux, au lieu d'être admis gratuitement pendant la saison des Eaux, durent acquitter des frais de séjour. Il est à croire que ce moyen n'était qu'un palliatif insuffisant, car la municipalité de Vichy adressa une demande à l'Administration centrale du département à l'effet d'obtenir, sur les fonds de la République, une subvention qui permît à l'Hôpital d'assurer le service, et faute de laquelle on se verrait obligé d'en fermer les portes. Cette demande étant restée sans réponse, ce qui était à prévoir, car le département n'était pas plus riche que l'Etat, les administrateurs de l'Hôpital écrivirent au ministre de la guerre que, manquant de ressources, ils allaient être obligés de fermer l'établissement aux approches de la saison favorable aux Eaux, bains et douches, et ils le prièrent de transformer la maison en hôpital militaire, parce qu'alors elle pourrait être approvisionnée par les magasins généraux. On agréa, sans doute, leur proposition, on lui donna même de l'extension, car non seulement on admit dans les salles des soldats français, blessés ou malades, ayant besoin des Eaux, mais encore on réserva un grand nombre de lits aux prisonniers de guerre, blessés, malades ou convalescents et aussi aux bien portants.

L'Hôpital thermal civil du Quartier du Boulet.

A la fin du Consulat, il y eut une heureuse création à laquelle Mᵐᵉ Lœtitia Bonaparte ne fut probablement pas étrangère, pour des motifs sur lesquels les avis sont très contradictoires : ce fut le Bain des Pauvres.

Jusqu'à cette époque, les malades de l'Hôpital thermal se baignaient et se faisaient doucher à l'Etablissement, où des chambres particulières leur étaient réservées. Aussitôt que Lucas fut nommé inspecteur des Eaux de Vichy, il fit tous ses efforts auprès des autorités supérieures pour les déterminer à modifier cet état de choses. A force de persévérance, il finit par obtenir l'assurance de l'exécution d'un plan qui comportait l'élévation d'un petit corps de bâtiment neuf dans la cour de l'Hôpital, où l'on installerait neuf ou dix baignoires qui serviraient à remplacer celles qui étaient consacrées au service des pauvres dans l'Etablissement thermal. Ces nouvelles baignoires seraient alimentées uniquement par la source dite du Gros Boulet. Ce projet avait, disait-on, un double avantage ; d'abord il tendait à la conservation et au bon entretien du bâtiment des Bains, et ensuite il assurait les droits du nouveau fermier. L'ingénieur en chef Benoist fut chargé de l'exécution des travaux de ce petit corps de logis.

Ce bâtiment devait être construit sur l'emplacement des latrines de l'Hôpital et adossé d'une part au mur de clôture de la grande cour

Livre III. et de l'autre à la salle des buveurs d'eau. Sa longueur (hors œuvre) devait être de 11^m72, sa largeur de 2^m91 et sa hauteur jusqu'au-dessus de l'entablement, y compris les fondations de 5^m05. Il serait distribué en quatre cabinets ayant chacun 2^m82 de long sur 2^m63 de large (dans œuvre), et pouvant recevoir deux baignoires. Ces cabinets seraient séparés par un mur de refend d'une demi-brique. Dans le mur de face à la cour il serait pratiqué quatre baies de porte, en pierre de taille, de 1^m95 de haut sur 0^m97 de large et quatre baies de croisée de chacune 1 mètre de haut sur 0^m64 de large.

Dans le quatrième cabinet on construirait un petit escalier pour conduire au grenier qui devait régner sur toute la longueur et la largeur du corps de bâtiment. La charpente serait composée de trois fermes retroussées et d'une couverture en tuiles plates.

Enfin, on bâtirait dans le jardin de nouvelles latrines pour remplacer celles qui seraient supprimées.

Pour amener l'eau dans les baignoires, on placerait des tuyaux en terre cuite depuis « le pied » du Gros Boulet jusqu'au nouveau bâtiment, et on exhausserait le bassin de cette source pour en faire monter les eaux à une hauteur d'environ 1^m50 au-dessus de leur niveau habituel, afin de rendre leur écoulement plus facile et plus rapide.

Le devis estimatif s'élevait à la somme de 6.251 francs, dans laquelle le déplacement des latrines figurait pour 1.800 francs.

Quelques années plus tard, on installa deux douches au Bain des Pauvres, et en 1842 le ministre de l'agriculture et du commerce Cunin-Gridaine, qui ne négligeait aucune occasion d'être utile aux malheureux, lui accorda un supplément de six baignoires.

Le Bain des Pauvres était situé à droite de la grande porte d'entrée de l'hospice. Il n'était séparé des bains de l'Hôpital que par une vaste salle de malades. Après la loi du 10 juin 1853, il n'avait plus de raison d'être, aussi l'administration s'empressa-t-elle de le transformer en loge de concierge, buanderie, chambre de débarras, etc., etc.

Sous Napoléon Ier l'existence médicale et administrative de l'Hôpital thermal ne s'éloigna pas sensiblement de ce qu'elle était sous la Monarchie. Depuis l'an VIII les sœurs de charité avaient repris leur costume, mais leur nombre fut un peu réduit : de sept elles tombèrent à cinq. Le médecin-inspecteur Lucas assurait le service des étrangers buveurs d'eau et il le continua pendant trente ans. Soixante lits leur étaient réservés. On faisait quatre saisons de vingt-neuf jours chacune ;

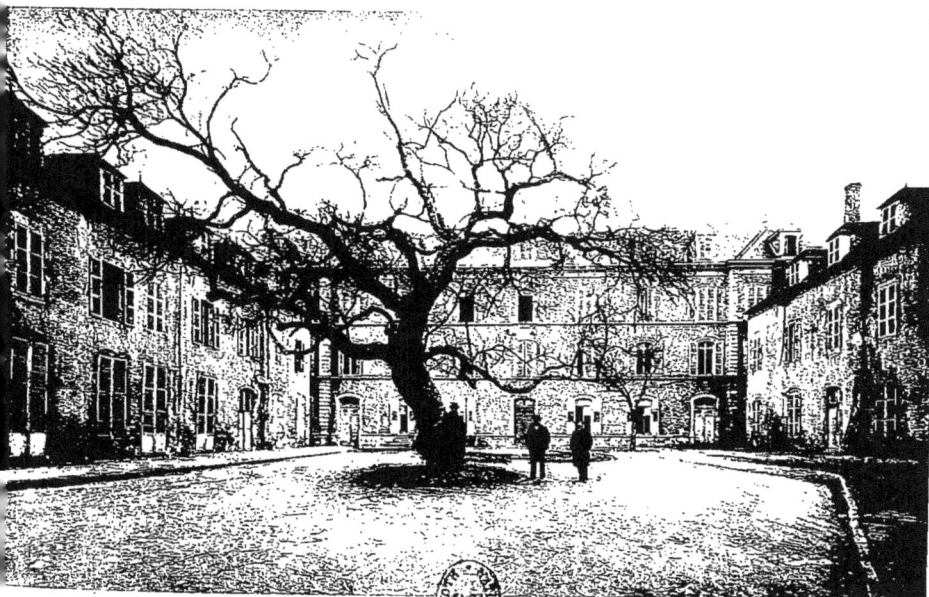

L'ancien Hôpital thermal Civil

G. STEINHEIL, Editeur.

c'était donc deux cent quarante malades qui logeaient et vivaient à l'Hôpital. Non seulement toutes les places étaient retenues d'avance, mais encore on était parfois obligé de recourir aux maisons particulières afin de donner satisfaction à tout le monde. L'administration payait pour les malades externes huit sous par jour ; à vrai dire, ils venaient prendre leur repas au réfectoire de l'Hôpital avec leurs camarades.

L'Hôpital thermal civil du Quartier du Boulet.

Pendant fort longtemps on se contenta de ces quatre saisons thermales, mais lorsque les revenus des hospices s'accrurent on en ajouta deux supplémentaires (du 1er juillet au 15 août) et on réserva ces deux époques aux gens les plus éloignés. Il s'en suivit que les salles furent généralement à moitié désertes à ces moments-là.

Sous la Monarchie, un certificat du curé de la paroisse à laquelle on appartenait suffisait pour être admis, pourvu qu'il mentionnât que les Eaux de Vichy étaient nécessaires au rétablissement de la santé du postulant. Plus tard on exigea de plus grandes formalités. Le récipiendaire dut produire trois pièces principales : une quittance du percepteur indiquant le montant des impôts qu'il payait, un certificat du maire constatant son indigence, et un rapport du médecin traitant, établissant la nature de la maladie de son client et la nécessité qu'il y avait pour lui d'aller aux Eaux.

Chaque buveur d'eau hospitalisé payait une rétribution fixe de douze francs pour sa saison de trois semaines, qu'il l'achevât ou non. Cette taxe sur la misère fut abolie sous la Restauration, à la suite d'un voyage de la duchesse d'Angoulême à Vichy, mais elle fut rétablie plus tard et même sensiblement augmentée ; et elle continua à être perçue jusqu'à nos jours pour des motifs qu'il serait difficile de justifier moralement et légalement.

A la fin de la Monarchie de Juillet (1), une scission s'opéra dans l'Hôpital thermal, par suite de l'étroitesse d'esprit des administrateurs d'alors. L'élément civil resta dans la maison Delarbre au quartier du Boulet et les militaires durent aller chercher un asile sur l'emplacement de l'ancien hôtel Cornil, rues Lucas et de Balorre, où l'on construisit des salles et où l'on installa tout un outillage hydrologique. Il y eut donc désormais deux hôpitaux thermaux, l'un civil et l'autre militaire, ayant chacun leur administration propre et des services dirigés par des médecins différents. A l'ancien Hôpital thermal de la place Rosalie ces services furent faits par le médecin-inspecteur et les

(1) 1847.

médecins inspecteurs-adjoints. Trois salles étaient réservées aux indigents buveurs d'eau : une salle d'hommes dans le bâtiment de l'aile droite et deux salles de femmes dans le bâtiment à deux étages du fond de la cour, l'ancienne maison Mareschal réparée et, pour ainsi dire, reconstruite en entier.

..

Lorsque Napoléon III vint à Vichy, on chercha par tous les moyens à embellir cette station thermale et à la rendre digne de recevoir le souverain qui consentait à l'honorer de sa présence. On ouvrit des boulevards, on créa des parcs, on bâtit un Casino, une Restauration ; des villas, des hôtels s'élevèrent rapidement, à tel point qu'en quelques années le chiffre de la population doubla. En présence d'une extension aussi soudaine, la question du transfèrement de l'Hôpital fut agitée dans l'entourage de l'Empereur. Certains de ses familiers faisaient remarquer qu'il n'était pas hygiénique de maintenir au centre de la ville un établissement pouvant devenir un foyer d'infection pour les habitants sédentaires, bien qu'on n'y admît pas d'ordinaire les malades atteints de certaines affections contagieuses. D'autres faisaient observer que le voisinage du Casino, où l'on dansait, chantait et jouait, n'était pas décent à côté d'un lieu de souffrances. Toutes ces raisons étaient assurément excellentes, mais il restait à savoir si les finances de l'Hôpital étaient susceptibles de supporter ce transfèrement qui apparaissait aux yeux de tous comme une opération financière digne d'un examen approfondi.

Dans le milieu de juillet 1864, le préfet de l'Allier, Le Masson, invita la Commission administrative à mettre à l'étude la question du déplacement de l'Hôpital, à laquelle l'Empereur attachait une réelle importance, comme faisant partie de son programme d'embellissements de Vichy. La réunion ne se fit pas attendre. En effet, le lendemain tous les membres étaient assemblés et discutaient sur la suite qu'il fallait donner à la communication préfectorale. A l'unanimité on adopta en principe le déplacement de l'Hôpital et son transfèrement au Champ-Moreau. Par la même délibération, on chargea Batilliat, présent à la séance, et dont la compétence en architecture était reconnue de tout le monde, de dresser un plan et un devis estimatif des travaux à exécuter d'après un programme élaboré d'avance. Quatre mois lui furent accordés pour établir son projet. C'était manifestement insuffisant ;

aussi, le 21 novembre 1864, la commission administrative lui con-céda-t-elle deux mois de plus en lui recommandant, dit Décoret, de faire beau, et en ajoutant que plus tard on aviserait pour le paiement.

Le 27 janvier 1865, Batilliat donna connaissance de son projet à la Commission administrative, qui le trouva trop grandiose, car la dépense s'élevait à plus de 1.400.000 francs. On l'invita à le réduire et à se montrer plus économe des finances des pauvres. Batilliat se remit encore une fois à l'œuvre et le 15 octobre suivant il apporta un nouveau devis qui ne s'élevait plus qu'à 1.052.000 francs. C'était une diminution de 400.000 francs environ. Assurément ce n'était pas une économie négligeable, mais la dépense était trop lourde encore pour le budget de l'Hôpital. Un membre en proposa le rejet, en faisant remarquer que les pauvres n'avaient rien à gagner et tout à perdre à son adoption, attendu que l'Empereur ne voulait pas participer aux frais qu'occasionnerait le déplacement de l'Hôpital, que la vente de l'emplacement resté disponible après son transfert n'atteindrait pas le chiffre de 1.052.000 francs et qu'alors la différence serait supportée uniquement par le budget hospitalier (1). Ce sage avis pré-valut et le projet fut classé.

Pendant la guerre franco-allemande et les premières années de la République, on ne s'occupa plus du transfèrement de l'Hôpital. Ainsi que toutes les autres stations thermales, Vichy avait ressenti le contre-coup de nos désastres et chacun se demandait avec anxiété si les revenus des pauvres ne seraient pas diminués par suite de la baisse probable dans l'exportation des Eaux minérales. Quand l'alarme fut dissipée, un membre de la Commission administrative présenta, le 4 mai 1876, un programme de reconstruction d'une partie des bâti-ments de l'Hôpital. Ses collègues l'ayant trouvé parfaitement réalisable, chargèrent M. Leroux, architecte de la ville de Paris, de leur fournir une étude complète avec plans et devis. Il fut, en outre, entendu que ce projet serait exécuté sur l'emplacement même de l'Hôpital, et que 600.000 francs seraient consacrés aux constructions nouvelles. On alloua enfin 6.000 francs à M. Leroux pour la préparation de ce travail (2).

Avant d'exécuter ce projet, il fallait préalablement l'autorisation des autorités compétentes. Ce fut le conseil municipal de Vichy qui fut

(1) Voir Décoret, *loc. cit.*
(2) Ils furent plus tard réduits à 3.000.

appelé tout d'abord à statuer. Dans sa session de mai 1877, il décida, sur le rapport d'un de ses membres et après une assez longue discussion : 1° que l'Hôpital thermal, l'Hôpital civil et l'Hospice devaient être reconstruits en totalité ; 2° qu'il fallait les placer en dehors de la ville ; 3° qu'on devait recourir au concours pour le choix d'un architecte.

C'était l'enterrement du projet Leroux. Aussi, pendant deux ans et demi, le silence se fit sur cette délicate question de transfèrement. Ce ne fut que le 25 novembre 1879 que la Commission administrative mit à son ordre du jour la reconstruction de l'Hôpital. Le premier point à résoudre était celui-ci : devait-on bâtir *extra muros* l'Hôpital civil, l'Hôpital thermal, l'Hospice, ainsi que le désirait le conseil municipal, ou bien devait-on se contenter de les agrandir par l'adjonction de nouvelles salles ? La Commission fut d'avis que l'insuffisance des locaux affectés au logement des malades était indéniable, mais qu'elle-même était liée par le traité passé avec M. Leroux (1). C'était une fin de non-recevoir.

Quelques mois plus tard (2), le projet de reconstruction des hôpitaux de Vichy était de nouveau agité. La Commission administrative, mieux inspirée cette fois, reconnut qu'il était urgent de créer de nouvelles salles ; que le manque d'espace s'opposait à cette création ; que la dépense considérable d'entretien des bâtiments actuels lui faisait un devoir de rechercher les moyens de transporter tous les services hospitaliers sur un terrain plus vaste qui ne pouvait se rencontrer qu'en dehors de la ville. Par suite de toutes ces considérations, elle décida à l'unanimité le principe du transfèrement. De ce fait, l'emplacement occupé par l'Hôpital devenant vacant, il fut convenu qu'on l'affermerait ou qu'on le vendrait pour accroître les ressources nécessaires à l'édification du nouvel établissement.

La Commission se mit alors résolument à l'œuvre, en s'enquérant des emplacements qui seraient assez spacieux pour contenir tous les services et le personnel nécessaire à leur fonctionnement. Un de ses membres ayant proposé une propriété qui paraissait remplir les conditions voulues, il fut entendu qu'on irait la visiter le 19 septembre ; que les médecins de l'Hôpital civil, MM. Champagnat et Nicolas, et les médecins de l'Hôpital thermal, MM. Dubois, Villemin, Cyr et Cornillon, seraient invités à se joindre aux administrateurs, à cause de

(1) Archives de l'Hôpital.
(2) 7 mars 1880.

leur compétence spéciale pour tout ce qui avait trait à l'hygiène. M. Cornillon n'ayant pas reçu, à temps, sa lettre de convocation ne put assister à la réunion, mais tous ses autres collègues se firent un devoir de répondre à l'appel de l'administration.

L'Hôpital thermal civil de la Croix-des-Renards.

Au lieu d'entrer dans les vues de la Commission, les médecins des Hôpitaux civil et thermal déclarèrent unanimement que ce transfèrement était inopportun et inutile pour les malades de la localité et dangereux pour ceux dits « buveurs d'eau ». Séance tenante, ils rédigèrent une protestation d'où nous extrayons les passages suivants :

« La raison alléguée pour cette opération est l'exiguïté du local. Cet argument ne semble pas sérieux, le jardin de l'Hôpital se prêtant largement à la construction de nombreuses salles de malades, en admettant qu'elles soient nécessaires.

« On parle de la nécessité d'améliorer l'état de plusieurs salles, d'assainir par exemple la salle de chirurgie. M. le chirurgien en chef déclare pourtant qu'il n'a jamais vu dans cette salle un seul cas d'infection purulente. Et il fait observer que, pour les cas urgents de médecine et de chirurgie, il est bon que l'Hôpital soit à proximité des malades et du chirurgien lui-même.

« On allègue l'obligation d'établir des salles pour les accouchées atteintes de fièvre puerpérale, pour les varioleux, etc. En admettant que l'Hôpital de Vichy veuille se donner ce luxe que n'ont pas encore la plupart des grands hôpitaux de Paris, combien de cas pareils se présenteront-ils ?

« On a parlé des vieillards, des infirmes, qu'il faut loger ; ils sont logés actuellement et ne se portent pas mal.

« Pour les bains, on sait que, dans tous les établissements bien dirigés, on prescrit le repos immédiat après le bain, on recommande d'abréger le plus possible le trajet qui sépare la baignoire du lit de repos. L'espace que les malades ont à parcourir aujourd'hui est déjà un peu long ; leur faire faire six cents ou mille mètres de plus serait leur faire perdre une partie du bénéfice du bain. On nous dit que des omnibus les transporteront du bain au nouvel Hôpital ! Le cahot même de la voiture représente tout le contraire de ce repos que nous considérons comme nécessaire à la suite du bain. »

La Commission donna aux signataires de la protestation acte de cette communication et chargea le secrétaire de déposer cette pièce aux archives. Un mois après, M. Cornillon adressait à l'administration une approbation sans réserve de son projet de transfèrement de l'Hôpital en dehors de l'enceinte de la ville et basait son avis sur les considérations suivantes : « L'Hospice n'est pas assez vaste pour loger les vieillards des seize communes qui sont placées dans le ressort de Vichy.

« Pour l'orphelinat, même exiguïté. Actuellement, les pavillons qui le composent contiennent cinquante-sept lits, tous distants les uns des autres de moins d'un mètre. Les deux cours qui sont réservées aux récréations des enfants ont moins de trois cents mètres carrés chacune.

« En ce qui concerne l'Hôpital civil, les trois salles qu'il possède sont suffisantes pour assurer le service, mais des innovations sont indispensables. En effet, on manque de cabanons pour les aliénés, de pavillons pour les varioleux, de salles spéciales pour les femmes atteintes d'affections utérines, de maternités.

« C'est surtout pour les malades étrangers que le manque d'espace se fait le plus vivement sentir. En effet, le nombre de lits n'est que de quatre-vingt-dix-sept. Il arrive que, dans les deux premières et les deux dernières saisons thermales, l'encombrement est si considérable qu'on est obligé de loger beaucoup de malades chez les habitants et de refuser ceux qui paraissent plus valides.

« On prétend que, si l'Hôpital était déplacé et reconstruit à six cents ou mille mètres des principales sources de Vichy, l'espace que les malades thermaux auraient à parcourir pour regagner leur logis leur ferait perdre une partie du bénéfice du bain.

« Cette assertion est loin d'être prouvée. En effet, si pour faire une cure profitable on en était réduit à se trouver à proximité des établissements thermaux, tous les étrangers en résidence à Vichy, qui vont se baigner à Cusset, n'obtiendraient aucun bénéfice de leur séjour près de nos sources. Or, jusqu'ici, je n'ai rien vu de semblable.

« On prétend aussi que, pour les cas urgents de médecine et de chirurgie, il est bon que l'Hôpital soit à proximité du chirurgien lui-même ; il est incontestable qu'il y a inconvénient sérieux lorsque la distance à parcourir est grande, mais on peut y remédier en nommant un interne qui, logeant dans l'établissement, serait appelé dans le cas de péril extrême. »

Laissant de côté la protestation des cinq médecins de l'Hôpital, la Commission continua à chercher des terrains bien situés où il lui serait possible d'installer le nouvel établissement. Son président lui signala, le 17 février 1881, trois emplacements qui lui paraissaient dignes de toute son attention. « Le premier, au lieu dit des Bartins, est situé sur les propriétés de MM. Duranton, Bardet et Croizier. Il offrirait une surface plane assez étendue, mais le voisinage d'un ruisseau et d'une rivière lui donnait à craindre pour la salubrité de l'hôpital projeté. D'autre part, la présence des abattoirs de la ville presqu'en face pourrait donner, par certains vents, des émanations fétides. De plus, ces terrains sont éloignés du centre de la ville de dix-sept cents mètres au moins, et une voie unique y conduit.

L'Hôpital thermal civil de la Croix-des-Renards.

« Le second est un vaste champ placé près du hameau des Garets, à une faible distance de la route de Nîmes. L'inclinaison du sol formant deux pentes, l'une au Sud, l'autre à l'Ouest, présenterait des difficultés pour l'installation des services. De plus, la distance du centre de la ville, des sources principales et des bains est de seize cents mètres environ, et par suite de la construction du chemin de fer de Vichy à Thiers, il est impossible d'ouvrir de nouvelles voies de communication. L'établissement projeté ne pourrait alors être desservi que par la route de Nîmes d'un côté et la rue de la Chaume de l'autre, en faisant un long détour.

« Le troisième emplacement est situé sur le même coteau, à l'Est de Vichy, mais plus rapproché de la gare et à l'extrémité de la rue de la Chaume. Il comprend une première partie offrant une assez forte pente d'une superficie d'environ 1 hectare 10 ares, comprise entre l'enclos Laroche et les terrains Jouishomme, avec façade de 120 mètres sur le chemin de la Croix-des-Renards.

« Cette partie pourrait être réservée aux voies d'accès et à des plantations de produit et d'agrément. Au-dessus, on rencontre une vaste surface plane de 200 mètres de côté et d'une étendue de 5 hectares et demi sur laquelle il serait facile d'installer les services nombreux qu'exige l'Hôpital civil thermal de Vichy.

« L'ensemble des terrains à acquérir comprend une superficie totale. de 6 hectares 64 ares.

« Au point de vue de la salubrité, il semble que cet emplacement ne laisse rien à désirer. L'accès en est facile par la rue de la Chaume et il est situé à 1.300 mètres de l'Etablissement thermal de 2ᵉ classe, à 1.000 de la source de l'Hôpital et à 1.200 de l'Hôtel de Ville.

« Ces distances peuvent être réduites et les communications avec le centre de la ville facilitées dans un avenir prochain par suite du percement de voies nouvelles à travers les champs situés entre le boulevard des Célestins (quartier de la Gare) et la rue de Nîmes. Cette considération n'est pas sans valeur, si l'on songe au développement de l'Hôpital de Vichy comme hôpital thermal recevant plus de six cents buveurs d'eau chaque année.

« L'emplacement sus-désigné offre d'autres avantages encore. Il est traversé par la conduite d'eau de la ville et est rapproché du château d'eau de la Font-Fiolant. Il serait aisé d'établir des réservoirs qui, entretenus par une machine élévatoire, pourraient alimenter les divers services de l'établissement.

« A l'unanimité, la Commission administrative se prononça en faveur de ce dernier emplacement et décida que les services du nouvel Hôpital thermal seraient installés au lieu dit de la Font-Fiolant, sur les terrains figurés au plan annexé à la présente délibération. »

Le 9 avril 1881, le conseil municipal de Vichy ratifiait sans discussion le projet de transfèrement de l'Hôpital présenté par la Commission administrative. Il exprimait toutefois le désir qu'elle achetât, en plus, la propriété Jouishomme, qui lui paraissait indispensable pour assurer la régularité des constructions en les mettant autant que possible dans l'axe de la voie principale qui devait leur servir d'accès. Ce vœu fut accueilli avec le plus grand empressement par la Commission, mais elle ne put dans la suite lui donner satisfaction à cause des nombreuses dépenses qui lui incombèrent.

Ce fut à la fin de l'année 1881 que fut ouverte l'enquête générale relative au transfèrement de l'Hôpital. Deux dires seulement furent exprimés. Le premier demandait que, dans l'intérêt du vieux Vichy, cet établissement ne fût pas changé de place ; le second critiquait l'emplacement choisi pour l'édification du nouvel Hôpital et proposait les terrains de Duranton, Bardet et Croizier. Le premier dire comptait trois signatures et le second cinq. Ce petit nombre de protestataires signifiait clairement que la population presque tout entière marchait d'accord avec les partisans du transfèrement.

Avant d'aborder les opérations techniques, il ne restait plus qu'à obtenir le décret d'utilité publique, car les propriétaires sur les champs desquels allait être élevé le nouvel Hôpital s'étaient montrés intraitables jusqu'alors. Ce fut le 24 août 1882 que le maire-président donna connaissance à la Commission administrative du décret qui l'autorisait à acquérir, par voie d'expropriation ou à l'amiable, 7 hectares

81 ares de terrain situés à la Croix-des-Renards et sur le plateau des Garets. Lorsque plus tard on arriva à la période exécutoire du projet, les membres de la Commission furent effrayés des dépenses énormes auxquelles ils allaient avoir à faire face, étant donné les nouvelles instructions contenues dans le rapport des inspecteurs généraux des établissements de bienfaisance. Tous, alors, se demandèrent s'il n'y avait pas intérêt à réaliser certaines économies dans l'acquisition des terrains, en restreignant la superficie de l'emplacement. Dans ce but d'économie, on abandonna la parcelle de MM. Jouishomme et Labesse, dont la contenance était de 10.630 mètres, et celle appartenant aux héritiers Pouillien, d'une étendue de 8.856 mètres environ. C'était donc une réduction de 19.486 mètres sur le projet primitif.

L'Hôpital thermal civil de la Croix-des-Renards.

Les formalités de l'expropriation ne donnèrent lieu à aucun incident qui vaille d'être signalé. Pourtant, il est bon de rappeler que dans cette circonstance le jury se montra digne des fonctions temporaires qu'il exerça, en ne sacrifiant pas les intérêts des pauvres à la cupidité des propriétaires. Les immeubles des héritiers Pouillien furent payés 1 fr. 80 le mètre carré, ceux des frères Cognet 1 fr. 40. C'était leur juste valeur.

Dans ses séances des 5 juin 1881 et 6 avril 1882, la Commission avait décidé que l'architecte du nouvel établissement hospitalier serait désigné au concours. Lorsque M. Leroux connut cette détermination, qui paraissait le gêner, il proposa par écrit à l'administration de lui fournir toutes les références possibles sur son compte, de faire tous les plans et d'établir tous les devis qu'elle pourrait solliciter sans réclamer aucune rétribution, dans le cas où ils ne seraient pas acceptés par l'autorité compétente. Il n'était guère possible de lui donner satisfaction sans se déjuger ; c'est ce que fit pourtant la Commission. En effet, le 30 septembre 1882, elle renonça au concours ; mais comme il fallait un homme compétent pour concevoir et diriger les travaux, elle fit insérer dans deux journaux d'architecture (1) un avis informant les intéressés que l'administration avait l'intention de construire un hôpital et que ceux qui voudraient se porter candidats étaient invités à faire connaître les conditions auxquelles ils pourraient se charger de cette construction et les références qu'ils auraient à fournir (2).

Trente-cinq architectes répondirent à cet appel. Ce chiffre de

(1) 4 novembre 1882.
(2) Archives de l'Hôpital. Registre des délibérations.

candidats paraissant trop élevé à la Commission, elle désigna dix d'entre eux pour concourir ensemble. Ce furent MM. Leroux, Lavezzari, Delisle, Normand, Diet, de Paris ; Cumin, Buchard et Coquet, de Lyon ; Boulin, de Saint-Etienne, et Arnaud, de Clermont-Ferrand. On arrêta ensuite le programme qui serait imposé aux candidats.

L'Hospice et l'Hôpital civil devaient compter 191 lits. L'Hôpital thermal, recevant les malades buveurs d'eau des deux sexes, devait être approprié pour loger cent trente personnes (1). Il devait être divisé en deux pavillons distincts : l'un, comptant 70 lits, était réservé aux femmes et l'autre, n'ayant que 60 lits, était destiné aux hommes.

Chaque service comprendrait un dortoir et un réfectoire qui servirait aussi de salle de récréation, des lieux d'aisances, un logement pour le surveillant, un cabinet de consultations pour les médecins-inspecteurs et inspecteurs-adjoints, et un cabinet pour la sœur surveillante.

La dépense totale ne devait pas excéder 1.200.000 francs. La Commission faisait en outre remarquer que le montant du devis devait être un des éléments du choix à faire entre les projets et que chaque concurrent devrait produire une note explicative du projet et le prix détaillé de la construction.

Le jury classerait par ordre de mérite les plans qui lui paraîtraient répondre le mieux aux conditions du programme. Si la Commission décidait que le projet classé en première ligne dût être exécuté, son auteur serait chargé de dresser le travail définitif. Il serait accordé 5.000 francs au projet n° 1, 2.500 francs au n° 2 et 2.000 au n° 3.

Le 5 avril 1883, les inspecteurs généraux des établissements de bienfaisance informèrent l'administration qu'ils accueillaient favorablement l'idée du concours limité à dix candidats pour le choix d'un architecte, et qu'en conséquence les jurés, qui seraient au nombre de neuf, seraient choisis trois par la Commission hospitalière de Vichy et les six autres par le ministre de l'intérieur.

Les trois délégués de l'administration furent MM. Durin, maire de Vichy ; Champagnat, médecin en chef de l'Hôpital civil, et Cyr, médecin-inspecteur-adjoint ; ceux du ministre de l'intérieur furent MM. Foville, Pellat et Granier, inspecteurs généraux des établissements de bienfaisance, et MM. Thierry, Boite et Thomas, anciens

(1) Il comptait vingt lits à la fin du xvii⁰ siècle, cinquante vers le milieu du xviii⁰ et quatre-vingt-dix-sept avant son transfert à la Croix-des-Renards.

pensionnaires de l'Académie de Rome. Ces neuf jurés se réunirent, à Vichy, le 26 novembre 1883 et procédèrent au classement des candidats. M. Normand fut désigné pour la première place presque sans discussion et à l'unanimité ; pour les deuxième et troisième, plusieurs tours de scrutin furent nécessaires. On finit cependant par s'entendre sur les noms de MM. Buchard et Coquet. Avant de clore leur délibération, les membres du jury déclarèrent formellement que le chiffre de la dépense dépasserait certainement 1.200.000 francs et qu'on pouvait l'évaluer à un tiers en sus de la somme prévue au programme.

Cette révélation fut un coup de foudre pour la Commission administrative. Aussi s'empressa-t-elle de réserver son opinion sur le choix d'un architecte et d'inviter M. Normand à venir à Vichy afin de lui fournir des renseignements tant sur son projet et le chiffre qu'il devrait atteindre que sur les économies qu'il serait urgent de réaliser à cause de l'insuffisance des revenus de l'Hôpital.

Le 17 décembre suivant, M. Normand se rendait au sein de la Commission, et après avoir fourni toutes les explications qu'on lui réclamait sur son travail qui avait été primé par le jury, il proposa d'en établir un second sur les mêmes bases que le premier, mais beaucoup plus économique et auquel serait joint un devis estimatif sérieux.

Les économies à réaliser dans le nouveau plan à établir porteraient principalement sur les points ci-après : ajournement de la construction des logements des secrétaire et économe ; suppression de deux pavillons de contagieux réclamés par le jury ; une chapelle beaucoup plus simple que celle prévue dans le projet n° 1 ; des dispositions spéciales à apporter aux dortoirs ; enfin économie générale dans la construction et l'installation de tous les services. Après une discussion assez longue, la Commission accepta ce nouveau programme, tout en réservant sa liberté d'action et en entendant rester maîtresse de choisir l'architecte dans le cas où le plan fourni ne répondrait pas à ses vues. Deux mois furent accordés à M. Normand pour préparer ce second travail. Sur sa demande, ils furent plus tard portés à près de trois.

Depuis le 17 décembre 1883 jusqu'au 23 mai 1884, époque à laquelle cet architecte comparut pour la seconde fois devant la Commission, il y eut entre elle et lui un échange de communications assez vives, suivies tantôt de rupture, tantôt de reprise des négociations. Toute cette correspondance indique d'une façon manifeste que les parties contractantes étaient animées d'une défiance réciproque, et que si M. Normand tenait à construire le nouvel Hôpital, la Commission n'aurait pas été fâchée de le voir bâtir par un autre de ses collègues. Au sein de l'administration, il y avait encore des membres qui pensaient à M. Leroux, d'autres qui désiraient ardemment que les travaux fussent confiés à M. Coquet ; un seul soutenait énergiquement M. Normand à cause de la faveur toute spéciale dont il avait été l'objet de la part du jury. Tous, pourtant, étaient décidés à refuser de faire exécuter un plan, quel qu'en fût l'auteur, sans être fixés sur ce qu'il coûterait ; tous aussi étaient d'avis que l'architecte ne serait choisi définitivement que le jour où ses plans et ses devis auraient été approuvés par eux.

Sachant qu'il n'était point *persona grata* auprès de la Commission, M. Normand jouait serré. Il ne voulait, sous aucun prétexte, lui livrer ses plans et ses devis, parce qu'il craignait qu'elle ne donnât connaissance de leurs dispositions générales et même particulières à l'un de ses concurrents qu'on avait l'intention, depuis quelque temps, de charger de l'exécution des travaux. Ces craintes de communication à des tiers et de dépossession possible à leur avantage résultent clairement de l'interrogatoire que subit M. Normand dans la séance du 23 mai 1884. Si, en effet, ses réponses sont précises, elles ne sont pas exemptes pour cela de sous-entendus. Le président lui ayant demandé pour quel motif il avait refusé d'envoyer ses plans et ses devis anciens et nouveaux à la Commission, il répondit que les plans et les devis dont il était porteur n'étaient pas compréhensibles en dehors de sa présence ; c'est pourquoi il avait tenu à fournir lui-même les explications désirables.

Un administrateur exprima alors le désir qu'il déposât au secrétariat ses plans et devis afin qu'on pût les examiner à loisir et les faire étudier par un homme de l'art. M. Normand déclara ne pouvoir accéder à ce désir parce qu'il n'admettait d'autre contrôle que le conseil des bâtiments civils et celui des inspecteurs des établissements de bienfaisance. A ce moment-là, un autre administrateur prit la parole et le pria de lui dire s'il s'engagerait à faire exécuter les plans qu'il avait établis sans dépasser le chiffre porté à son devis. M. Normand refusa de prendre un engagement de ce genre (1).

La Commission renvoya à une date ultérieure la détermination

(1) Archives de l'Hôpital. Registre des délibérations.

qu'elle avait à prendre à l'égard de M. Normand, afin que chacun eût le temps de réfléchir sur les avantages et les inconvénients qu'il y aurait à le conserver en qualité d'architecte du nouvel Hôpital. Ce fut le 5 juin 1884 qu'elle prit un parti définitif dans la question qui était à son ordre du jour depuis plusieurs mois. Dès l'ouverture de la séance, plusieurs membres de la Commission furent d'avis de s'adresser à un autre architecte dans le but d'obtenir des garanties qui leur avaient été refusées jusqu'alors. Un autre administrateur objecta que les arguments invoqués contre M. Normand ne lui paraissaient pas assez sérieux pour justifier son exclusion. Une décision contraire à celle du jury ferait peser sur la Commission une responsabilité dont elle avait voulu se décharger en instituant un concours limité, et elle amènerait infailliblement des retards dans la construction de l'Hôpital.

L' Hôpital thermal civil de la Croix-des-Renards.

A la majorité de six voix contre une, il fut résolu qu'on entendrait les autres lauréats, MM. Buchard et Coquet, et qu'on chargerait des travaux de l'Hôpital celui des deux qui fournirait les conditions les plus avantageuses. A la séance du 8 juin suivant, MM. Buchard et Coquet prirent l'un et l'autre l'engagement de fournir gratuitement des plans et devis dans le délai de trois mois, de ne pas dépasser les prix qu'ils y auraient portés et même de payer sur leurs honoraires les primes dues par l'Hospice aux autres lauréats du concours. Toutes ces promesses ayant été stipulées par écrit, les deux candidats se mirent à l'œuvre chacun de son côté.

Le 9 septembre 1884, M. Coquet déposait au secrétariat de l'Hôpital son projet, ainsi qu'il l'avait promis. M. Buchard étant tombé malade fin août demanda, pour remettre le sien, un délai de quinze jours que la Commission eut la cruauté de lui refuser. M. Coquet n'avait plus désormais de compétiteur et devenait, *ipso facto*, l'architecte du nouvel Hôpital. La Commission n'examina même pas les plans qu'il lui avait fournis ; elle se contenta de charger M. Saugère, architecte à Vichy, de vérifier les devis qu'il avait présentés. Au bout d'une dizaine de jours, M. Saugère déclara que le chiffre de la dépense s'élevait à 1.342.223 francs au lieu de 1.308.000. Cette différence de 34.223 francs provenait presque uniquement d'un seul article sur lequel il existait une erreur matérielle de 29.000 francs ; les autres différences s'élevant à 5.000 francs étaient de faible importance pour un travail aussi étendu (1).

(1) Voir Archives de l'Hôpital.

Cet exposé transporta de joie la Commission qui manda aussitôt M. Coquet. L'entrevue qui eut lieu trois jours après fut des plus cordiales. On le félicita chaudement de ce que ses devis avaient été faits avec toute la sincérité possible, de ce que la moyenne des prix qu'il avait établis était sensiblement supérieure à celle en usage dans le pays, que par conséquent il y avait lieu de compter à l'adjudication sur un rabais de 10 % et de ce qu'enfin, en exécutant le projet tel qu'il était conçu, l'administration ne serait pas exposée à une majoration de dépenses. Dix ans plus tard, il est probable que la Commission aurait mêlé à ce concert d'éloges quelques récriminations sur la manière dont les travaux avaient été conduits et sur ce qu'ils avaient coûté.

Aussitôt que le Conseil des bâtiments civils et les inspecteurs généraux des établissements de bienfaisance se furent prononcés sur le projet de M. Coquet, l'administration dressa le cahier des charges, et le 4 mai 1885 on procédait à l'adjudication des travaux du nouvel Hôpital. Deux ans plus tard, il était en partie terminé, si bien que le 18 août 1887 on discuta la date de son inauguration ainsi que le programme des fêtes qu'on ferait à cette occasion. Afin de donner à la cérémonie le plus d'éclat possible, on décida qu'une délégation de deux membres du conseil municipal et de deux membres de l'administration hospitalière se rendrait à Paris pour inviter les ministres de l'intérieur et du commerce à y assister. Un grand banquet réunirait à l'hôtel des Thermes toutes les notabilités du département, sénateurs, députés, conseillers généraux, etc., etc.

Ce fut le 23 octobre 1887 qu'eut lieu la cérémonie de l'inauguration. Les ministres n'ayant pu quitter Paris à cause de l'ouverture des Chambres, c'est à M. Monod, directeur général de l'Assistance publique, que fut confié l'honneur de la présider.

Pendant tout l'hiver qui suivit, les sœurs procédèrent, sous la direction de l'économe, M. Gaspard Mallat, au déménagement du mobilier du vieil Hôpital, et le 16 mai 1888 les malades de la première série s'installaient dans les salles du nouvel Hôpital thermal.

Cet établissement comporte deux grands pavillons dont la direction est parallèle à celle du boulevard de l'Hôpital, qui passe devant la porte d'entrée. Ils sont placés dans la même enceinte murée que l'Hôpital civil et l'Hospice, au lieu dit la Croix-des-Renards, et ils sont situés au milieu d'un plan incliné dont le point culminant serait l'Hôpital stoire des Eaux minérales de Vichy.

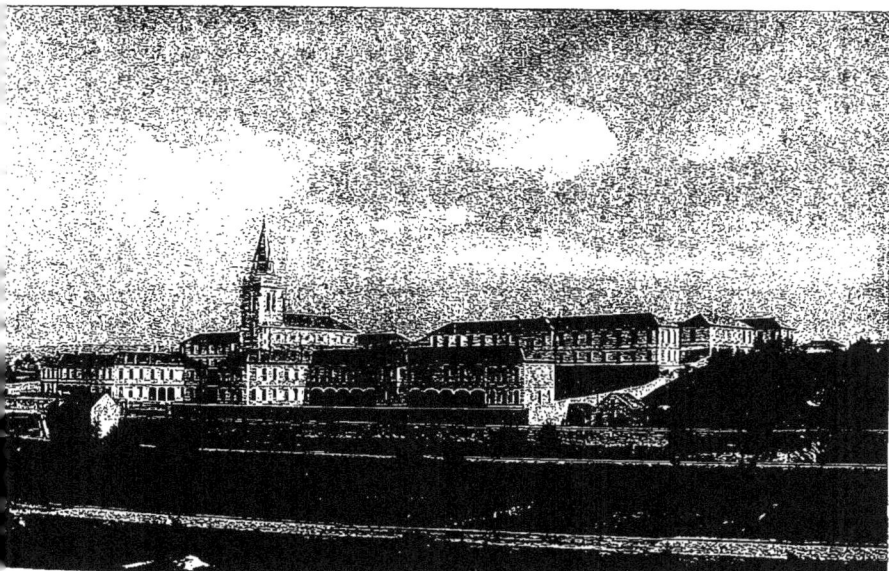

Le nouvel Hôpital thermal Civil

G. STEINHEIL, Editeur.

civil et le plus bas le boulevard dont nous venons de parler. Leurs services sont entièrement distincts de ceux de l'Hôpital civil dont ils sont éloignés de plus de cinquante mètres. Des jardins potagers et d'agrément, un grand mur de soutènement les séparent les uns des autres, tandis que des galeries couvertes et des chemins latéraux relient entre eux les espaces qu'ils occupent réciproquement. Il s'ensuit que l'Hôpital thermal occupe le plan inférieur du territoire de la Croix-des-Renards et l'Hôpital civil le plateau ou plan supérieur dit des Garets.

L'Hôpital thermal civil comprend deux grands bâtiments avec chacun une annexe de date récente. Celui qui se trouve à gauche de la porte d'entrée est réservé aux hommes et celui qui est à droite de la cour d'honneur est affecté aux femmes.

Commençons par décrire le premier parce qu'il s'offre immédiatement aux pas du visiteur. Sa direction est longitudinale et presque parallèle à la grille d'entrée et au mur de clôture de la maison hospitalière. A l'Est et à l'Ouest il est entouré de jardins, au Nord il confine au chemin de ronde, au Midi à la grande galerie couverte conduisant à la montée d'escalier qui mène sur le plateau où se trouvent l'Hospice et l'Hôpital civil.

On l'a désigné prosaïquement sous le nom de bâtiment A. Nous continuerons à l'appeler ainsi. Il se compose d'un rez-de-chaussée et d'un premier étage dont la distribution a été bien comprise pour la plus grande partie de leur étendue.

Le rez-de-chaussée est divisé en deux parties à peu près égales par la montée d'escalier qui mène au premier étage. Une large galerie à jour ayant aspect à l'Ouest le côtoie dans toute sa longueur. Elle sert de promenoir aux malades et de refuge pendant la pluie ou lorsque le soleil est trop ardent.

Quand on arrive par l'extrémité méridionale de cette galerie on trouve tout d'abord, à droite, le réfectoire, qui est vaste mais un peu sombre. Quoique confortable et suffisant, son aménagement est peu luxueux.

Immédiatement à la suite on aperçoit la cage d'escalier du premier étage, en arrière de laquelle est adossée une annexe connue sous le nom de Bâtiment neuf.

Après la montée de l'escalier est installée une petite infirmerie fort appréciée, quoique ne contenant qu'un lit. Elle sert, en effet, d'asile à un malade gênant qui trouble la tranquillité de ses camarades.

Immédiatement après l'infirmerie est le vestiaire. Sa superficie et sa disposition générale sont identiques à celles du réfectoire. Il est muni de porte-manteaux et de numéros sous lesquels les pensionnaires peuvent attacher leurs valises. Ainsi que le réfectoire, il a vue sur des jardins.

Au fond de la galerie — extrémité Nord — sont disposées deux chambres contiguës pour les infirmiers. Le premier étage contient deux grands dortoirs. Celui qui est à droite de l'escalier porte le nom de Delarbre, celui qui est à gauche s'appelle Prunelle. Chacun d'eux compte deux rangées de lits de dix-huit chaque ; l'une est à droite de la porte d'entrée et l'autre à gauche.

Entre les salles Prunelle et Delarbre est un vaste hall dans lequel on trouve, en avant, de beaux lavabos pour les malades ; à droite des water-closets parfaitement conditionnés ; et, à gauche, le cabinet des médecins qui paraît un peu exigu.

Le bâtiment neuf ou annexe est perpendiculaire au bâtiment A. Beaucoup plus petit que lui, il s'enfonce comme un coin entre le réfectoire et le vestiaire, en arrière de la cage d'escalier. Il se compose d'un *rez-de-chaussée* et d'un *premier étage*.

On trouve trois pièces au rez-de-chaussée : 1° un laboratoire d'analyses vaste et bien éclairé ; 2° à côté, un cabinet pour le médecin ; 3° une cuisine assez spacieuse, munie d'un office pour le service du réfectoire.

Au premier étage du bâtiment A, il part du cabinet du médecin une galerie qui conduit au premier étage du bâtiment neuf. On y trouve successivement : 1° des water-closets pour le tamisage des matières fécales quand on veut rechercher la présence des calculs biliaires ; 2° une petite tisanerie assez commode ; 3° une chambre de bains pour les cas urgents ; 4° au fond, on aperçoit une infirmerie contenant deux lits avec croisée sur les jardins.

Toute cette distribution est parfaitement comprise.

Quant aux lits, ils sont très larges et fort propres. Une distance de 0^m80 les sépare les uns des autres dans les salles Delarbre et Prunelle, et une hauteur de plafond de cinq mètres fournit un cube d'air suffisant, étant donné que la longueur et la largeur de chacune d'elles sont respectivement de vingt-neuf et neuf mètres linéaires.

Le bâtiment A n'est pas entièrement isolé. A son extrémité Sud il est relié au pavillon occupé par les bureaux de l'administration, le logement de l'économe et la loge du concierge, et forme avec lui une équerre assez régulière.

On arrive au service des femmes en traversant la cour d'honneur et en côtoyant le pavillon habité par le directeur de l'Hôpital.

Ainsi que celui des hommes, ce service se compose de deux parties : le bâtiment B et le bâtiment neuf. Ils sont limités au Nord par la cour d'honneur, à l'Ouest par une route menant à l'Hôpital civil, à l'Est par des jardins et au Midi par des champs et le pavillon des malades payants. Leur direction, leur disposition extérieure et intérieure sont presque identiques à celles des deux bâtiments affectés au service des hommes.

Au rez-de-chaussée on trouve une longue galerie à jour sur laquelle viennent déboucher le réfectoire et le vestiaire. De son milieu part l'escalier qui mène au premier étage, et en arrière la porte qui donne accès au bâtiment neuf dont nous parlerons bientôt.

Le réfectoire ne laisse rien à désirer sous tous les rapports. L'office qui lui est attenant est bien compris et fort commode. Quant au vestiaire, il manque de croisées larges et élevées sur la galerie. Des modifications et agrandissements s'imposent donc dans cette partie du bâtiment B.

Le premier étage se compose de deux belles salles. A gauche, celle de Noailles compte 41 lits distants entre eux de 0^m60 seulement. Sa forme est rectangulaire avec croisées de chaque côté et une au fond. Elle a été peinte tout récemment, son plafond est assez élevé et elle a un joli parquet de chêne.

A droite, la salle Gramont contient 51 lits. Elle est divisée en deux parties ; la plus grande, qui est rectangulaire, avec deux rangs de croisées et une au fond, a 39 lits ; la plus petite, qui forme équerre avec la précédente et se trouve placée sur les appartements mêmes du directeur, n'en a que 12. Elle reçoit la lumière au Nord par la cour d'honneur, et au Sud par les jardins.

L'intervalle entre chacun des lits de ces deux dortoirs est de 0^m60.

En haut de l'escalier et entre les salles Noailles et Gramont s'aperçoivent deux beaux et commodes lavabos, un pour chacune d'elles.

Le bâtiment neuf a, comme le bâtiment B et ainsi que le bâtiment neuf des hommes, un rez-de-chaussée et un premier étage.

Il y a trois pièces au rez-de-chaussée : un vaste laboratoire à gauche duquel est une petite salle réservée à l'examen des femmes atteintes de maladies utérines. Un cabinet de médecin est attenant à ce laboratoire et communique avec lui.

Au premier étage il y a cinq pièces. Tout d'abord, on rencontre un cabinet de médecin à droite duquel est disposée une salle pour la recherche et l'examen des calculs rendus par l'intestin. A côté d'elle est la tisanerie, un peu exiguë mais parfaitement agencée ; puis une chambre de bains fort luxueuse. Au fond de cet appartement se trouve l'infirmerie qui comprend deux lits tout neufs.

Enfin, chose essentielle à noter : au rez-de-chaussée du bâtiment B, entre le réfectoire et le vestiaire, deux beaux et commodes cabinets d'aisances desservent les deux salles de femmes.

Pour être admis à l'Hôpital thermal, il faut adresser une demande à l'administration et y joindre : 1° un extrait du rôle délivré par le percepteur constatant qu'on ne paie pas plus de 10 francs d'impôt ; 2° un certificat d'indigence du maire de la commune ; 3° un certificat du médecin traitant indiquant le nom de la maladie et la nécessité qu'il y a de la combattre par les Eaux de Vichy. Sur le vu et d'après l'examen de ces pièces diverses, la Commission avise le postulant que sa demande est prise en considération, qu'il devra se présenter au secrétariat à une date déterminée et que le jour de son admission il devra verser ou faire verser 2 fr. 25 par jour, soit 45 francs, pour toute la durée de sa saison.

Ce prix de pension est abusif. L'Hôpital thermal est un établissement national qui a été créé et doté par l'Etat. Ses revenus annuels, qui s'élèvent présentement à plus de 250.000 francs, proviennent du droit qu'il possède sur les principales sources de Vichy et qui remonte à près de deux siècles. Tous les gouvernements qui se sont succédé depuis cette époque ont reconnu et solennellement consacré ce droit. C'est donc à la nourriture, au logement et au traitement des pauvres de France ayant besoin des Eaux de Vichy pour le rétablissement de leur santé que cette somme importante doit être employée. Lui faire suivre une autre destination, c'est aller contre l'intention du législateur.

Il y a six saisons chaque été pour les malades thermaux : la première du 17 mai au 7 juin, la deuxième du 9 juin au 30, la troisième du 1er juillet au 22, la quatrième du 24 juillet au 14 août, la cinquième du 16 août au 7 septembre et la sixième du 9 septembre au 30. Les deux premières et les deux dernières sont attribuées à l'Allier et aux départements limitrophes, les troisième et quatrième à ceux qui sont le plus éloignés. Six ou sept cents malades des deux sexes y sont soignés chaque année. Le personnel comprend une sœur de charité et un infirmier ou une infirmière pour chaque salle. Dix médecins assurent le service à tour de rôle et ne reçoivent pas d'indemnité de l'administration, ni de rétribution de leurs malades pour leurs soins, contrairement à ce qui se passe ailleurs pour certains de leurs confrères.

L'Hôpital thermal civil de la Croix-des-Renards.

Les affections dont sont atteints les hôtes de l'Hôpital sont de même nature que celles qu'on traite en ville, mais elles en diffèrent sensiblement au point de vue de la gravité et notablement en ce qui concerne le pourcentage. Ainsi la goutte s'y observe exceptionnellement, le diabète rarement, la lithiase urique pas très souvent ; par contre, les maladies de l'estomac et du foie y forment un énorme contingent.

Avant de terminer cette étude sur l'Hôpital thermal civil, nous croyons devoir émettre, très brièvement, quelques appréciations qu'il nous eût été difficile de placer ailleurs.

Les voici en quelques phrases :

L'Hôpital thermal date de 1696. C'est à lui et pour lui que furent octroyées les lettres patentes de 1716, que des donations et legs testimoniaux furent attribués ; et c'est en sa faveur que des quêtes à la Cour de France furent organisées chaque année.

Affecté primitivement au service des malades civils et militaires de toute la France qui avaient besoin des Eaux minérales, il devint exclusivement civil à partir de 1847.

C'est l'Hôpital thermal qui, aujourd'hui et depuis longtemps déjà, entretient l'Hôpital civil et l'Hospice et leur fournit les moyens d'existence grâce à sa dotation de 1716. Ce sont encore les économies provenant des revenus de l'Hôpital thermal qui ont permis en 1887 le transfèrement de l'Hôpital tout entier.

Si l'Hôpital thermal et l'Hôpital civil ont une même administration, le même personnel de sœurs et d'infirmiers, c'est seulement par mesure d'économie ; mais ils n'ont jamais eu les mêmes médecins et leurs malades ont toujours été soumis à une règlementation et à un régime différents. Ils ont en somme une existence contiguë et non commune.

CHAPITRE VI

L'HOPITAL MILITAIRE THERMAL

L A conquête de l'Algérie ayant nécessité des expéditions nombreuses et le séjour sur le territoire africain d'une forte armée, le Gouvernement ne tarda pas à s'apercevoir qu'il était obligé de rapatrier beaucoup de soldats à cause des fièvres intermittentes, des dysenteries et des hépatites dont ils étaient atteints. Toutes ces maladies étant traitées avantageusement par les Eaux de Vichy, le ministre de la guerre fit demander à l'administration hospitalière de cette ville (1) de bien vouloir mettre à sa disposition une ou deux salles assez vastes pour loger quarante ou cinquante militaires pendant la saison d'été, au prix de 1 fr. 50 par jour.

L'Hôpital militaire thermal.

La Commission, composée en majorité de gens à l'esprit étroit, ne crut pas devoir répondre à cette invitation. Plusieurs lettres de rappel lui furent adressées : même silence. Enfin, le préfet de l'Allier, Méchin, se vit obligé de se rendre à Vichy afin de s'enquérir des motifs de ce mutisme. Le maire ayant eu vent sans doute de ce déplacement, partit en voyage, de telle sorte que le préfet revint à Moulins sans avoir pu se renseigner sur ce qui l'intéressait. Mécontent de ce sans-gêne, il ordonna formellement à la Commission (2) de faire préparer un projet comportant des constructions nouvelles suffisamment importantes pour loger cinquante malades.

Ce travail fut confié à Roze Beauvais, architecte de l'Etablissement thermal, quoique la préfecture eût préféré de beaucoup Esmonnot. Néanmoins, elle n'insista pas trop afin d'obtenir une prompte solution,

(1) 7 juin 1842. Voir Décoret.
(2) 4 et 7 septembre 1842. Voir Décoret.

car le ministre de la guerre désirait que les locaux fussent prêts à recevoir les malades dès l'ouverture de la saison thermale de 1843.

Roze Beauvais, qu'on avait menacé de révocation à plusieurs reprises, parce qu'il avait manifesté un peu trop d'indépendance vis-à-vis de l'administration supérieure, se mit aussitôt à l'œuvre, et le 26 février 1843 il remettait à la Commission un plan avec un devis s'élevant à près de 20.000 francs.

On rédigea séance tenante une délibération par laquelle cette somme serait à la charge de l'Etat, ainsi que les frais d'ameublement, literie, lingerie et autres accessoires du service thermal ; que l'Hôpital resterait seul propriétaire des constructions et du mobilier dans le cas où leur destination serait changée par l'autorité supérieure, enfin que dans ces conditions on acceptait le prix de 1 fr. 50 proposé. Un mois plus tard, l'inspecteur des Eaux, Prunelle, approuvait l'étude de Roze Beauvais et le préfet l'homologuait également ; rien, désormais, ne s'opposait plus à son exécution. Mais cette fois-ci ce fut le ministre de la guerre qui mit obstacle à sa réalisation. Il prétendit que l'endroit choisi pour bâtir des salles capables de loger quarante ou cinquante malades n'était pas assez spacieux, qu'il était trop retiré et mal ensoleillé et qu'il serait préférable d'élever ces constructions sur la façade de l'établissement de l'Hôpital. Le projet de Roze Beauvais fut remanié, élargi, et le devis atteignit alors le chiffre de 29.000 francs, non compris le mobilier qui était évalué à 12.000 francs. A son tour, la Commission administrative refusa son approbation sous le vain prétexte qu'elle ne pourrait jamais acquitter une aussi forte dépense (1).

L'autorité supérieure eut beau multiplier ses instances, elle ne put parvenir à lui faire rompre le silence. Cependant, à la suite d'une démarche personnelle de l'intendant militaire de Clermont-Ferrand, la Commission se décida à délibérer de nouveau sur cette question, mais ce fut pour refuser plus énergiquement encore que précédemment les propositions du gouvernement. En effet, dans sa séance du 14 juillet 1846, elle exprimait le regret qu'on n'eût pas accueilli ses propositions favorablement dès le début, parce que les fonds dont elle aurait pu disposer à ce moment-là avaient reçu une autre affectation, et qu'il lui était impossible de s'en procurer d'autres. Voulant, néanmoins, témoigner jusqu'au bout sa bonne volonté, elle offrait au ministre de la guerre, dans l'intérêt de l'armée et par mesure de philanthropie, les deux salles

(1) 1er octobre 1844.

des malades buveurs d'eaux, pendant août et septembre, à raison de
1 fr. 50 par jour (1).

Les motifs invoqués dans cette délibération ne reflétaient qu'à demi la pensée intime de la Commission. Certains de ses membres, en effet, pressentaient que dans un avenir prochain l'Hôpital serait déplacé, par suite de l'agrandissement de Vichy, et que par conséquent toutes ces dépenses étaient superflues. D'autres insinuaient que la présence de militaires dans un établissement où il existait un orphelinat était contraire aux bonnes mœurs.

Le mauvais vouloir de la Commission vis-à-vis de l'Etat était des plus manifestes, mais il était facile d'en triompher, à condition qu'on connût positivement le but poursuivi et qu'on montrât plus de suite dans les idées. Pendant tous ces pourparlers, qui durèrent quatre ans, il y eut de fréquents courants d'opinion au ministère de la guerre. Au début des négociations, on y était partisan d'un Hôpital thermal mixte, comprenant à la fois des militaires et des civils ; à partir de 1844 on l'était beaucoup moins, et au commencement de 1846 on inclinait fortement vers la création d'un établissement hospitalier indépendant. Le terrain était donc fortement miné lorsque parut la délibération du 14 juillet 1846 qui fut suivie d'une rupture complète entre les parties en cause.

Entamer de nouvelles négociations sur d'autres bases eût été, de la part du ministre de la guerre, faire aveu d'impuissance et porter atteinte à la dignité de l'armée. Les convenances ont des règles qu'il ne faut pas enfreindre et des limites qu'on ne doit pas franchir. Du moment que la Commission de l'Hospice se bornait à proposer, *dans un but philanthropique*, de mettre à la disposition des militaires les salles occupées par les indigents, *après leur départ*, il n'y avait plus à discuter, car si le ministre eût accepté cette proposition, sa conduite eût soulevé de légitimes protestations de la part de ceux chez qui bat un cœur généreux (2). Les soldats qui tombent malades au service de la patrie ne peuvent pas être assimilés aux indigents qui n'ont rien fait pour elle. Ils constituent une catégorie spéciale d'hospitalisés qui n'est certes pas la moins intéressante de toutes.

La situation que la Commission créait aux militaires n'avait rien

(1) Voir Décoret, t. II.
(2) *Moniteur universel*. Rapport de Richond des Brus, lu à la Chambre des députés à la séance du 12 mars 1847.

de séduisant, car la combinaison à laquelle on s'était arrêté ne résol
vait qu'une partie du problème. Elle consentait à loger les sous-
officiers et les soldats, mais les officiers, à quelque grade qu'ils appar-
tinssent, étaient obligés d'habiter en ville et d'y prendre leurs repas.
A vrai dire, on leur accordait une indemnité de séjour, mais elle était
loin d'être suffisante pour les défrayer de tous leurs déboursés. A
l'égard des sous-officiers et des soldats, elle faisait preuve de sentiments étroits, peu généreux. Le régime alimentaire de la maison était
insuffisant au double point de vue de la qualité et de la quantité.
Bien qu'elle reconnût qu'il n'était pas assez substantiel pour des
hommes jeunes et affaiblis par un long séjour aux colonies, la Commission se refusait absolument à l'améliorer en faveur des soldats qui
lui seraient confiés.

Pour créer un Hôpital militaire thermal indépendant, il fallait ou
construire un immeuble ou en acheter un dans lequel on installerait
tous les services à peu de frais ; c'est à cette dernière combinaison
que s'arrêta le ministre de la guerre. Il envoya à Vichy une commission composée du sous-intendant militaire Duplantier, du capitaine
du génie Davoust et du médecin militaire Barthez.

Ces trois commissaires se réunirent à Vichy à la fin de la saison
thermale de 1846 et se mirent à chercher les maisons susceptibles
d'être transformées, à peu de frais, en Hôpital thermal, et qui ne
seraient pas trop éloignées des sources les plus fréquentées de la
station, afin que les militaires en traitement pussent s'y rendre sans
trop de fatigue. Deux maisons attirèrent plus particulièrement leur
attention : c'étaient les hôtels Montaret et Cornil. Le premier n'était
séparé de la Grande-Grille et de l'Etablissement des bains que par une
rue qui s'appelait Cunin-Gridaine. Il était exposé à l'Ouest et comprenait un jardin de 40 ares, mais la construction était en mauvais
état et la distribution intérieure défectueuse sur plusieurs points.
Le propriétaire en demandait 140.000 francs.

L'hôtel Cornil était situé à l'entrée de Vichy. Le bâtiment principal,
entièrement isolé, était séparé de la route par une cour de 13ᵐ50
de large, plantée d'arbres. Il mesurait 34ᵐ80 de long sur 15ᵐ60 ;
il était exposé au Midi et se trouvait à cent et quelques mètres de
l'Etablissement thermal et de la Grande-Grille et en face de la source
Lucas. Les jardins qui l'entouraient de divers côtés en rendaient le
séjour agréable et hygiénique et permettaient en outre de construire

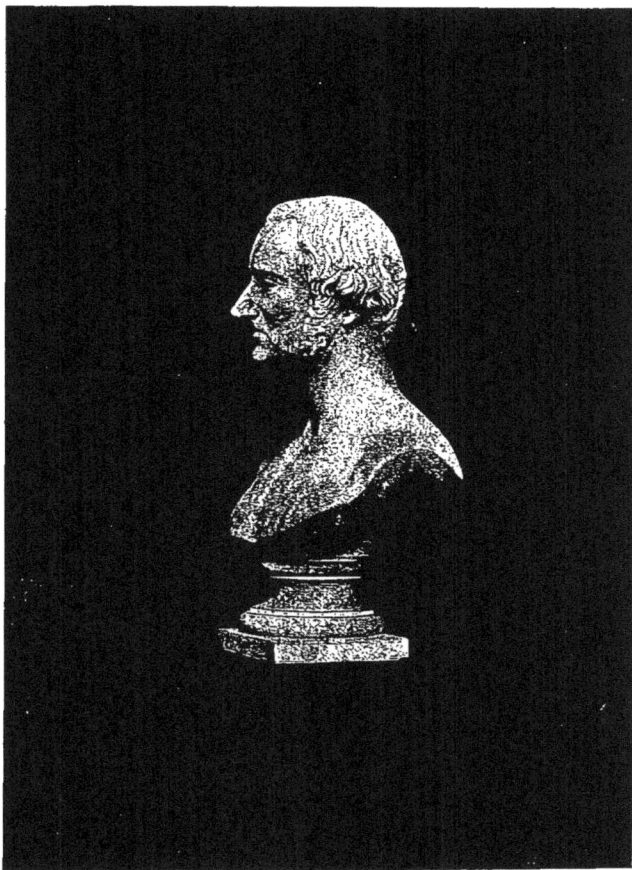

Le Docteur François Barthez

(1801-1868)

(D'après un buste en marbre de Badiou de Latronchère - 1859.)

G. STEINHEIL, Editeur.

de nouveaux pavillons si le nombre croissant des malades l'exigeait, car leur superficie totale était de 109 ares.

La Commission le visita dans tous ses détails, et elle constata qu'il était ainsi distribué :

Au rez-de-chaussée : cuisine et accessoires, salle à manger, vaste et beau salon, logement pour les maîtres de l'hôtel et les domestiques.

Le premier étage était divisé par un corridor longitudinal de 1ᵐ95 de large, ouvert sur les deux pignons et donnant accès à dix-sept chambres dont neuf avec cabinet et huit avec cheminée.

Le second étage était distribué comme le premier : dix-sept chambres dont neuf avec cabinet et huit avec cheminée.

Le troisième étage comprenait dix-sept chambres éclairées par des châssis à tabatière ; plus un grenier servant de magasin.

Il y avait des fosses d'aisances aux deux extrémités et deux cabinets à chaque étage.

Les autres bâtiments servaient de grange, écurie, buanderie, logement du jardinier.

Enfin l'hôtel était pourvu d'une pompe alimentée par un puits de 8 mètres de profondeur.

Toute la propriété était entourée de murs et plantée d'arbres à fruits et en vigne (1).

La Commission acquit en outre la conviction que les bâtiments étaient bien construits et fort solidement établis (2) ; que l'hôtel était dans la meilleure situation qu'on pût désirer, et qu'à l'aide de quelques travaux d'appropriation de peu d'importance, il pourrait parfaitement convenir à un hôpital.

Ainsi que le propriétaire de l'hôtel Montaret, celui de l'hôtel Cornil réclamait de son immeuble et de ses dépendances, y compris les glaces et l'ameublement du salon, la somme de 140.000 francs. Sans s'attarder davantage, la Commission signa avec lui une promesse de vente, et s'occupa de la distribution de l'Hôpital militaire thermal futur. Elle le comprenait ainsi :

Au rez-de-chaussée se trouverait la cuisine, la dépense, la salle des conférences, la salle à manger des officiers, le logement du comptable, la lingerie et la pharmacie.

(1) Voir rapport Richond des Brus, *loc. cit.*
(2) Dans ses lettres, Prunelle semble être d'un avis opposé. Voir bibliothèque des Sciences médicales de Vichy.

Au premier étage, il y aurait douze chambres à deux lits pour les officiers qui, à l'aide d'un escalier pouvant être construit plus tard, seraient complètement isolés des soldats. Plus, dans la partie Ouest, un dortoir où seraient placés vingt-neuf lits pour les sous-officiers et les soldats.

Au second étage, il y aurait encore pour les sous-officiers et les soldats vingt-neuf lits. L'espace qui les séparerait était calculé de manière à donner à chaque homme du premier étage 25 mètres cubes d'air et au deuxième 24 mètres cubes.

Il y aurait en outre, au second étage, une infirmerie pour six malades.

Au troisième étage seraient logés les soldats infirmiers.

Dans le bâtiment des granges on pourrait placer le vestiaire, loger le portier et le détachement. Une partie serait réservée pour installer des baignoires et les appareils nécessaires à l'administration des eaux.

Enfin les jardins pourraient être appropriés pour des jeux d'agrément et des promenades.

Quant à l'organisation et à l'ameublement de l'établissement, ils seraient des plus faciles et des moins dispendieux. Le personnel des officiers de santé, le personnel administratif et les infirmiers seraient détachés des établissements hospitaliers de l'intérieur. Quant au mobilier et aux baignoires et tous les objets de service, ils seraient pris dans les magasins des hôpitaux qui ont des approvisionnements suffisants.

Ce n'était pas tout que d'avoir un hôtel capable d'être transformé rapidement en hôpital thermal, mais il fallait encore disposer de l'eau minérale nécessaire pour l'usage des malades. Le 27 octobre 1846, le ministre de l'agriculture et du commerce Cunin-Gridaine, dont la sollicitude pour Vichy ne se relâcha jamais, s'empressa de combler cette lacune en s'engageant à mettre à la disposition de l'Hôpital militaire 12 mètres cubes d'eau du Puits Carré, c'est-à-dire la quantité nécessaire pour quatre-vingts bains au moins. Il imposait seulement la condition que les conduites d'adduction et de vidange, les pompes, les réservoirs indispensables pour les eaux chaudes et froides, les chaudières, etc., seraient à la charge du département de la guerre (1).

Il n'y avait plus dès lors qu'à demander un crédit au Parlement pour l'acquisition de l'hôtel Cornil et sa transformation en Hôpital

---

(1) Voir *Moniteur universel*, rapport Richond des Brus, *loc. cit.*

militaire. C'est ce que fit le lieutenant-général Moline de Saint-Yon, ministre de la guerre, dans la séance du 12 février 1847. En déposant son projet de loi sur le bureau de la Chambre des députés, il réclama 140.000 francs pour solder son achat, et 20.000 francs pour installer l'Hôpital projeté. Quoique bien faible, cette dernière somme lui parut suffisante à cause du peu d'importance des travaux à exécuter. Ils consistaient, en effet : à établir dans la cuisine un fourneau central et quelques cloisons pour la lingerie ; à placer dans le quartier des officiers une cloison pour les isoler ; à enlever dans celui des soldats toutes les cloisons et à pratiquer quelques ouvertures dans le mur de refend ; dans le bâtiment des granges, à faire quelques cloisons, quelques mètres de plafond, à couvrir le sol de bitume ; à exhausser quelques portions du mur de clôture, etc., etc.

L'Hôpital militaire thermal.

Le 20 février suivant, la Chambre des députés nomma une Commission de neuf membres (1) pour examiner le projet du ministre de la guerre. Richond des Brus fut désigné comme rapporteur. On ne pouvait faire un meilleur choix à tous les égards. Le 12 mars il déposa son travail sur le bureau de la Chambre des députés, et le 20 mars le projet du ministre de la guerre était adopté sans discussion à la presque unanimité des membres présents.

Le 27 mars suivant la Chambre des pairs était à son tour saisie du projet du ministre de la guerre ; le 6 avril le rapport était déposé sur son bureau et trois jours après il était adopté après une discussion des plus approfondies. Dans cette séance, le marquis de Laplace fit entendre des vérités que nous nous plaisons à reproduire, parce qu'elles sont encore d'actualité. Il s'exprimait de la sorte : « L'établissement hospitalier qui est projeté à Vichy me semble approprié pour un bien petit nombre de malades. Cet Hôpital ne pourra contenir, en effet, que 24 officiers et 58 sous-officiers et soldats, et comme il y a deux saisons à Vichy, ce sont 48 officiers et 116 sous-officiers et soldats seulement qui pourront en bénéficier. J'ai trouvé que c'était peu pour une armée de 378.000 hommes, dont 98.000 en Afrique.

« Dans l'hôpital du Dey, à la porte d'Alger, il y a 2.000 malades, dont les neuf dixièmes, peut-être, sont affectés de ces maladies pour lesquelles les Eaux de Vichy paraissent souveraines. Pourra-t-on les

(1) Le baron Lelorgne d'Ydeville, Richond des Brus, Genty de Bussy, le général baron de Feuchères, le baron de Chabaud-Latour, Lestiboudois, le général comte Meynadier, Pagès et Ardant.

y envoyer avec un si petit nombre de places ? Dans ces conditions, l'hôpital projeté ne serait-il pas à peu près d'un secours illusoire pour les nombreux militaires de l'armée d'Afrique qui en ont le plus besoin ? »

Que dirait aujourd'hui le marquis de Laplace, en voyant la plus grande partie de nos forces militaires employées hors d'Europe dans des contrées où sévissent des maladies tributaires des Eaux de Vichy ?

Aux objections présentées contre son projet, le ministre de la guerre répondait que son collègue de l'agriculture et du commerce ne pouvait mettre à sa disposition que 12.000 litres d'eau minérale par jour, ce qui permettait de donner seulement quatre-vingts bains dans les vingt-quatre heures. Cet argument n'était pas sans réplique, car si le ministre de l'agriculture et du commerce avait épuisé toutes ses ressources, le ministre de la guerre n'avait pas encore entamé les siennes. A Vichy, la saison thermale commence le 1ᵉʳ mai et finit le 30 septembre ; elle dure donc cinq mois. En limitant chaque cure à vingt-cinq jours, c'est donc six cures que l'on pouvait faire et non deux, et 144 officiers et 348 sous-officiers ou soldats qui auraient pu en profiter, ce qui eût élevé des deux tiers les admissions.

Petit (de la Lozère), qui avait précédé à la tribune le marquis de Laplace, agita une cloche qui, à toute autre époque, eût jeté l'effroi dans le monde savant et parmi les baigneurs. « Il est, s'écria-t-il, de notoriété publique que Vichy n'offre pas une assez grande quantité d'eau minérale pour satisfaire aux besoins qui existent, de façon qu'on est obligé de faire usage d'eau commune qui n'est pas de l'eau de Vichy. »

L'honorable pair fit, sans doute, allusion dans ces quelques mots à la baisse du Puits Carré, à la suite du forage exécuté sur le Parc par les frères Brosson en 1843. Dans ce cas, il eût été assurément moins alarmiste quelques années après, car le débit de cette source remonta assez vite (1).

(1) Cette question du débit des sources de Vichy a été constamment agitée pendant la dernière partie du XIXᵉ siècle. On n'a jamais craint pour les buvettes et la consommation intérieure des malades. Mais, en voyant le chiffre des baigneurs et celui des bouteilles d'eau minérale transportées à l'étranger, en France et aux colonies, augmenter chaque année dans des proportions considérables, on concevait des inquiétudes sur le sort des bains, des douches et des divers compléments du traitement thermal. Depuis l'acquisition de la source du Pont de Champ de Cornes par la Compagnie Fermière et son adduction à Vichy, en 1906, ces craintes se sont dissipées, car son abondance (206.035 litres en 24 heures) permet de faire face à toutes les exigences du service, soit dans le présent soit dans l'avenir.

Malgré ces critiques sur la forme plutôt que sur le principe même du projet, la loi fut adoptée à une énorme majorité et promulguée le le 11 avril 1847 par le roi Louis-Philippe. L'Hôpital militaire thermal de Vichy était fondé (1).

L'Hôpital militaire thermal.

Aussitôt la promulgation de la loi, le ministre de la guerre fit informer le préfet de l'Allier qu'il avait l'intention d'ouvrir le 1er juillet suivant l'Hôpital militaire de Vichy et qu'une Commission spéciale, dont faisait partie M. Barrault, sous-intendant militaire à Moulins, allait se rendre sur les lieux pour arrêter la nomenclature définitive des travaux d'installation que réclamait la transformation de l'hôtel Cornil en maison hospitalière.

Avant de répondre, le préfet voulut connaître l'avis de l'ingénieur des mines François et de l'inspecteur des Eaux de Vichy, Prunelle, dont la compétence en hydrologie était universellement admise. Le 29 avril, Prunelle écrivit au préfet « que la délivrance des 12.000 litres d'eau minérale accordés par le ministre de l'agriculture et du commerce à l'Hôpital militaire a amené des difficultés de plus d'un genre. Il s'agit de mesurer ces eaux, de déterminer le lieu où elles seront prises et la manière dont elles seront conduites. Toutes ces questions, surtout la première, sont soumises à des difficultés qu'il faut résoudre avant tout, car du moment que l'Hôpital militaire est décidé, il faut que le service s'y fasse convenablement ». De son côté, François déclarait à la même date qu'il y avait « inopportunité à réunir la Commission de l'Hôpital militaire, car le règlement d'eau ne saurait être pratiqué avant le mois de septembre, parce qu'il faut pour cela que l'usine des Capucins fonctionne et qu'il faut surtout que les niveaux normaux du Puits Carré soient rétablis ».

Après ces explications, la Commission instituée par les ministres de la guerre et du commerce pour régler cette délicate question de prise, de mesurage et d'adduction d'eau minérale à l'Hôpital militaire fut ajournée au 13 décembre 1847. Durant cette longue période de sept mois, François avait retourné cette question sur toutes les faces et l'avait épluchée dans ses moindres détails. Le 25 août 1847 il adressait au ministre de l'agriculture et du commerce un long rapport dans lequel il disait : « Que c'était à la source du Puits Carré qui alimentait le grand Etablissement qu'il faudrait prendre les 12.000 litres promis

(1) *Moniteur universel.* Chambre des pairs, séance du 9 avril 1847.

à l'Hôpital militaire, parce que c'était la seule qui pût se prêter à ce mode de partage permanent, facile et régulier.

« Si l'on venait, ajoutait-il, réclamer le partage des Eaux aux réservoirs de l'usine des Capucins après qu'elles y auront été élevées par les pompes actuellement en construction, par cession d'un réservoir spécial, il faudrait dès aujourd'hui dire qu'une telle demande est entièrement inadmissible. »

Il faut croire que le ministre de l'agriculture et du commerce n'était pas encore convaincu par cet exposé clair autant que précis et qu'il réclamait de plus amples explications, car le 3 octobre suivant François lui notifiait :

« 1° Qu'on ne pouvait prendre les eaux destinées à l'Hôpital militaire aux réservoirs des Capucins, qui suffisaient à peine à assurer le service pendant l'été ;

« 2° Que le Puits Carré est la seule source sur laquelle puisse être pratiquée la prise d'eau de l'Hôpital militaire ;

« 3° Que cette prise d'eau se fera sur le corps de la cloche d'émergement du Puits Carré ;

« 4° Que les deux administrations (commerce et guerre) auront dans l'aqueduc de la rue Lucas droit de vidange des eaux douces et minérales ;

« 5° Que l'administration du commerce aura seule le droit aux eaux pluviales ; mais que l'administration de la guerre devra s'interdire expressément la vidange des eaux pluviales et de ses eaux ménagères. »

Sachant qu'il ne pourrait assister à la conférence de la Commission par suite du retard apporté à sa réunion, François tint à renseigner le ministre sur tous les points délicats qui pourraient y être soulevés. Il savait notamment que l'administration de la guerre voulait agiter à la réunion la question d'un forage dans le jardin de l'Hôpital militaire. « Si j'étais présent, exposait-il, je protesterais » (1).

Pour quel motif ? Il va nous l'apprendre en quelques lignes : « Je ne puis m'écarter de ce principe, ajoutait-il, à savoir que l'acide carbonique est un agent physique et chimique indispensable non seulement à la conservation de la minéralisation originelle des Eaux de Vichy, mais aussi à l'ascension et par conséquent à la conservation du volume de nos sources. Cela posé, tout forage pratiqué au voisinage des sources actuelles peut leur porter une atteinte grave, irrémédiable,

(1) Archives de l'Allier, X, 623.

par suite de la facilité qu'il offre au dégagement de gaz acide carbonique souterrain non seulement à l'extérieur, mais aussi au travers des terrains perforés. » Le motif qu'il invoque n'a rien de spécieux, c'est la vérité même. Malheureusement, on s'en est beaucoup trop écarté, dans le bassin de Vichy, pendant ces vingt-cinq dernières années.

L'Hôpital militaire thermal.

Ainsi qu'il avait été convenu, la conférence chargée d'examiner sous quelles conditions et de quelle manière devait s'effectuer la prise d'eau minérale qui devait servir à approvisionner l'Hôpital militaire pendant l'été, se réunit le 12 décembre 1847. Les délégués du ministre de la guerre étaient le commandant du génie à Moulins et le Dr Barthez, médecin ordinaire de 1re classe au Gros-Caillou ; ceux du ministre de l'agriculture et du commerce étaient Prunelle, et Batilliat, inspecteur des travaux de l'Etablissement thermal, en remplacement de François.

Cette conférence ne put aboutir par suite de l'absence de plusieurs membres et fut remise à une date ultérieure, qui, par suite de la Révolution de février 1848, fut reportée très loin. Ce ne fut, en effet, que le 8 novembre 1848 qu'elle se réunit effectivement. Cette fois-ci les commissaires étaient au nombre de six : Prunelle, Batilliat et Berthera, ingénieur des mines à Bourges, délégués par le ministre de l'agriculture et du commerce ; Vivien, commandant du génie à Moulins, le Dr Barthez et Beauvoir, adjoint de 1re classe à l'intendance, en résidence à Moulins, délégués par le ministre de la guerre. Faucille, ingénieur civil et régisseur de l'Etablissement thermal, fut admis à cette conférence avec voix consultative.

D'un commun accord, la Commission prit pour base de discussion le rapport de l'ingénieur François et, à l'unanimité, elle décida qu'il ne pouvait être question de faire venir les eaux du réservoir des Capucins, attendu qu'il ne serait probablement pas terminé avant nombre d'années, et que, fût-il achevé, il ne fonctionnerait jamais pendant toute la saison des Eaux.

On s'arrêta, alors, à la combinaison suivante : les douze mètres cubes d'eau minérale concédés par le ministre de l'agriculture et du commerce à celui de la guerre seraient pris à la source dite du grand Puits Carré et reçus d'abord au réservoir de jaugeage. Ce réservoir serait construit parallèlement à la partie orientale de la portion d'aqueduc qui conduit les eaux de la Grande-Grille à l'aqueduc de vidange et suivant l'axe de la rue des Thermes (1).

(1) La rue Cunin-Gridaine. (Voir délibération du Conseil municipal de Vichy du 13 avril 1848.)

L'aqueduc pour conduire les eaux du réservoir de jaugeage à l'Hôpital militaire serait construit avec les dimensions, les pentes et les précautions employées dans la partie qui existe déjà sur la place des Bains.

Cet aqueduc servirait à conduire les eaux minérales et à ramener les vidanges des bains et des piscines.

Jusqu'à ce dernier paragraphe, l'entente entre les commissaires ne laissa pas trop à désirer ; mais lorsque vint en discussion le dernier paragraphe de l'article 4 du rapport de François (1), les délégués de la guerre déclarèrent qu'ils ne sauraient accepter cette clause restrictive, qui pourrait être considérée comme une humiliation ; que, du reste, l'accepteraient-ils, le ministre ne l'approuverait pas. Les délégués de l'agriculture et du commerce répondirent qu'ils avaient fait déjà beaucoup de concessions ; que dans un but de conciliation ils étaient disposés à en faire encore de nouvelles, mais qu'ils seraient heureux si leurs collègues de la guerre se montraient plus accommodants. Ils leur demandèrent alors de les autoriser à prendre dans l'avant-cour de l'Hôpital militaire 85 mètres carrés de terrain pour l'élargissement de la rue Lucas, en échange du droit qu'ils leur accorderaient de se servir des égouts et des aqueducs de l'Etablissement thermal. Les délégués de la guerre répliquèrent qu'ils n'avaient pas qualité pour traiter cette question de cession de terrain, parce que leur mandat ne comportait que le mode le plus convenable d'amener les eaux minérales du Puits Carré à l'Hôpital militaire. A cela, les délégués de l'agriculture et du commerce opposèrent que la commission mixte ne devait pas se borner à indiquer le mode le plus convenable d'amener les eaux dans l'Hôpital militaire, mais qu'elle devait encore indiquer le mode le plus approprié à les évacuer en dehors après leur emploi. C'est sur le mode d'évacuation que gisait toute la difficulté.

Les délégués de la guerre, de l'agriculture et du commerce se séparèrent sans avoir pu s'entendre sur cette question d'aqueduc et d'égout ; ce furent les ministres eux-mêmes qui tranchèrent le différend. En effet, le 28 mars 1849, ils prièrent leur collègue des travaux publics de désigner un ingénieur pour diriger les travaux nécessaires à la prise, au mesurage et à la conduite de l'eau concédée, en se concertant à ce sujet avec le chef du génie militaire et sans s'arrêter à la cession de terrain pour l'élargissement de la rue Lucas.

(1) Il était ainsi conçu : « L'administration de la guerre devra s'interdire expressément la vidange des eaux pluviales et des eaux ménagères dans l'aqueduc de la rue Lucas. »

Lorsque Prunelle apprit la capitulation du ministre de l'agriculture et du commerce, il comprit que du même coup le projet d'élever, en face de l'Hôpital militaire, un bâtiment de bains alimenté par la source Lucas seule, était pour toujours abandonné. Il en conçut un très vif chagrin parce qu'il accordait à cette eau minérale des vertus particulières dans certaines maladies tributaires de Vichy. Chaque fois qu'il adressait un rapport, soit à l'Académie de Médecine, soit au ministère, il ne manquait pas, en effet, d'insister sur la nécessité qu'il y avait à administrer en bain l'eau de la source Lucas sans la mélanger avec celle des sources voisines. Cette reculade du ministre de l'agriculture et du commerce non seulement lui infligeait une humiliation pénible, mais encore enlevait à ses conceptions médicales toute leur valeur, et à ses projets d'embellissement toute leur chance d'aboutir.

Ne pouvant triompher des exigences du ministre de la guerre et de ses résistances, il chercha à se venger. A son instigation (1), le conseil municipal de Vichy prit, les 4 et 6 juin 1849, une délibération par laquelle il s'opposait à la construction de l'aqueduc de la rue Lucas qui devait amener à l'Hôpital militaire l'eau minérale qui lui était concédée, si on n'abandonnait pas à la commune les deux mètres de terrain en bordure, qui étaient indispensables à l'élargissement de cette voie de communication. L'administration de la guerre comprit de suite que c'était une mauvaise querelle qu'on lui suscitait et elle écrivit, le 27 juin suivant, au préfet de l'Allier, que la question de la construction de l'aqueduc était distincte et indépendante de celle de l'élargissement de la rue Lucas, et qu'elle demandait à l'autorité civile de faire cesser tout conflit à ce sujet.

Les esprits étaient alors tellement échauffés à Vichy que le préfet fut obligé de faire des démarches personnelles auprès des gens les plus influents de la ville, et, malgré son intervention, il fallut près de huit mois pour que le conseil municipal revînt sur sa détermination des 4 et 6 juin.

Tous ces retards apportés à l'installation des bains et des douches à l'Hôpital militaire étaient encore loin de prendre fin. Dans le courant de l'été 1850, le ministre de l'agriculture et du commerce invita François, qui se trouvait alors en villégiature à Vichy, à établir, avec le Dr Barthez, les conditions définitives de la concession d'eau promise à l'Hôpital. De l'examen du niveau des sources, de leur jaugeage, du

(1) Prunelle était maire de Vichy depuis le 16 août 1848.

régime de chacune d'elles, il résulta que, pour eux, la source Lucas était susceptible d'aider, dans une certaine mesure, le Puits Carré à fournir les douze mètres cubes d'eau concédés par le ministre de l'agriculture et du commerce.

Le 2 décembre 1850, les deux délégués du ministre de la guerre, le commandant du génie à Moulins et Barthez, et ceux du ministère de l'agriculture et du commerce, Prunelle et le commissaire du Gouvernement Leroy, se rendirent à Vichy pour statuer sur les propositions de François. Une ou deux séances suffirent pour arrêter dans quelle proportion la source Lucas et le Puits Carré fourniraient leurs contingents d'eau pour constituer les douze mètres cubes dus à l'Hôpital militaire.

En 1853, cette question de puisement d'eau et de mesurage entra dans une nouvelle phase. Par suite de l'article 6 de la loi du 10 juin de cette année-là, les concessionnaires des Eaux de Vichy, Lebobe et Callou, furent tenus de souffrir le prélèvement de vingt-quatre mètres cubes d'eau par jour pour le service des bains qui devaient être installés à l'Hôpital militaire. Douze mètres cubes devaient être pris à la source Lucas et les douze autres à celle du Puits Carré.

L'état provisoire, créé par la convention du 8 novembre 1848 entre le département de la guerre et celui de de l'agriculture et du commerce, allait enfin faire place à un état définitif. En d'autres termes, à un *modus vivendi* établi entre les deux administrations, sur l'aqueduc de la rue Lucas et les sources d'eaux minérales servant à approvisionner l'Hôpital militaire, allait succéder une réglementation précisant les droits de chacune et les devoirs qui incombaient à l'une et à l'autre.

Dans les premiers mois de l'année 1859, le ministre de la guerre appelait l'attention de son collègue de l'agriculture, du commerce et des travaux publics, Rouher, sur des travaux exécutés dans l'aqueduc de la source Lucas par les fermiers de l'Etablissement thermal et il se plaignait de cette manière de procéder, parce qu'elle était de nature à entraîner des conséquences fâcheuses pour son département. Il proposait alors que les droits respectifs des deux administrations dans la jouissance de l'aqueduc de la rue Lucas fussent nettement spécifiés, et qu'à cet effet une commission fût désignée pour discuter et déterminer en conférence leur étendue.

Rouher supportait mal les contradictions et encore moins les remontrances; aussi (1) répondit-il à son collègue de la guerre assez séchement, sans cependant s'éloigner des convenances que se doivent les membres d'un même gouvernement. « Mon département, exposait-il, n'a connu que tardivement, et après la confection des travaux, les plaintes que le génie militaire s'était cru fondé à exprimer contre certaines opérations de la Compagnie Fermière. J'ai reproché, à cette occasion, à la dite Compagnie, l'irrégularité qu'elle avait commise en se dispensant de mon autorisation.

L'Hôpital militaire thermal.

« Les travaux auxquels vous faites allusion sont, je crois, ceux qui ont été exécutés pour l'introduction de la conduite d'eau de la source des Dames dans l'aqueduc Lucas; le capitaine du génie Morard écrivait, en effet, le 18 septembre 1855, aux concessionnaires que leur droit se bornait à la faculté d'appliquer leurs tuyaux de conduite de la source Lucas, et de la source Lucas seule, sur le côté Sud de l'aqueduc et nullement à la voûte et sur le radier...

« Cette appréciation me paraît contraire à l'esprit, sinon à la lettre de la convention du 8 novembre 1848.

« Toutefois, je donne mon adhésion à la proposition de nommer une commission chargée de préparer les bases d'une convention nouvelle. »

La conférence se réunit à Vichy, le 25 janvier 1860. De Gouvenain, ingénieur des mines du département de l'Allier, et Leroy, commissaire du Gouvernement, étaient délégués par le ministère de l'agriculture, du commerce et des travaux publics; le sous-intendant militaire de Cappé et le chef de bataillon du génie Vignon, l'un et l'autre en résidence à Moulins, représentaient l'administration de la guerre. Barthez, médecin en chef de l'Hôpital militaire (2), fut admis aux séances à titre consultatif.

(1) 25 juin 1859.
(2) François Barthez naquit à Lézignan (Aude), le 15 floréal an IX (5 mai 1801). D'abord pharmacien militaire, puis médecin-adjoint, médecin ordinaire et médecin principal, il fit les campagnes d'Espagne (1824) et d'Afrique (1837). Il était médecin ordinaire de 1re classe au Gros-Caillou lorsqu'il fut envoyé à Vichy, pour la première fois, afin d'étudier la création d'un Hôpital militaire thermal dans cette ville. Dès l'ouverture de cet Hôpital il en fut le médecin-chef et conserva ces fonctions jusqu'à la fin de la saison de 1862. Il avait été retraité le 11 décembre 1861; il fit donc la saison de 1862 en qualité de médecin requis. C'est pendant cette réquisition qu'il fut promu Commandeur de la Légion d'honneur. Barthez qui, depuis sa venue à Vichy, y faisait, rue Montaret, en dehors de son service à l'Hôpital militaire, de la médecine thermale civile, y acquit rapidement une belle clientèle et une grande réputation qu'il conserva jusqu'à sa mort. Il était membre titulaire de la Société médicale des hôpitaux de Paris et de la Société d'hydrologie médicale. Il est l'auteur

La convention, préparée le 8 novembre 1848, entre les délégués de la guerre et de l'agriculture et du commerce, servit de base aux arrangements à prendre pour le mode de jouissance de l'aqueduc de la rue Lucas.

La loi du 10 juin 1853 avait consacré un principe, c'est que l'Hôpital militaire était autorisé à prélever les eaux aux sources mêmes et à les conduire, à ses frais, dans les bassins de recette. Mais, pour arriver à ce point, les eaux minérales doivent passer par l'aqueduc de la rue Lucas, dans lequel circulent aussi les eaux destinées à l'établissement civil ; d'où, la nécessité de régler les droits de chacun dans la jouissance de cette voie souterraine. Or, l'aqueduc de la rue Lucas avait été construit en 1853, aux frais du département de la guerre, sous la direction du chef du génie. Il fut spécifié que, d'après la convention du 8 novembre 1848, l'administration civile aurait à sa charge l'entretien et les réparations de l'aqueduc, autres que celles qui concerneraient les conduites et caniveaux appartenant à l'administration de la guerre. Il fut stipulé qu'en vertu de la convention du 8 novembre 1848, les eaux de vidange des bains de l'Hôpital militaire passeraient dans un caniveau pratiqué le long de la paroi Nord de l'aqueduc de la rue Lucas, sans qu'on pût jamais y jeter les eaux pluviales et les eaux ménagères. Le reste de cette paroi Nord et la totalité de la paroi Sud seraient mis à la disposition du service civil pour y faire telles conduites qui seraient jugées nécessaires à l'exploitation de l'Etablissement thermal.

La Commission ayant reconnu, d'après l'examen des lieux, que l'aqueduc de la rue Lucas communiquait avec tous ceux de l'établissement thermal, la circulation devait être interceptée — conformément à la convention du 8 novembre 1848 — par une grille placée à l'extrémité de la galerie souterraine venant de l'Hôpital militaire, pour séparer, l'un de l'autre, les deux services.

Cette grille serait fermée par une double serrure ; l'une des clefs resterait chez le commissaire du Gouvernement, l'autre chez l'officier comptable de l'Hôpital militaire.

d'un *Guide pratique des malades aux Eaux de Vichy*, qui eut plusieurs éditions. Il avait publié, aussi, des *Recherches sur l'action du brome sur l'économie animale* (1828) ; une *Botanique médicale* (en collaboration avec Julien de Fontenelle) ; un travail *Sur les propriétés électives des vaisseaux absorbants* (1843), et enfin des *Recherches sur la présence de l'arsenic dans les humeurs des malades qui ont fait usage des Eaux de Vichy*. Il joua, sous le second Empire, un rôle assez important à Vichy où il était fort connu et où il avait su s'imposer. Il mourut à Paris le 26 décembre 1868.

La Commission aborda ensuite la grosse et épineuse question du prélèvement de l'eau minérale accordée au ministre de la guerre par la loi du 10 juin 1853. Après avoir entendu le représentant des concessionnaires de l'Etat, les délégués reconnurent nécessaire d'établir, près de la source Lucas et du Puits Carré, des jaugeages pour mesurer exactement les quantités d'eau à livrer au département de la guerre. Le niveau de ces sources ayant été abaissé de trois mètres au-dessous du sol par les ingénieurs des mines en 1853-1854, il était impossible, eu égard à cette profondeur et à l'emplacement du bassin de recette de l'Hôpital militaire, d'opérer le jaugeage près des sources, sans élever l'eau minérale d'environ un mètre pour la déverser dans des bassins de jauge d'une capacité connue.

L'Hôpital militaire thermal.

La tuyauterie de l'Hôpital militaire viendrait alors se brancher sur la tubulure disposée à cet effet au bas de la bâche de jauge, nonobstant l'existence d'un second embranchement recevant, facultativement et directement dans l'aqueduc de la rue Lucas, l'eau de chacune des deux sources. Toutefois, une fois le jaugeage opéré au départ, les délégués de la guerre se proposaient d'organiser un jaugeage de vérification dans la partie des conduits se trouvant sur leur terrain et dans un bassin qui avait été aménagé en 1857.

Comme il importait pour le bien du service que les surveillants des concessionnaires de l'Etat et ceux du génie militaire, placés près des bâches de jauge, correspondissent rapidement entre eux, ils devaient être mis en communication au moyen de fils électriques.

Le président de la conférence exposa ensuite que, d'après l'article 6 de la loi du 10 juin 1853, le prélèvement des eaux attribuées à l'Hôpital militaire serait opéré, soit au commencement de chaque journée, soit en plusieurs fois et à différentes heures, soit d'une manière continue, suivant les exigences du service hospitalier. La Commission, aidée des lumières du Dr Barthez, reconnut que, pour un fonctionnement régulier, il était indispensable de diviser, en deux, le bassin de recette de l'Hôpital militaire, afin d'obtenir un emmagasinement d'eau qui assurât toujours, à l'avance, le service... Sous ces conditions, il était indispensable que les vingt-quatre mètres cubes d'eau minérale dus par l'Etat fussent rendus chaque jour, dans les bassins de recette, au plus tard à dix heures du soir.

Lorsque les concessionnaires de l'Etat eurent pris connaissance de ce procès-verbal, ils firent deux réserves. Ils voulaient : 1° que la clef de la grille de séparation de l'aqueduc fût remise dans leurs mains et non dans celles du commissaire du Gouvernement, — les administrations civile et militaire déclarèrent, avec raison, que cette prétention était inadmissible ; 2° que les travaux de jaugeage des prélèvements d'eau à opérer pour le service de l'Hôpital militaire — travaux qu'elle s'engageait à prendre à sa charge — fussent librement exécutés par elle, d'accord avec l'administration militaire. Sur le second point, le ministre de la guerre adhéra à la proposition des fermiers de l'Etat, pourvu que le génie pût faire installer des tuyaux de prise d'eau se bifurquant près des sources, de manière à avoir une tubulure directe sur le Puits Carré et une seconde sur le bassin de jaugeage, la première devant être établie au niveau d'émergence.

Ces conditions ayant été acceptées par les concessionnaires de l'Etat, les ministres de la guerre et de l'agriculture, du commerce et des travaux publics signèrent la convention du 25 janvier 1860 (1).

Ce prélèvement d'eau minérale sur les sources Lucas et du Puits Carré ne devait plus être modifié par les arrangements ultérieurs.

Ainsi que l'avait décidé le ministre de la guerre, l'Hôpital militaire thermal de Vichy fut ouvert le 1er juillet 1847, mais comme les baignoires n'étaient pas encore installées, les malades allaient prendre leurs bains à l'Etablissement thermal. Les bons étaient délivrés sur la prescription du médecin en chef après avoir été visés toutefois par le médecin inspecteur des Eaux. Des heures étaient assignées aux sous-officiers et soldats ; quant aux officiers, ils se servaient des baignoires disponibles.

Le 26 mai 1849, le ministre de la guerre demanda à son collègue de l'agriculture et du commerce qu'une des deux piscines de l'Etablissement thermal fût attribuée, une heure par jour, aux sous-officiers et soldats, en évitant qu'ils succédassent aux indigents. Il désirait également que six baignoires fussent mises à la discrétion du médecin en chef de l'Hôpital militaire, pendant toute la durée de la saison, pour les besoins des officiers. Consulté sur ces deux points, Prunelle fut d'avis que les sous-officiers et les soldats pourraient être admis dans la piscine des hommes, de 3 h. 1/2 du matin à 5 heures ; de cette façon, ils ne succéderaient pas aux indigents qui ne commençaient à y arriver qu'à 5 h. 1/2. Mais quant aux bains des

(1) Archives départementales de l'Allier, X. 312.

officiers, ils seraient délivrés comme précédemment, les exigences du service ne permettant pas de disposer de six baignoires en leur faveur.

Cette question de bains militaires créa une foule de difficultés entre l'administration de la guerre et celle de l'agriculture et du commerce, comme aussi des froissements incessants entre Barthez et Prunelle. La loi de concession du 10 juin 1853 vint heureusement mettre un terme à toutes ces querelles, en accordant un chiffre déterminé d'opérations thermales à l'Hôpital militaire. Jusqu'à l'organisation de son service balnéaire, il lui fut attribué gratuitement et par jour : du 15 mai au 23 juin, 250 bains ; du 24 juin au 5 août, 140, et du 6 août au 14 septembre, 200.

Cette servitude ne cessa qu'en 1855, époque à laquelle le service balnéaire et hydrothérapique fut ouvert à l'Hôpital militaire.

De 1847 à 1853, les bâtiments de l'hôtel Cornil furent aménagés pour loger 50 officiers malades et 44 sous-officiers et soldats, quoique la loi du 11 avril 1846 eût dit « 24 officiers et 58 soldats ».

Cette situation persista jusqu'à la concession des Eaux minérales de l'État à Lebobe, Callou et Cie (10 juin 1853). Une grande extension fut donnée alors à tous les services. On établit un projet qui permettait de loger 150 malades (90 officiers, 20 sous-officiers et 40 soldats) et de créer dans l'enceinte même de l'Hôpital un établissement balnéaire avec tous ses accessoires.

L'approbation ministérielle ne s'étant pas fait trop attendre, ce projet fut mis rapidement à exécution et, dès 1855, les bâtiments A et B furent en mesure de recevoir : l'un 30 officiers et 60 sous-officiers et soldats ainsi que les infirmiers nécessaires au service, l'autre 67 officiers. En même temps, une vaste cuisine fut aménagée au bâtiment B.

L'aqueduc de la rue Lucas, destiné à amener les eaux minérales attribuées à l'Hôpital militaire, venant d'être terminé, on installa des baignoires en cuivre étamé dans le bâtiment C, pour le service des malades. En même temps, on construisit le bâtiment D qui fut réservé à l'officier comptable.

Les cent cinquante-sept lits disponibles ne tardèrent pas à devenir insuffisants. En 1859, on créa quinze places dans les combles du bâtiment C et, en 1860, on aménagea dix logements d'officiers au rez-de-chaussée du même bâtiment. En 1862, on construisit en bordure de la rue de Balorre le bâtiment M pour loger 24 officiers et, en 1892, ce bâtiment fut surélevé d'un étage, ce qui fournit un supplément de treize places et permit de recevoir 212 malades à partir de 1893.

L'admission à l'Hôpital militaire des fonctionnaires coloniaux, l'accroissement des effectifs de notre armée d'outre-mer ne tardèrent pas à rendre insuffisantes ces deux cent douze places. Pressenti sur ce point, le ministre des colonies s'offrit avec ses propres ressources budgétaires à concourir au développement de l'Hôpital. On commença alors, en 1902, la construction d'un pavillon pour officiers, en prolongeant le bâtiment M jusqu'à l'avenue Victoria. Ce pavillon fut achevé en 1904. Dès ce moment, l'Hôpital militaire était en mesure d'admettre 279 malades, dont 205 officiers et 74 sous-officiers et soldats.

Au premier abord, ce nombre de lits disponibles paraît fort élevé ; mais en y réfléchissant un peu, il devient manifestement insuffisant pour une armée de six cent mille hommes, dont cent cinq mille au moins font intégralement leur service aux colonies, et pour une légion de fonctionnaires ayant droit à l'hospitalisation pendant la saison thermale. Afin de soulager efficacement toutes les souffrances, il faudrait que le chiffre des chambres d'officiers fût augmenté d'un tiers et que les places de sous-officiers et de soldats fussent doublées. Le manque d'espace s'opposerait à un agrandissement aussi vaste, mais en désaffectant la caserne d'Orvilliers et en expropriant l'hôtel Britannique, on pourrait procurer aux uns et aux autres les logements qui leur seraient nécessaires. Il est regrettable que, lors du dernier renouvellement du bail de la Compagnie Fermière, le Parlement n'ait pas consacré une certaine somme à un embellissement aussi avantageux et que son attention ne se soit pas portée sur les lois des 11 avril 1847 et 10 juin 1853. Il se serait aperçu très rapidement que la concession de vingt-quatre mètres cubes d'eau minérale, par jour, à l'Hôpital militaire, était tout à fait insuffisante pour baigner et doucher 279 malades hospitalisés, et autant d'autres logeant en ville.

Les bains installés dans le bâtiment C étant devenus insuffisants, on construisit en 1862 le bâtiment L qui comprend vingt-sept cabines pour officiers, une salle de bains de cinq baignoires pour sous-officiers et une autre de quatorze baignoires pour soldats. Toutes ces cabines auraient besoin d'être rafraîchies et la plupart des baignoires d'être renouvelées à cause de leur état d'usure, par suite des dures épreuves auxquelles on les a soumises depuis de nombreuses années.

Dans ce même bâtiment, on a installé, à partir de 1890, six

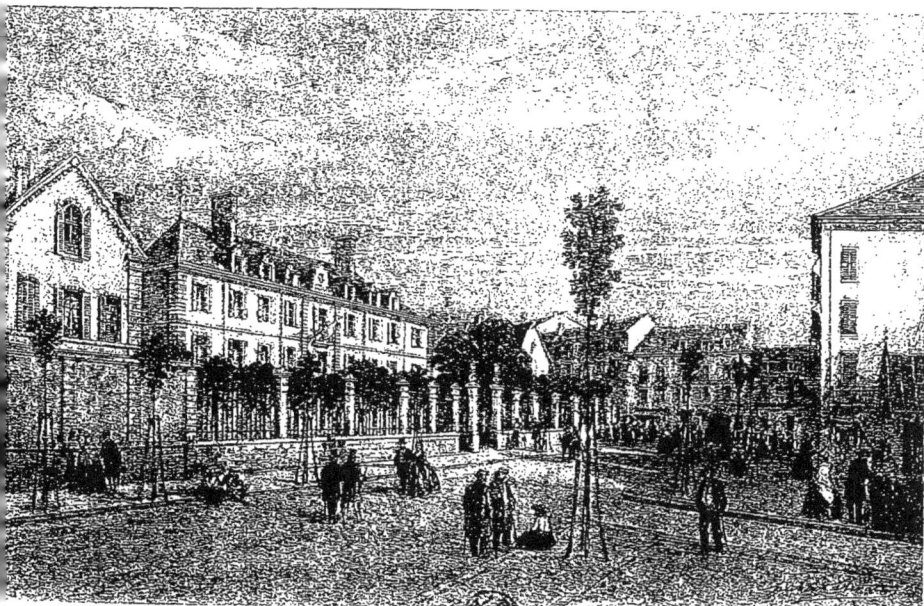

L'Hôpital thermal militaire en 1863

G. STEINHEIL, Editeur.

cabines pour douches ascendantes rectales et, en 1903, deux appareils de douches rectales horizontales avec un récipient mobile, de façon à modifier la pression à son gré, un thermomètre pour connaître la température, et trois tubes ascensionnels en métal pour amener, au récipient, les eaux douces, chaudes et froides, et l'eau minérale de la source Chomel. Chaque été, les médecins-traitants sont à même d'apprécier les bons effets que produisent les lavages de l'intestin, dans la position inclinée, lorsqu'il s'agit d'entérites chroniques rebelles et même d'hypérémies anciennes du foie. Aussi, serait-il à souhaiter que ce service fût augmenté d'une façon sensible, afin qu'un plus grand nombre de malades profitassent de ses bienfaits.

Enfin, on trouve encore dans le bâtiment L un local pour douches de vapeur et une cabine attenante avec un lit de repos. C'est insuffisant ; il faudrait au moins deux locaux semblables, étant donné que beaucoup d'officiers et de sous-officiers, logés en ville ou à l'Hôpital, souffrent de douleurs rhumatismales ou goutteuses et ont besoin de cette médication.

Le service de l'hydrothérapie est de beaucoup le plus complet et le mieux compris. De 1858 à 1861, on construisit le bâtiment G dans le sous-sol duquel on plaça deux générateurs de vapeur. Ce bâtiment reçoit vers son milieu une annexe à trois étages dans laquelle sont installés les bassins d'eau froide, d'eau chaude et d'eau minérale.

Au rez-de-chaussée, il y a deux salles de douches dans lesquelles aboutissent des conduits amenant simultanément et isolément les trois eaux. Des mélangeurs rudimentaires permettaient d'obtenir assez vite de l'eau chaude et de l'eau froide. En janvier 1901, ils furent heureusement remplacés par deux mélangeurs Berthe, d'une précision très remarquable, permettant d'obtenir presqu'instantanément de l'eau froide, de l'eau tiède et de l'eau chaude. En 1908, ces mélangeurs Berthe furent à leur tour remplacés par des mélangeurs Lejeune.

En 1904, de nombreuses réfections et de grandes innovations furent introduites dans le service hydrothérapique, grâce à l'initiative d'un clinicien habile et d'un hydrologiste consommé, M. le Dr Lambert, médecin en chef de l'Hôpital militaire. Tout d'abord, le nombre des *cabines-déshabilloirs* fut augmenté de seize ; ensuite, on préleva sur les deux salles de douches l'espace nécessaire pour installer le cabinet du médecin chargé du service hydrothérapique. Dans ce local, un peu étroit, deux portes donnent accès aux tribunes de l'infirmier doucheur qui est ainsi placé sous la surveillance de son supérieur. Actuellement, c'est le médecin-major Raymond qui est chargé de la direction de l'hydrothérapie à l'Hôpital militaire et il s'acquitte de sa tâche avec science, zèle, dévouement et conviction absolue.

A la même époque, deux douches mobiles sans mélangeurs, un bain de siège à eau courante et un appareil pour douche-massage, dans la position horizontale, furent ajoutés aux appareils déjà existants. Ce dernier complément de thérapeutique thermale a pris beaucoup d'importance depuis ces quinze dernières années. Tout récemment encore, il n'y avait guère qu'à Aix qu'on massât sous l'eau, et encore ne pratiquait-on le massage que dans la position assise. Aujourd'hui, toutes les stations d'Eaux minérales sont largement pourvues de douches-massage horizontales et ceux qui les emploient dans les affections par ralentissement de la nutrition et dans les lésions articulaires chroniques soulagent presque toujours leurs malades, quand ils ne les guérissent pas. Il est regrettable qu'à l'Hôpital militaire thermal de Vichy on n'ait pas attribué une demi-douzaine de cabinets à cette fraction du service hydrothérapique, car avec des équipes de masseurs expérimentés on remédierait à beaucoup d'infirmités temporaires, dont la mise à la réforme est tôt ou tard la conséquence. Cette installation aurait, en outre, l'avantage d'éviter l'encombrement qui se produit pendant la période où les malades non hospitalisés affluent en grande quantité et leur offriraient, ainsi, les avantages de suivre un traitement thermal complet.

Jusqu'en 1903, l'eau minérale concédée à l'Hôpital militaire de Vichy en 1847, par le ministre du commerce, était amenée dans un réservoir souterrain situé au Nord du bâtiment C et de là conduite au réservoir d'eau minérale du bâtiment G à l'aide de pompes aspirantes. L'orifice intérieur de la citerne était obstrué d'une façon incomplète et ne protégeait que très imparfaitement cette eau des souillures du dehors.

A la suite de pourparlers entre les directeurs du service de santé et du génie et le commissaire du Gouvernement, la Compagnie Fermière a fait établir entre le réservoir d'eau minérale du grand Etablissement thermal (recevant de l'eau de la Grande-Grille, de Lucas, du Puits Carré, de Mesdames et de la source du Pont de Champ de Cornes) et l'Hôpital militaire une conduite en fer, de 0^m045 de diamètre intérieur, qui amène cette eau minérale au premier étage du bâtiment G. De là, elle est refoulée, à l'aide d'une petite pompe, dans le réservoir d'eau minérale placé au quatrième étage de ce même bâtiment.

Deux générateurs à vapeur, d'une force approximative de vingt-cinq chevaux chacun, sont placés dans le sous-sol du bâtiment des douches et fournissent la vapeur nécessaire au chauffage de l'eau des bains et des douches, au fonctionnement de la buanderie et de la cuisine.

Des améliorations nombreuses, portant sur plusieurs services essentiels, ont été apportées en 1907 à l'Hôpital militaire. Nous allons les passer successivement en revue.

Les salles de douches et l'entrée des cabines de déshabillage ont été pourvues de portes automatiques. On a évité ainsi aux malades les courants d'air et les refroidissements observés les années précédentes.

Les parois des salles de douches ont été revêtues, dans toute leur étendue, de dalles en marbre donnant à ces locaux un aspect gai et propre.

Les douches ascendantes en position verticale ont été transformées. La cuvette non syphonée, logée dans un siège en bois difficile sinon impossible à tenir dans un état de propreté convenable, a été remplacée par un appareil complet de chasse avec cuvette à battant en chêne ciré qui est d'un entretien extrêmement commode. En outre, les murs des cabines ont été tapissés sur une hauteur de 1^m60 de carreaux vernissés.

Deux nouvelles cabines de douches ascendantes en position horizontale ont été aménagées, et on a installé dans une pièce voisine et communiquant avec la cabine, un siège avec appareil de chasse où le malade va rendre le premier lavage intestinal. Ainsi qu'on l'avait fait pour orner les cabines de douches verticales, les murs des cabines de douches horizontales ont été recouverts de carreaux vernissés, sur une hauteur de 1^m60.

Depuis 1902, des appareils pour le fonctionnement d'une blanchisserie mécanique sont installés à l'Hôpital militaire. Ils se composent de : 1° une machine à vapeur de la force de six chevaux; 2° deux machines à laver d'une contenance de 50 kilogrammes de linge chacune ; 3° un réservoir de deux cents litres pour la lessive ; 4° deux essoreuses ; 5° un monte-charge desservant deux étages ; 6° un séchoir à air chaud ; 7° une machine à repasser. La vapeur est fournie par le générateur existant à l'Hôpital.

Nous croyons savoir que le rendement moyen de la blanchisserie n'est pas inférieur à 650 kilogrammes de linge par jour.

La cuisine, qui doit assurer la préparation des aliments pour 279 malades susceptibles d'être hospitalisés, est installée au rez-de-chaussée du bâtiment F. Elle est suffisamment vaste et bien outillée pour que le service puisse être rapide. Elle comporte : 1° un fourneau du système Boutier ; 2° une rôtissoire avec un système dit à contre-poids ; 3° une étuve ; 4° deux marmites chauffées à la vapeur pour la préparation du bouillon et la cuisson des légumes ; 5° une laverie couverte, garnie d'étagères en bois pour recevoir la vaisselle, et installée près de la cuisine. Cette laverie sera remplacée prochainement par une laverie mécanique qui procédera au nettoyage de la vaisselle dans des conditions de propreté irréprochable. Ce sera un perfectionnement aussi heureux que peu dispendieux.

Au rez-de-chaussée du bâtiment B et dans le prolongement Est de la cuisine se trouvent trois grandes salles à manger pour les officiers subalternes. Quant aux officiers supérieurs retraités, ils prennent leurs repas dans une salle spéciale d'un bâtiment voisin.

Les réfectoires pour les sous-officiers sont situés au rez-de-chaussée du bâtiment de l'ancien hôtel Cornil.

Les sous-officiers et les soldats sont logés dans des chambres de quatre à six lits au premier étage du bâtiment A. Le cubage de ces chambres donne, pour chaque pensionnaire, de 25 à 30 mètres d'air, chiffre largement suffisant si l'on songe que ces logements ne sont occupés que la nuit.

Les officiers sont logés dans des chambres séparées dont le cubage oscille entre 45 et 50 mètres, et qui sont toutes pourvues d'un petit cabinet. L'ameublement se compose d'un lit, d'un fauteuil, d'une chaise et d'une table en chêne ciré.

Ce mobilier ne laisse rien à désirer au point de vue de la nature des objets de toilette et de leur nombre, mais la plupart d'entre eux, fort maltraités par le temps, mériteraient d'être remplacés.

Les planchers de toutes les chambres d'officiers sont en chêne ciré et les murs sont peints à l'huile, ce qui est propre, hygiénique et d'un entretien peu coûteux. La ventilation est assurée soit par un carreau donnant sur le couloir et faisant face à la fenêtre, soit par des vitres Castaing.

Depuis 1904, le tout à l'égout a été installé à l'Hôpital militaire, supprimant ainsi les fosses fixes utilisées jusqu'alors. Tous les bâtiments sont pourvus à chaque étage de latrines à cuvette syphonée et d'urinoirs avec écoulement d'eau intermittent.

Les cours, les corridors et les locaux susceptibles d'être utilisés pendant la nuit sont éclairés au gaz. Jusqu'à présent, les malades n'ont eu à leur disposition que des bougies pour s'éclairer dans leurs chambres. Il est à souhaiter que dans un avenir prochain l'éclairage électrique soit installé partout. C'est une grande lacune qui sera certainement comblée sous peu.

Les locaux affectés au service pharmaceutique se composent de la pharmacie proprement dite située au rez-de-chaussée du bâtiment A. Elle comprend : 1º une pièce pour la préparation des médicaments ; 2º le laboratoire de chimie ; 3º un cabinet noir pour la polarimétrie ; 4º le cabinet du pharmacien-major ; 5º un laboratoire de micrographie ; 6º la tisanerie.

Le service de la pharmacie est, pour l'Hôpital militaire thermal proprement dit, réduit avec raison au minimum possible, par suite de la thérapeutique hydrologique qui ne comporte que peu ou point de médicaments ; mais le service de laboratoire et d'analyses est particulièrement actif et d'intéressants travaux scientifiques en sont déjà sortis.

Quelques chiffres que nous devons à la bonne confraternité du médecin-chef, M. Lambert, donneront une idée de l'importance de l'Hôpital militaire de Vichy.

Le service thermal comprend deux catégories de malades : les hospitalisés (depuis le simple soldat jusqu'au grade de capitaine inclusivement) et les non-hospitalisés (officiers de tout rang) qui logent en ville et à leurs frais, mais qui se font soigner à l'Hôpital.

Il a été traité en :

1903. — 971 hospitalisés, 877 non-hospitalisés, total : 1.848.
1904. — 1.010 — 882 — — 1.892.
1905. — 1.034 — 1.032 — — 2.066.
1906. — 1.056 — 1.031 — — 2.087.

Ainsi qu'il est facile de s'en rendre compte par l'examen de cette statistique, la progression est constante depuis ces quatre dernières années. Elle porte un peu plus sur les malades hospitalisés que sur ceux qui, logés en ville, viennent à l'Hôpital prendre des consultations et suivre le traitement hydrothérapique.

Ce fait est la conséquence logique du progrès considérable apporté par M. Lambert dans le traitement externe dont l'application est placée sous la surveillance de M. Raymond, comme aussi de la permanence des médecins désignés pour assurer le service de l'Hôpital militaire pendant l'été. Durant de nombreuses années, l'administration de la guerre remplaçait le personnel médical tous les deux ans et parfois même tous les ans. Dans un laps de temps aussi court, il est impossible de connaître le maniement des Eaux de Vichy, surtout depuis les perfectionnements incessants dont elles sont l'objet. Actuellement, on semble revenu à des idées plus justes, en conservant à leur poste les médecins qui ont fourni des preuves d'aptitudes professionnelles, et de connaissances techniques étendues. L'hydrologie s'apprend, en effet, par la pratique plutôt qu'en assistant aux cours de thérapeutique, ou qu'en compulsant les ouvrages didactiques.

Le personnel médical comprend : 1° un médecin principal, médecin-chef ; 2° trois médecins-majors de 1re classe, médecins traitants ; 3° un médecin-major de 2e classe ; 4° trois aides-majors ; 5° un pharmacien-major de 1re classe ; 6° un pharmacien-major de 2e classe ; 7° un officier d'administration principal gestionnaire; 8° trois officiers d'administration de 1re et 2e classes.

A ce personnel s'ajoute régulièrement une pléiade de médecins de réserve et de territoriale qui viennent accomplir, à l'Hôpital militaire, des périodes de service et qui suivent les visites des médecins traitants. Tous ceux qui ne se contentent pas seulement de faire acte de présence rapportent, de leurs fonctions temporaires, des connaissances qu'ils auraient pu difficilement acquérir dans leur clientèle privée.

Les cinq saisons de Vichy, qui avant 1891 duraient un mois chacune à l'Hôpital militaire thermal et commençaient le 1er mai pour finir le 1er octobre, y commencent maintenant le 14 mai et finissent le 13 septembre. Elles durent chacune vingt-trois jours seulement.

Depuis 1874, Vichy est le siège du dépôt de la 13e section d'infirmiers militaires cantonnée à la caserne d'Orvilliers. Le commandant de cette section est un officier d'administration de 1re classe. Pendant l'hiver, le service médical des hommes de troupes qui restent au dépôt est assuré par un médecin de la réserve ou de la territoriale habitant Vichy.

L'Hôpital militaire thermal.

Nous avons dit qu'un pharmacien-major de 1re classe, faisant partie du service médical de l'Hôpital militaire thermal, est en résidence fixe à Vichy. C'est ce pharmacien-major de 1re classe qui assure le service de l'approvisionnement des infirmeries des troupes du 13e corps d'armée, car il ne se trouve aucun autre hôpital militaire sur le territoire de ce corps d'armée. Il est, aussi, directeur du laboratoire d'expériences de la 13e région militaire, laboratoire créé, à l'Hôpital militaire thermal de Vichy, en 1906.

On n'hospitalise, à Vichy, que les soldats, les sous-officiers, les officiers jusqu'au grade de capitaine inclusivement et, sur leur demande, les officiers supérieurs en retraite, des armées de terre et de mer. Les officiers supérieurs en activité, à moins qu'ils ne soient autorisés nominativement par le ministre de la guerre à être hospitalisés, doivent se loger en ville; mais ils ont toujours droit à la consultation médicale, au traitement thermal et aux médicaments que nécessite leur état de santé. Parmi les autres personnes qui ont droit, aussi, soit à l'hospitalisation, soit au traitement comme les officiers supérieurs, il convient de citer : les fonctionnaires coloniaux et les officiers, sous-officiers et soldats en retraite.

En 1908, on a aménagé, au premier étage du bâtiment C, dont le rez-de-chaussée est actuellement occupé par des salles d'attente et les cabinets de consultation des différents médecins-majors attachés à l'Hôpital militaire thermal, un appartement pour le médecin-chef qui, maintenant, comme l'officier principal gestionnaire, doit, obligatoirement, habiter l'Hôpital.

En temps de guerre, l'Hôpital militaire thermal de Vichy devient un hôpital militaire ordinaire et fonctionne comme tel.

CHAPITRE VII

LES ÉTABLISSEMENTS THERMAUX
DES SOURCES LARDY ET LARBAUD

L'ÉTABLISSEMENT thermal de Lardy est issu de la même conception hydrologique qui présida au forage de la source de ce nom. Certes, les propriétaires eussent pu s'éviter la peine de le construire, mais, à leurs yeux, il fallait qu'à côté de la source elle-même, il se trouvât un établissement de bains, afin que les malades ne fussent pas obligés de passer toujours sous les fourches caudines des fermiers de l'Etat.

L'Etablissement thermal de la source Lardy.

C'est au commencement de la saison de 1864 seulement, que M. Mosnier et Mme veuve Lardy, sa belle-mère, procédèrent à son inauguration. Il ne comprenait alors que des bains pour l'un et l'autre sexes. On avait laissé de côté les douches thermales, froides ou ascendantes, sans doute parce que leur valeur thérapeutique n'était pas encore assez solidement établie.

Le 17 juin 1876, Mme veuve Mosnier ayant vendu la propriété Lardy à la Compagnie Fermière des Eaux de Vichy, celle-ci se mit en devoir de donner à l'établissement de bains existant toute l'extension qu'il comportait, à cause de sa situation privilégiée. C'est ainsi que, l'année suivante, elle faisait aménager les anciennes douches et la machinerie nécessaire aux réservoirs, et qu'en 1880, elle créait le pavillon des douches actuelles. Cet agrandissement fut le dernier qu'elle exécuta, car, le 23 mai 1881, elle vendit à la Compagnie générale des Eaux minérales et des Bains de mer l'établissement et la source Lardy, avec tous les embellissements qu'elle y avait introduits, et les transformations qu'elle leur avait fait subir.

Cette dernière société déploya beaucoup d'activité pour maintenir la réputation de l'établissement Lardy, et augmenter son importance. En 1892, elle installa à grands frais une nouvelle citerne pour l'emmagasinement des eaux minérales nécessaires aux bains. L'année suivante, elle fit construire le pavillon du Sud-Ouest pour l'aménagement des services thermaux complémentaires. Idée excellente dont l'accomplissement devait fournir les meilleurs résultats. En 1896, elle fonda la petite pastillerie qui est située en bordure de la route de Nîmes, et où l'on travaille pendant les mois de juin, juillet, août et septembre. Enfin, en 1899, elle édifia, sur la rue Lardy, un petit pavillon qu'elle consacra aux bains sulfureux.

Le 16 août 1900, la Compagnie générale d'Eaux minérales et des Bains de mer vendit à la Société générale d'Eaux minérales naturelles de Vichy et du bassin de Vichy l'établissement Lardy, qui pour la quatrième fois changeait de propriétaire. Circonstance défavorable pour un immeuble de ce genre, à qui la stabilité est indispensable si l'on veut assurer sa prospérité! Malgré les embûches qu'on lui tendit de toute part, la nouvelle société sut mettre la clientèle à même de se traiter selon les pratiques thérapeutiques les plus récentes, et lui procurer en même temps des attractions mondaines des plus variées. En 1901, elle éleva d'abord un abri sur la source Lardy plus confortable que l'ancienne chaume, afin de permettre aux buveurs d'y stationner les jours de pluie sans crainte de se mouiller. En 1903, elle créa un café-concert; l'année suivante, elle pratiqua le tout à l'égout, et, en 1905, elle installa dans le pavillon des services thermaux complémentaires, des douches rectales dans la position horizontale qui ont été bien comprises et qui étaient surtout très désirées.

Les phases successives qu'a traversées l'établissement Lardy depuis son origine, les réfections dont il a été l'objet et les agrandissements successifs qu'il a dû subir, font qu'il ne lui manque que peu d'éléments thermaux pour qu'il soit complet. Il est situé à l'extrémité Sud-Ouest du parc Lardy, sur un terrain déclive avoisinant la propriété de l'Etat. Sa configuration est difficile à déterminer, parce qu'il compte plusieurs constructions détachées qui ne répondent à aucune figure géométrique nettement dessinée. Il se compose de quatre bâtiments contigus ou séparés les uns des autres. Le principal, qui est le plus ancien comme aussi le plus commode, a une direction longitudinale, et sa façade unique est tournée vers l'Est et regarde l'avenue des Célestins. Il n'a qu'un rez-de-chaussée, ce qui est fort avantageux pour les malades impotents ; et il compte deux ailes de même longueur réunies entre elles par un renflement médian, sorte de tambour qui est occupé par le service hydrothérapique des deux sexes, et un vaste hall carré où attendent les baigneurs et où se tient la caissière. Placé au centre même du bâtiment, il en constitue le principal corps.

L'aile droite est attribuée aux bains des hommes, l'aile gauche à ceux des femmes. A l'extrémité occidentale de cette dernière, à laquelle il est relié par une galerie, se trouve le pavillon des services thermaux complémentaires et accessoires appropriés aux deux sexes. Il comprend des bains de vapeur, des douches ascendantes en différentes positions, des salles de massage, des douches chaudes, froides ou minérales. Il a un sous-sol très clair et un rez-de-chaussée. Son orientation et sa direction sont absolument identiques à celles du bâtiment principal.

A une dizaine de mètres de ce pavillon se trouve un bâtiment un peu noirci, contigu au Sud-Ouest à la propriété de l'Etat. Il sert à loger la machinerie et les réservoirs d'eau douce et d'eau minérale nécessaires à la préparation des bains et au fonctionnement des douches. Sa direction est perpendiculaire à celle du précédent.

A une cinquantaine de mètres de là s'élève le pavillon des bains sulfureux. On y arrive à la fois par le parc Lardy et la rue du même nom. Il est dépourvu de sous-sol et n'a qu'un rez-de-chaussée.

La distribution de ces différents corps de bâtiments mérite une attention toute particulière.

La disposition intérieure de la construction principale est bien conçue. Une large porte s'ouvrant dans le parc Lardy, en face de l'avenue des Célestins, donne accès à un hall carré très spacieux où viennent aboutir quatre galeries d'inégale longueur, mais de même largeur. Celle de droite conduit aux bains des hommes. Elle compte quinze cabines, huit à droite et sept à gauche. La hauteur de chacune d'elles est de 4^m20 et leur superficie totale est de $5^m{}^265$. Toutes ces cabines sont confortablement aménagées. Les baignoires sont propres et les murailles sont peintes au ripolin. Une large croisée, s'ouvrant sur le jardin, fournit à chacune d'elles un éclairage suffisant.

Au fond du hall et en face de la porte d'entrée de l'établissement vient aboutir la galerie menant aux douches des hommes. On compte huit cabinets-vestiaires, dont six à gauche et deux à droite, séparés entre eux par un couloir un peu obscur conduisant directement à la

L'Etablissement thermal de la source Lardy.

salle de douches. Le cabinet de droite, qui porte le n° 8, n'offre rien de particulier, mais celui de gauche, portant le n° 9, a un aménagement spécial qui permet d'y administrer la douche en baignoire. Il est, du reste, le plus souvent inoccupé.

La salle de douches est vaste, parfaitement éclairée et ventilée. Sur la tribune où se tient le doucheur sont rangés les trois robinets d'eau chaude, d'eau froide et d'eau minérale. La disposition de cette salle serait excellente si la porte du couloir, qui y donne accès, s'ouvrait latéralement et non pas en face du malade, et si on la tenait rigoureusement close pendant toute la durée de la douche, car on éviterait ainsi des refroidissements dangereux.

Sur le côté gauche du hall, on aperçoit d'abord le bureau de la caissière, puis la galerie des bains des femmes. Elle compte huit cabines à droite et sept à gauche, la huitième étant occupée par le chauffoir. Ainsi que celles des hommes, elles reçoivent leur éclairage par une croisée s'ouvrant sur le jardin. Leur superficie est d'environ six mètres carrés.

Au fond du hall et presqu'en face de la porte d'entrée vient s'aboucher la galerie des douches pour femmes, qui présentent la même disposition que celles des hommes.

On pénètre dans le pavillon des services thermaux complémentaires par le jardin (côté Est), et on descend au sous-sol par un escalier assez rapide ayant une dizaine de marches. Au bas se trouve une galerie divisée en deux parties fort inégales. Celle de droite comprend seulement un petit salon d'attente et les water-closets ; ce qui est fâcheux. Celle de gauche est mieux distribuée. Elle contient : 1° une cabine de douches rectales pour femmes seulement, dans la position assise ; 2° une salle de massage à sec, également pour femmes, autour de laquelle il y a un bain de vapeur complet et, à droite, une salle de douches (chaudes, froides et minérales) pourvue de trois robinets distincts avec un mélangeur. Ce local n'est guère utilisé que si le massage à sec est précédé d'un bain de vapeur ou bien d'une douche.

Le service des hommes se trouve dans la même galerie. Il est placé vis-à-vis de celui des femmes et est aménagé de la même façon.

Deux escaliers tournants conduisent du sous-sol au rez-de-chaussée du pavillon des services thermaux complémentaires. Une grande galerie qui fait suite à celle des bains des femmes le parcourt dans toute sa longueur. On remarque qu'à droite il y a trois cabines et deux seulement à gauche, la troisième étant occupée par le bureau de l'économat.

Les cabines de droite sont réservées : deux aux douches rectales, dans la position horizontale, et une au massage à sec précédé de bain de vapeur. Celles de gauche sont occupées : l'une par une douche rectale, dans la position couchée, et l'autre par une baignoire avec ses trois robinets.

Il y a un peu de confusion dans l'attribution des locaux de cette galerie. C'est ainsi que la première cabine de droite est réservée aux hommes, la seconde aux femmes et la troisième est commune aux deux sexes. Cette dernière cabine est employée plus particulièrement lorsque le massage est postérieur au bain.

A gauche, la disposition est tout aussi bizarre. La première cabine est occupée par la douche rectale horizontale (femmes) avec tous ses agrès. La seconde, affectée à la balnéation, est utilisée alternativement par l'un ou par l'autre sexe.

La disposition intérieure du pavillon des bains sulfureux est des plus simples. Il se compose d'une galerie unique et longitudinale sur laquelle viennent s'ouvrir cinq cabinets fort propres et bien éclairés ayant chacun 4^m50 de superficie.

Pour être complet, il ne manque à l'établissement Lardy que les douches-massage. Espérons que la Société générale des Eaux minérales de Vichy et du bassin de Vichy ne les fera pas trop attendre au public, car cette méthode thérapeutique est appelée à prendre beaucoup d'importance et de développement dans cette station, à cause des services réels et nombreux qu'elle rend aux malades.

N'étant alimenté que par une seule source, dont le débit n'est pas très abondant, l'établissement Lardy n'acquerra jamais un chiffre d'opérations thermales aussi élevé que les établissements de l'Etat. Néanmoins, tel qu'il est installé actuellement, il dessert tout un quartier de Vichy et il possède une clientèle qui lui est fidèlement attachée.

***

L'établissement Larbaud est situé au n° 48 du boulevard National, au coin de la rue de la Porte-Verrier, dans le quartier même des Célestins. Son origine est relativement récente, car il ne date que de

1879 et si ses fondateurs, MM. Larbaud aîné et Mercier, le construisirent sur les bases actuelles et avec les unités thermales qu'il possède, ce fut seulement pour déférer aux conditions imposées par le Conseil municipal de Vichy.

Son aspect modeste autant que simple ne lui enlève rien de la finesse de son architecture, et sa configuration extérieure ne manque pas de grâce, malgré qu'il soit enfoui au milieu de constructions délabrées pour la plupart.

Cet établissement comprend deux pavillons en bordure sur le boulevard National, n'ayant, l'un et l'autre, qu'un rez-de-chaussée et un premier étage. Ils ne servent, ni l'un ni l'autre, à l'établissement dont ils dépendent, car ils sont loués à des commerçants. Entre eux se trouve un large passage menant à une cour d'honneur au milieu de laquelle se dresse une vasque où vient jaillir la source qui sert à approvisionner d'eau minérale les baignoires et les douches. On aperçoit plus loin, et au fond, le bâtiment central qui est parallèle au boulevard National. Vu du passage, il a un aspect riant. Sa façade antérieure est dirigée du côté de l'Ouest, et la postérieure, qui n'est pas aperçue des baigneurs, du côté de l'Est. Il est limité au Nord par la propriété Soalhat, et au Midi par la rue de la Porte-Verrier.

Sur la façade de devant, on trouve un rez-de-chaussée et un premier étage. La façade de derrière compte un sous-sol qui occupe toute l'étendue du bâtiment et deux étages qui renferment la machinerie et les réservoirs d'eau minérale et d'eau douce.

Deux longues ailes le relient aux pavillons situés à l'entrée de l'établissement Larbaud. Elles sont séparées l'une de l'autre par toute la largeur de la cour d'honneur et n'ont qu'un rez-de-chaussée élevé sur sous-sol.

L'aile gauche est adossée, dans toute sa longueur, à la propriété Soalhat dans laquelle on remarque le chatoyant pavillon Sévigné. Elle n'est éclairée que par la cour d'honneur et des ciels ouverts. C'est là que sont installées les douches des deux sexes, deux baignoires pour les hommes et trois pour les femmes.

L'aile droite reçoit la lumière de deux côtés à la fois : par la rue de la Porte-Verrier et par la cour d'honneur. Sur ce point sa disposition extérieure ne laisse guère à désirer. Cette construction est affectée exclusivement aux bains des femmes ; pourtant, elle contient une douche ascendante, la seule qui existe dans la maison.

La distribution intérieure de l'établissement Larbaud pèche parfois par l'harmonie. Quand on a traversé la grande cour d'honneur,
on arrive à un vestibule situé au rez-de-chaussée dans lequel se trouve,
à gauche de la porte d'entrée, le bureau de la directrice qui paraît un
peu petit.

De ce vestibule part, à droite, une galerie assez large qui conduit
aux bains des femmes. La première porte qu'on rencontre à gauche
mène au sous-sol, la seconde à la douche ascendante, les troisième
et quatrième à des cabinets de bains. A l'extrémité de cette galerie
se trouvent, à droite, deux cabines ; la première sert de chauffoir au
linge, et la seconde est occupée par une baignoire. Entre les deux et
perpendiculairement à la première galerie, il y en a une seconde qui
parcourt l'aile droite de l'établissement dans toute sa longueur et la
divise en deux parties de largeur égale. Chaque rangée contient quatre
cabinets de bains, situés vis-à-vis les uns des autres. Ceux de droite
sont éclairés par la cour d'honneur, ceux de gauche par la rue de
la Porte-Verrier. La surface de chacun de ces cabinets est d'environ
six mètres.

A gauche du hall et un peu en avant du bureau de la directrice
part la galerie menant à la douche des hommes. Elle compte quatre
cabinets-vestiaires, dont trois seulement sont attribués au service des
baigneurs. Perpendiculairement à elle, vient s'aboucher une seconde
galerie renfermée tout entière dans l'aile gauche de l'établissement
et qui conduit directement à la salle de douches. Sur son parcours,
on trouve cinq cabines dont deux pourvues de baignoires.

La salle de douches, située au fond, est éclairée par deux croisées
s'ouvrant sur la cour d'honneur et par un ciel ouvert. Elle est spacieuse. Le garçon doucheur dispose de deux robinets distribuant l'un
l'eau minérale, et l'autre l'eau froide et l'eau chaude. Ces deux dernières sont amenées au mélangeur par des conduites séparées.

Si nous retournons maintenant au hall, nous allons trouver une
disposition à peu près analogue pour les douches des femmes. Un peu
à droite de la loge de la directrice, se trouve une galerie mesurant une
dizaine de mètres de long. Sur le côté droit sont installés trois cabinets
de bains pour femmes, ce qui porte leur nombre total à quatorze.

Au bout de cette galerie, qui a la forme d'un cul-de-sac, il en vient
aboutir une seconde qui est perpendiculaire à elle et parallèle à celle
des hommes, dont elle n'est séparée que par un mur de vingt-cinq cen-

timètres d'épaisseur. Sur le côté droit de cette seconde galerie s
trouvent huit déshabilloirs, dont un est approprié au service.

La salle de douches qui se trouve au fond de cette galerie e:
semblable à celle des hommes, avec cette différence, toutefois, qu'ell
n'est éclairée que par deux ciels ouverts.

Le premier étage de l'établissement Larbaud est réservé exclusive
ment aux bains des hommes. On y monte au moyen de deux escalier
tournants, placés l'un à droite et l'autre à gauche de la porte d'entrée
Chacun d'eux a vingt marches et conduit à une galerie latérale
confinant au Nord aux dépendances du pavillon Sévigné, et au Midi
la rue de la Porte-Verrier. Sa longueur est de près de vingt et un mètre:

Sur cette galerie viennent s'ouvrir douze cabinets de bains, neu
en face des escaliers et trois à droite. Ils sont très propres et toutes le
baignoires ont l'air d'être neuves. La superficie de ces cabinets est d
$2^m 50$ de longueur sur $2^m 25$ de largeur. Leur hauteur est de 3 mètres.

De cette galerie latérale part à l'extrémité de gauche un couloi
perpendiculaire à elle qui a sept mètres de long et dans lequel o:
trouve, à gauche, deux cabinets de bains dont le premier renferm
deux baignoires et, à droite, trois cabinets de bains. Une porte, per
mettant de communiquer avec un escalier qui conduit directement a
deuxième étage, se trouve à la suite de la seconde cabine de gauch
appartenant à ce couloir.

La façade postérieure a son issue principale sur la rue de la Porte
Verrier, de telle sorte qu'elle est presqu'indépendante de l'établisse
ment même. Un passage à voiture conduit à la porte d'entrée d
sous-sol, à l'intérieur duquel on trouve, à droite, le réservoir d'ea
minérale qui peut en contenir quatre cent cinquante mètres cubes,
à gauche, les water-closets et le calorifère pour le chauffoir. Dan
la cour, qui sert habituellement de passage à voiture, on aperçoit
1° deux pompes élévatoires, l'une pour l'eau douce, et l'autre pou
l'eau minérale et l'eau douce ; 2° un moteur de la force de quatr
chevaux ; 3° un générateur. Un long couloir traverse le sous-sol d
l'établissement et mène aux appartements du concierge et à ceux d
locataire du pavillon de droite.

Au-dessus du générateur et au premier étage, on constate la pré
sence de deux réservoirs, l'un destiné à l'eau minérale et l'autre
l'eau chaude. Celui-ci contient dix mètres cubes, tandis que celui-l
n'en a que six. Ils servent à approvisionner les bains des deux sexes

Au deuxième étage, il y a trois réservoirs : deux d'eau froide et un d'eau chaude. Ils alimentent les douches et aussi les bains avec les deux du premier étage.

Placé au bas du rocher des Célestins, l'établissement Larbaud reçoit surtout la clientèle qui loge dans le Vieux-Vichy. La modicité de ses prix le rend accessible aux bourses les plus modestes, et il est vraiment regrettable que la Société générale d'Eaux minérales naturelles de Vichy et du bassin de Vichy ne l'ait pas encore agrandi en démolissant les masures qu'elle possède rue de la Porte-Verrier. Elle lui aurait procuré, ainsi, le développement que sa situation mérite.

L'Etablissement thermal de la source Larbaud

CHAPITRE VIII

LES ÉTABLISSEMENTS PRIVÉS

E TABLISSEMENT HYDROTHÉRAPIQUE DU Dʳ JARDET. — Au nombre des établissements privés, aujourd'hui disparus, on trouve, d'abord, par ordre chronologique, celui du Dʳ Jardet. Sa description mérite une attention toute spéciale, parce qu'il symbolise une double époque : l'entrée des particuliers en concurrence avec les fermiers de l'Etat, et l'apparition de la douche froide sur la scène thérapeutique de Vichy.

L'Etablissement hydrothérapique du Dʳ Jardet.

Le Dʳ Jardet naquit à Seuillet (1) le 18 octobre 1824. Après avoir fait, à Clermont-Ferrand, de bonnes études classiques, il alla à Paris étudier la médecine. Il y passa sa thèse inaugurale le 4 août 1849 et vint se fixer à Lapalisse (2) où il resta quelques années seulement. Ses débuts furent laborieux ; mais Jardet appartenait à cette vigoureuse race de praticiens que les difficultés de la clientèle n'effraient jamais, et chez qui les luttes quotidiennes pour la vie trouvent une âme fortement trempée, toujours à l'abri des défaillances si ordinaires dans la profession qu'il exerçait. Mécontent de sa situation, il n'hésita pas à quitter Lapalisse (1854) et partit pour l'Algérie en qualité de médecin de colonisation. Attaché à la province de Constantine, il déploya, dans ce poste, une activité prodigieuse. Nuit et jour à cheval, il parcourait jusqu'à cent kilomètres dans les vingt-quatre heures, et une fois rentré sous sa tente, il prenait des notes sur les maladies du foie, de la rate et de l'intestin, qu'il avait observées pendant son long trajet et qui étaient si fréquentes à cette époque lointaine.

Quoique jeune et robuste, malgré la petitesse de sa taille, Jardet ne tarda pas à ressentir les effets du surmenage provoqué par une

(1) Localité située à seize kilomètres de Vichy.
(2) Chef-lieu d'arrondissement à vingt-cinq kilomètres de Vichy.

terrible épidémie de choléra qui ravagea toutes les localités avoisinant sa résidence. Malgré cela, il continua sans murmurer ses pénibles fonctions ; mais, bientôt, atteint lui-même de la fièvre paludéenne qui régnait à ce moment-là à l'état endémique en Algérie, il dut rentrer en France avec l'espoir que le climat d'Europe mettrait un terme à ses accès.

Il n'en fut rien. Ne pouvant se débarrasser de cette affection qui le consumait et ruinait ses forces, il partit pour Paris et se confia aux soins de Louis Fleury (1) qui venait d'installer à Bellevue un établissement hydrothérapique sur le modèle de ceux qu'il avait visités en Autriche. Après avoir constaté les remarquables résultats de la médication de Priesnitz, Fleury avait pu, en effet, grâce à ses connaissances générales étendues, en fixer les indications et en décrire les différents procédés. Auparavant, les applications externes de l'eau froide n'étaient qu'un art ou une fantaisie ; avec lui, elles devinrent une méthode scientifique puissante. La réputation de Fleury était alors universelle et sa gloire immense, aussi sa maison était-elle devenue un foyer ardent de lutte en faveur de ce nouveau moyen thérapeutique.

Tout en suivant le traitement qui devait amener sa guérison, Jardet se mit en rapports avec les médecins adonnés à la pratique de l'hydrothérapie, s'instruisant près d'eux de la manière dont ils administraient la douche, de la nature et du jeu des appareils dont ils se servaient. Ainsi que tout médecin, quand il s'agit de soi-même, Jardet était entré en sceptique dans la maison de Fleury et, à sa sortie, il n'y avait pas d'apôtre plus convaincu que lui des bienfaits de l'hydrothérapie scientifique. Aussi, était-il fermement décidé à fonder à Vichy un établissement analogue à celui de Bellevue. Il pensait, avec raison, que la clientèle qui vient y soigner les intoxications paludiques, les maladies du foie, des reins et du tube digestif par les eaux minérales, devait trouver un utile adjuvant de la cure thermale proprement dite dans la médication par l'eau froide dont il avait apprécié sur lui-même les heureux effets.

Dès qu'il fut de retour dans son pays, il se mit en relation avec des architecte, entrepreneur et constructeur-mécanicien et, au mois de mai 1858, il put administrer sa première douche.

L'établissement hydrothérapique du Dr Jardet occupait l'immeuble

(1) Professeur agrégé à la Faculté de médecine de Paris.

situé au n° 39 de la rue de Balorre, à l'angle de cette rue et du boulevard du Sichon : il avait une superficie de 972 mètres carrés.

Il comprenait un bâtiment formé de deux parties : l'une de quatorze mètres de longueur en façade sur la rue de Balorre ; l'autre, se continuant à angle droit avec la première, présentait un développement de treize mètres de long sur le boulevard du Sichon. A la suite de cette construction s'élevait une tourelle de dix mètres de haut environ et servant de « château d'eau ».

La façade principale qui était tournée à l'Est vers la rue de Balorre, dont elle n'était séparée que par un étroit parterre et une grille en fer, n'avait qu'un étage, qui était réservé aux appartements particuliers de Jardet. Le rez-de-chaussée, élevé de quelques marches, servait, ainsi que la partie construite sur le boulevard du Sichon, à l'établissement.

L'entrée se trouvait au milieu de la façade. On y accédait par quelques marches conduisant à un vestibule central qui s'ouvrait, à gauche, sur le cabinet de consultation, et à droite sur le salon d'attente. Une autre porte mettait en communication cette dernière pièce avec la construction placée en arrière sur le boulevard du Sichon et contenant les cabines et la salle de douches.

Tout d'abord, il n'y eut que six cabines : une rangée de trois prenant jour au Sud, sur le jardin, et une autre au Nord, sur le boulevard du Sichon. Elles étaient pourvues de rideaux et s'ouvraient sur un passage médian qui menait du salon d'attente à la salle de douches.

En pénétrant dans cette pièce, on apercevait au fond et à gauche une tribune en bois d'un mètre carré environ, élevée de deux marches, munie sur tout son bord droit d'une cloison d'un mètre de haut surmontée d'un accoudoir. Cette paroi séparait le doucheur de la fosse de douches, placée à droite, où le malade se rendait en descendant deux marches.

Le doucheur avait à sa disposition un jet mobile, formé d'un tube en caoutchouc de fort calibre, d'un mètre de long et terminé par la lance de Fleury avec son robinet, le tout en bronze. Le jet pouvait être remplacé par une pomme d'arrosoir à filets d'eau parallèles et non divergents. Cette lance, qui pendait le long du mur à hauteur convenable, pouvait se recourber sur l'accoudoir et se manœuvrait de la main droite, tandis que la gauche ouvrait et fermait le robinet ou bien tirait les cordons de commande de la douche en pluie ou en

L'Etablissement hydrothérapique du Dr Jardet.

colonne, dont les pommes d'arrosoir descendaient verticalement du plafond au-dessus de la tête du patient.

La douche de Fleury commençait d'ordinaire par la pluie, se continuait par le jet et se terminait tout à la fois par le jet et par la pluie.

Un bain de siège à eau courante avec jet anal, périnéal et vaginal, une petite piscine de deux mètres carrés sur un mètre vingt centimètres de profondeur, et une douche ascendante dans un cabinet d'aisances complétaient cet arsenal hydrothérapique.

L'appareil à sudation, fort souvent utilisé, consistait en une chaise haute et large sous laquelle se plaçaient de puissantes lampes à alcool munies de plusieurs becs et sur laquelle s'asseyait le malade, qu'on entourait ensuite de peignoirs et de couvertures de laine.

Il n'existait pas de cabines affectées spécialement à chaque sexe ; les hommes venaient à certaines heures et les femmes à d'autres. Après avoir examiné ses malades, le médecin leur administrait lui-même la douche, les accompagnait à leur cabine afin de s'assurer qu'entre les mains du garçon, dressé à frictionner, la réaction s'opérait régulièrement, tenait compte des observations et notait les indications pour les séances ultérieures.

L'eau froide, exclusivement employée dans la maison, provenait d'un puits de six mètres de profondeur, creusé jusqu'à la nappe souterraine. Elle avait une température moyenne de 11 à 14° centigrade.

La machine élévatoire consistait en une simple pompe aspirante et foulante, manœuvrée tout d'abord à bras. En 1863, Jardet ajouta un manège qu'un âne tournait dans la tourelle et qui la mettait en mouvement.

C'est cette modeste installation qui fut le berceau de l'hydrothérapie scientifique à Vichy. En moins de dix ans, elle était devenue tout à fait insuffisante ; aussi, en 1866, dut-on la transformer et l'agrandir en la proportionnant aux besoins de la clientèle qui s'accroissait chaque année.

Une construction, parallèle au bâtiment des douches, fut édifiée en continuation de l'angle Sud de la façade principale. Sa longueur était de quatorze mètres, ce qui donna un développement total de dix-huit mètres au côté méridional du bâtiment.

Cette aile fut consacrée exclusivement au service des hommes.

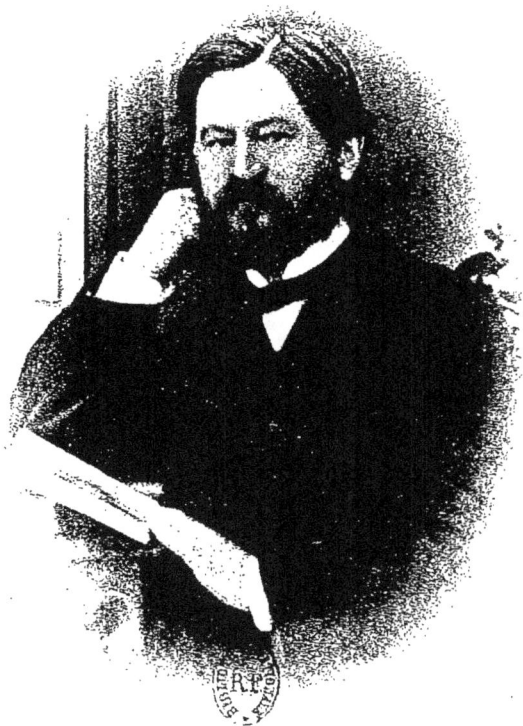

Le Docteur Antoine Jardet
(1824 - 1878)

G. STEINHEIL, Editeur.

Elle comptait huit cabines, une lingerie et une salle de douches, disposées comme dans l'autre partie de l'établissement réservée aux femmes. Elle se terminait à l'Ouest par un bâtiment qui réunissait du Sud au Nord la salle des douches des hommes à celle des femmes. De sorte que le quadrilatère était complet. Cette partie occidentale de l'établissement renfermait les appareils de douches en jet et en pluie, une grande piscine de plus de trois mètres de long sur deux de large, un cabinet de douches en cercle, et deux cabines de bains de siège : un pour les hommes et un pour les femmes.

L'espace resté libre au centre de ces constructions reçut une toiture de verre et fut aménagé comme seconde salle d'attente, d'où l'on se rendait d'un côté aux cabines des femmes, et de l'autre à celles des hommes. Enfin, Jardet en compléta l'organisation en y installant des agrès de gymnastique de chambre. Plus tard, deux cabines furent munies d'appareils de chauffage permettant, ainsi, de continuer le traitement jusqu'à l'arrière-saison.

La pompe à bras fut supprimée et remplacée par un jeu de deux pompes plus puissantes, tandis que le manège à âne, auquel fut substitué un manège à cheval, était reporté en dehors de la tour. Un second puits fut, à cette époque, creusé dans le jardin et mis en communication avec une glacière sur le sol de laquelle se trouvait un serpentin de fer où l'eau pouvait se refroidir avant de monter dans l'un des deux réservoirs en ciment qui avaient remplacé, dans le sommet de la tour, l'unique cuve de bois des premières années. Le plus élevé de ces deux bassins alimentait exclusivement les douches en jet mobile, et celui du bas, les autres.

Grâce aux habiles précautions que Jardet ne cessait de prendre, à la confiance qu'il inspirait à tous, à l'autorité qu'il avait acquise dans sa pratique (1), la médication par l'eau froide, acceptée d'abord avec défiance par les malades et même par certains médecins, s'acclimata peu à peu à Vichy. Le nombre des clients, qui ne dépassa pas une vingtaine la première année, s'accrut très rapidement à tel point qu'en 1877 les opérations qui s'y pratiquaient avaient atteint le chiffre énorme de quinze mille, ce qui donnait une moyenne quotidienne de cent cinquante douches, en estimant à cent jours la durée habituelle de la saison thermale. Vingt ans avaient suffi pour obtenir une progression

(1) Il avait publié, en 1861, une brochure qui eut un certain retentissement : *Essai sur l'hydrothérapie associée à l'usage des Eaux de Vichy.*

semblable. Malheureusement, en janvier suivant, les fatigues et la maladie contraignaient Jardet (1) à céder au Dr Versepuy l'établissement qu'il avait créé au moment même où la prospérité et le développement de la station de Vichy augmentaient à vue d'œil.

Son successeur fut loin d'obtenir des résultats aussi brillants que lui. Peu à peu, l'établissement périclita dans ses mains, et en 1907, le Dr Versepuy était obligé de le rétrocéder aux enfants Jardet (2) qui eux-mêmes le revendirent à la fin de cette même année 1907 à Mme veuve Perrin. Celle-ci l'a transformé, depuis, en une magnifique maison d'habitation.

* *

ETABLISSEMENT MÉDICAL THERMO-RÉSINEUX DU D^r DE LA SALZÈDE. — Le Dr Carolus de la Salzède (3) vint s'installer à Vichy en 1874, après avoir exercé la médecine à Issoire et dans d'autres régions montagneuses de l'Auvergne. Imbu des théories de Chevandier de la Drôme sur la nature de la goutte et du rhumatisme, comme aussi sur la valeur thérapeutique des bains de vapeur sèche térébenthinée dans ces affections diathésiques, il créa en 1880, avenue des Célestins, n° 12, une succursale de l'établissement de la rue des Petits-Hôtels, à Paris. Il pensait, avec raison, qu'à Vichy cette méthode de traitement ne pouvait qu'être un auxiliaire puissant de la cure thermale. Mais pour appliquer ce procédé nouveau, exigeant une surveillance de tous les instants, il ne suffisait pas d'avoir la foi, il fallait aussi posséder une certaine vigueur. Or, cette précieuse qualité physique lui manquait complètement. De faible constitution et souffreteux, M. de la Salzède se lançait dans une entreprise périlleuse à un âge où l'on prend d'ordinaire sa retraite. Il avait en effet 72 ans.

La maison où il installa son industrie n'avait qu'un seul étage et était d'apparence modeste. Située vis à vis l'établissement Lardy, à une des extrémités de Vichy, elle était trop éloignée des hôtels du centre de la ville, de sorte qu'elle devenait peu accessible aux gens atteints de sciatique, aux rhumatisants et aux podagres qui devaient constituer le fonds principal de sa clientèle.

La distribution intérieure de l'établissement était parfaitement

(1) Il mourut à Billy, le 17 juillet 1878.
(2) Son fils, Paul Jardet, ancien interne des hôpitaux de Paris, exerce actuellement la médecine à Vichy où il occupe une position des plus distinguées.
(3) Né à Paris, le 20 avril 1808 ; mort à Vichy, le 14 décembre 1890.

comprise. Il comptait six ou huit bains thermo-résineux et dix lits de repos. C'était suffisant pour l'époque. Les malades étaient enfermés dans des sortes de coffres en bois où l'on faisait arriver de l'air chaud chargé d'émanations résineuses et térébenthinées de pin Mugho, que M. de la Salzède achetait à Die (Drôme). *L' Etablissement hydrothérapique du Dr Lejeune.*

Le malade séjournait habituellement vingt ou vingt-cinq minutes dans cette espèce de caisse. On l'enveloppait ensuite dans des couvertures de laine et on le déposait sur un lit où il suait pendant une demi-heure environ.

Malgré les encouragements de tous ses confrères de la localité, malgré des efforts personnels incessants, M. de la Salzède, fatigué par l'âge, ferma son établissement en 1889 et vendit ses appareils au Dr Berthomier, qui venait de s'installer boulevard National, n° 33. Quelques mois plus tard, en 1890, il rendait le dernier soupir avec le chagrin de n'avoir pu réaliser son rêve de procurer à Vichy une ressource thérapeutique nouvelle en laquelle il avait la confiance la plus absolue puisqu'il lui avait consacré une partie de sa fortune et les dernières années de sa vie.

*
* *

ETABLISSEMENT HYDROTHÉRAPIQUE DU Dr LEJEUNE. — Parmi tous les établissements complémentaires de la médication thermale, c'est incontestablement celui du Dr Paul-Eugène Lejeune (1) qui a joui à Vichy de la plus grande notoriété, tant à cause de la perfection de son outillage et de l'entraînement de son personnel que par suite de l'habileté et de la rare précision de celui qui administrait la douche. Pour exercer convenablement une profession, il faut la connaître sous toutes ses faces et l'aimer même dans ses imperfections. Or, Lejeune connaissait l'hydrothérapie à fond et savait en apprécier tous les avantages.

Pendant qu'il faisait ses études médicales à Paris, il fréquentait assidûment les établissements les plus en renom, apprenait le maniement de la lance, et dès qu'il connut la manière de s'en servir, il recherchait les occasions de remplacer, dans leurs fonctions, les médecins-doucheurs malades ou momentanément absents. Lorsqu'une fois sa thèse passée il dut venir se fixer en province, ce fut un vrai chagrin pour lui que d'abandonner une branche de la médecine qui lui souriait à tant de

(1) Né à Seuillet, le 2 décembre 1848 ; mort à Vichy, le 2 septembre 1905.

points de vue. Aussi dans la suite, quand il se rendait à Paris, il était heureux de revoir les établissements hydrothérapiques qu'il avait fréquentés jadis, d'y administrer même des douches froides sous les yeux de ses anciens maîtres, oubliant un instant que lui, aussi, il était passé maître en la même matière.

C'est à Chavroche, petite commune de quelques centaines d'habitants située sur la rivière de Besbre et dominant une riche et belle vallée, que Lejeune vint s'installer, en 1878, avec plus de regrets que d'enthousiasme dans le cœur. Il battait la campagne de nuit et de jour afin de répondre aux demandes d'une clientèle rurale fort étendue, lorsqu'en 1880 il contracta une maladie moins grave que gênante qui l'amena à Vichy pour y suivre un traitement thermal.

Pendant son séjour, il ne tarda pas à acquérir la conviction que la douche n'y était pas administrée par des mains expérimentées ; que de ce côté-là un vaste horizon s'ouvrait donc devant lui et que par cette voie, à peine frayée, il pouvait se créer une belle situation dans un avenir très rapproché. En effet, celui qui avait fondé le premier établissement d'hydrothérapie scientifique à Vichy, le Dr Jardet, son oncle, venait de mourir ; son successeur, M. Versepuy, n'était pas connu suffisamment pour maintenir chez lui les nombreux malades de son prédécesseur et les établissements de l'Etat n'étaient pas encore pourvus de l'outillage et du personnel nécessaires pour avoir alors la prépondérance marquée qu'ils acquirent depuis. Le moment de se décider était propice ; hésiter, tergiverser, attendre un an et même moins, c'était autoriser un concurrent à s'installer avant lui. Un mois suffit à Lejeune pour prendre une résolution, prévenir sa clientèle et mettre en ordre ses affaires. Fin août il quittait Vichy parce que sa cure était terminée et il y revenait fin septembre pour acheter un terrain à cent cinquante mètres seulement de la Grande-Grille, afin d'y faire construire un établissement hydrothérapique. Aussitôt que l'acte de vente fut signé, il choisit M. Vianne, architecte à Gannat, pour en dresser les plans et établir les devis, et M. Planche, entrepreneur à Cusset, pour les exécuter.

Grâce à une surveillance incessante, les travaux furent menés avec tant de célérité que l'établissement sembla être prêt à la fin de mai 1881. C'était là un véritable tour de force. Tout marchait donc à souhait lorsqu'un jour le mécanicien vint annoncer douloureusement à Lejeune que le moteur qu'il avait acheté était insuffisant pour monter l'eau aux réservoirs. Ce fut une cruelle déception pour lui, car la saison était ouverte et les malades commençaient déjà à arriver. Sans se décourager pourtant, il se rendit sur-le-champ à Nevers, commanda une machine plus puissante ; puis, gagnant Paris et Lille, il ramena, quarante-huit heures après, une petite pompe très commode qui, durant de nombreuses années, monta l'eau du puits au réservoir.

L' Etablissement hydrothérapique du Dr Lejeune.

L'installation hydrothérapique du Dr Lejeune était située rue de l'Établissement thermal, n° 16. Cette maison avait une configuration irrégulière ; le terrain et les immeubles qui en dépendaient avaient une façade sur la rue du Moûtier et des sorties sur l'impasse du même nom.

Construit entre deux courettes, l'immeuble présentait un aspect coquet avec son pavillon central, son dôme élevé et ses jolies sculptures. Au péristyle, auquel on accédait par trois marches d'escalier en pierre, succédait un hall de vaste dimension où était installé le bureau de la caissière.

En face de la porte d'entrée et au fond du hall se trouvait une pièce carrée très étroite, à laquelle on arrivait par un petit escalier. C'est là que Lejeune recevait les confrères qui venaient lui confier leurs malades ou bien l'entretenir de ceux qui étaient en cours de traitement. En arrière s'ouvrait une porte qui menait à la salle de douches. Dans ce local de vingt-cinq mètres de surface environ étaient accumulés tous les appareils hydrothérapiques les plus usuels : la pomme d'arrosoir, la douche en cercle, le bain de siège à eau courante. Derrière cette porte de communication, s'élevait une tribune où se tenait Lejeune avec ses robinets d'eau chaude et d'eau froide et, à proximité de sa main, le mélangeur qui porte son nom.

A droite et à gauche de cette tribune, deux portes mettaient en communication la salle de douches avec des galeries longitudinales où stationnaient et circulaient d'un côté les femmes et de l'autre les hommes, en attendant leur tour, car cette salle de douches était commune aux deux sexes.

Derrière la salle de douches et sur le même plan se trouvait un local où était creusée une piscine à eau courante dont on se servait dans certains cas déterminés. A droite elle communiquait avec la galerie latérale du côté des hommes, à gauche avec celle des femmes.

Pour bien saisir la description qui va suivre, il est nécessaire de revenir un peu en arrière et de prendre le hall comme point de départ.

A droite, on entrait dans un vaste salon meublé avec goût, où les malades aimaient à se reposer, à lier conversation en attendant le moment où il leur serait possible de parler au médecin. A gauche et en face, une pièce longue et étroite servait de cabinet de consultation. C'est là que Lejeune recevait les clients nouveaux pendant les rares heures où il n'était pas occupé ailleurs.

Au fond du hall et du côté droit se trouvait l'entrée d'une galerie longitudinale de deux mètres de largeur environ qui aboutissait à un urinoir et à un cabinet de douche ascendante et conduisait par un passage étroit à un bain d'air chaud rarement employé isolément, mais assez fréquemment, conjointement avec la douche froide.

Cette galerie communiquait en avant et à gauche avec la salle de douches, immédiatement après avec la piscine dont nous venons de parler. Dans le premier tiers de son trajet, elle était coupée perpendiculairement par une autre galerie plus large, de chaque côté de laquelle se trouvait une rangée de huit cabines chacune, ayant toutes environ 1^{m}50 de profondeur. A l'extrémité méridionale de cette seconde galerie était disposée à droite la salle de massage à sec, où se tenait toujours le masseur, M. Lhéritier, et à gauche celle d'électricité.

Toute cette partie de l'établissement était réservée aux hommes, et comme complément de cette organisation, était aménagée en dehors une salle d'armes assez spacieuse, qui s'apercevait de la rue et où les amateurs d'escrime venaient se préparer à recevoir la douche froide ou aider leur réaction après l'avoir subie.

Toute la partie gauche de l'établissement était affectée au service des femmes. Sa distribution ne s'écartait de celle de sa voisine que sur deux points : la salle d'électricité était remplacée par une cabine de luxe et une petite salle de douches lui était attribuée en supplément.

Une galerie longitudinale partant du fond du hall, à gauche, conduisait à un cabinet de douche ascendante rectale, puis à un bain d'air chaud. Dans la première portion de son trajet, elle communiquait à droite avec la salle de douches, et dans la seconde avec la piscine à eau courante. A gauche, et avant d'arriver au fond de la galerie, était dissimulée une petite salle où Mme Marie Tain douchait les dames qui ne voulaient pas s'exposer aux regards du médecin.

Une autre grande galerie venait s'aboucher dans la précédente à angle droit, en face de la porte d'entrée de la salle de douches où se tenait Lejeune. Deux rangées de cabines de huit chacune s'ouvraient

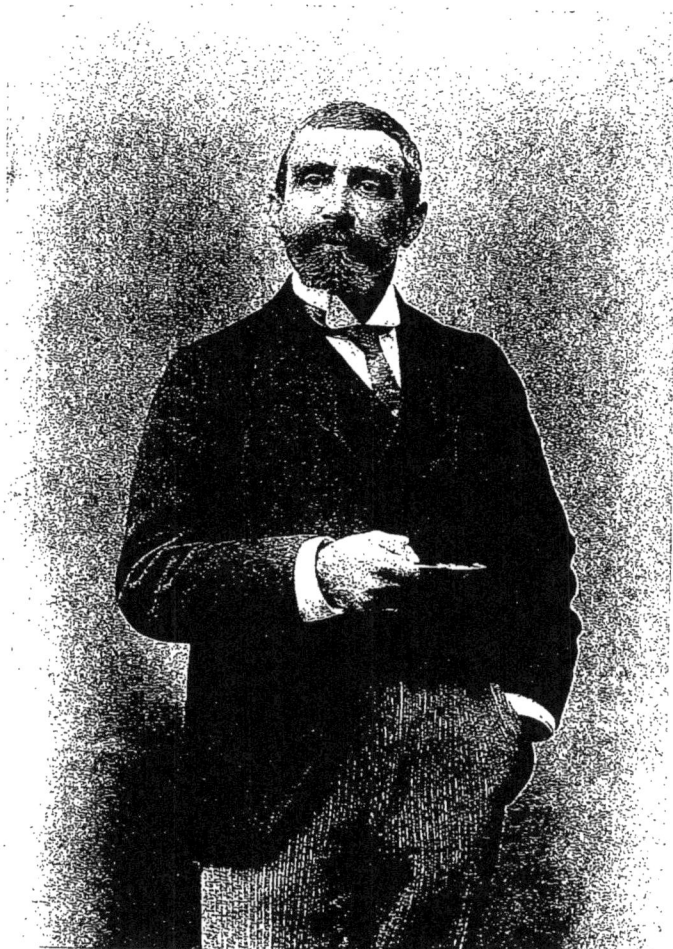

Le Docteur Eugène Lejeune
(1848-1905)

G. STEINHEIL, Editeur.

latéralement sur son parcours, et à son extrémité Nord une salle de massage à droite et un petit salon à gauche complétaient sa distribution.

Toute cette organisation ne parvint pas d'un seul coup à ce degré d'ampleur et de perfectionnement. D'abord au nombre de huit de chaque côté, ces cabines furent, dès la première année, tellement insuffisantes, qu'il fallut les agrandir et les porter à seize, chiffre qu'elles n'ont jamais dépassé. Quant aux bains d'air chaud, aux salles de massage et d'électricité, ils furent installés ultérieurement et au fur et à mesure des besoins du service.

Au-dessus de la maison, il y avait deux réservoirs, l'un d'eau chaude, à douze mètres de haut, et dont la capacité était de quatre mètres cubes environ, l'autre d'eau froide qui se trouvait à quinze mètres d'élévation et dont la contenance était de cinq mètres cubes. Ce dernier réservoir était approvisionné par un puits de 1^{m}50 de diamètre qui ne se tarissait jamais et fournissait constamment une eau très fraîche malgré les chaleurs de l'été. Bien que la pompe élévatrice fonctionnât toute la journée, le niveau du puits ne baissait que de quelques centimètres. Une heure de repos suffisait pour qu'ils fussent recouvrés.

Tenue au courant des succès prodigieux que remportait Lejeune dans le domaine de l'hydrothérapie, la Compagnie Fermière se l'attacha, en achetant, à la fin de l'année 1899, sa machinerie et sa clientèle et en le nommant, à la même époque, directeur de ses services thermaux. Il continua, pourtant, à administrer, pour le compte des fermiers de l'Etat, la douche dans la maison qu'il avait fondée jusqu'à ce que l'Etablissement de 1re classe fût achevé. Mais, dès qu'il fut inauguré, il s'y installa. Ce ne fut pas pour longtemps, car le 2 septembre 1905 il était ravi à l'affection des siens, à l'estime de ses confrères et à l'attachement de ses malades.

Louis Fleury avait fait de l'hydrothérapie une science ; Lejeune en fit à la fois une science et un art. Moins exclusif que lui, il pensait, avec raison, que certaines individualités sont trop impressionnées par l'eau froide, et il employa concurremment l'eau chaude ou tiède. Cette idée heureuse fut une des causes du succès de son établissement, mais ne fut pas la seule. Lejeune était né doucheur. Doué d'une grande souplesse dans le poignet et de beaucoup d'agilité dans les doigts, il avait un tour de main incomparable. Jamais sa lance ne faisait souffrir le malade ; dans aucun cas elle ne produisait de contusions sur les

L' Etablissement hydrothérapique du Dr Lejeune.

— 571 —

membres ou ailleurs. Avec lui, il n'y avait jamais de syncopes à redouter et rarement d'attaques d'hystérie à prévoir sous la douche. Après elle, il était tout à fait exceptionnel de constater des absences de réaction, des vertiges et des douleurs frontales ou occipitales de quelque importance. Ces mérites avaient fait dire à Charcot que Lejeune était le premier doucheur de France. Ce grand maître n'eût pas été plus éloigné de la vérité en le proclamant le meilleur doucheur d'Europe.

*
* *

ÉTABLISSEMENT HYDROTHÉRAPIQUE DU Dʳ LUGAGNE. — Le Dʳ Cyprien-Philippe-Emmanuel Lugagne naquit à Fouzilhon, dans l'Hérault, le 16 septembre 1834. Il fit toutes ses études à Montpellier et fut reçu docteur en médecine par la Faculté de cette ville le 26 août 1859.

Muni de son diplôme, il quitta le Midi où jusque là il avait toujours vécu et s'en vint exercer sa profession près de Paris, à Pantin et au Pré-Saint-Gervais, où il se créa une très nombreuse clientèle qui lui demandait un labeur journalier des plus pénibles et qui devait assez rapidement avoir raison de tout son courage, de tout son dévouement à la classe ouvrière et de sa meilleure bonne volonté. C'est lui qui, le 20 septembre 1869, fit les constatations médicales sur les six premières victimes de Tropmann trouvées dans la plaine de Pantin, au milieu du champ Langlois. C'est lui, encore, qui, le dimanche suivant, le 26 septembre 1869, procéda, dans ce même champ Langlois, avant l'arrivée des autorités judiciaires, « au pénible travail d'appropriation du cadavre de Gustave Kinck » qui venait, enfin, d'y être découvert.

Il se surmena davantage, si possible, pendant le siège de Paris comme médecin d'une ambulance qu'il avait organisée rue Lafayette. Après la guerre, il refusa la Légion d'honneur pour laquelle on voulait le proposer, comme il refusa, dans la suite, les palmes académiques qu'on lui offrit à l'occasion des services qu'il avait rendus comme délégué cantonal, membre du comité d'hygiène et délégué de l'Association polytechnique.

Son état de santé, qui avait toujours été assez précaire, s'aggrava considérablement en 1872. Son foie l'inquiétait un peu et inquiétait surtout les siens et ses amis. On lui conseilla Vichy. Il vint y faire une cure et s'en trouva si bien que non seulement il y revint les années suivantes, mais encore qu'il s'y fixa définitivement et à poste fixe, place de la Marine, à partir de l'année 1875. Il fit, là, de la médecine toute l'année, et comme à Pantin, comme au Pré Saint-Gervais, il se prodigua beaucoup pour les pauvres, pour ses idées, pour la chose publique. Vénérable de la loge « la Cosmopolite de Vichy », il fut, en politique locale, immédiatement très en vue. Il lutta activement pour son idéal social et économique, fut maire de Vichy du 3 novembre 1878 au 22 juin 1879, et se donna entièrement, pendant ce temps, à son parti, à ses amis. Il ne négligeait pas cependant, pour cela, l'exercice de sa profession. Il avait fondé, en 1878, le *Vichy médical*, journal mensuel qui eut, en son temps, un certain succès et auquel collaborèrent, alors, les principaux médecins de la station. Il le dirigea, seul, jusqu'en 1881 ; à cette date, il s'adjoignit son confrère, le Dʳ Léonce Souligoux, et le journal devint hebdomadaire.

Il avait acheté en 1880, dès l'ouverture de la rue Sornin-Gagnière à travers le jardin de l'hôtel de Paris, un emplacement de 207 mètres de superficie, au n° 14 de cette rue Sornin. Sur ce terrain il fit aussitôt construire une maison de deux étages, d'assez belle apparence, avec cour et grenier, au rez-de-chaussée de laquelle il ménagea, sur la rue, un salon d'attente d'abord et son cabinet de consultation ensuite. Le fond de ce rez-de-chaussée était occupé par un établissement hydrothérapique qui comprenait une salle de douches unique occupant dans le milieu de la maison une sorte de cour vitrée précédée d'un autre petit cabinet où se tenait le doucheur pendant l'intervalle de chaque douche.

On accédait à cette salle de douches et à l'escalier qui conduisait dans les étages de la maison, par un large corridor qui donnait accès aussi aux cabines — quatre pour chaque sexe — où se déshabillaient et se rhabillaient les clients et clientes du Dʳ Lugagne. Ces cabines se trouvaient dans deux pièces situées de chaque côté de la salle de douches et qui avaient accès dans cette salle par la droite ou par la gauche suivant le sexe auquel on appartenait.

Pendant la douche — et c'était là ce qu'il y avait surtout d'original dans cet établissement — les malades se tenaient sur une plate-forme mobile que le doucheur faisait tourner lui-même sans se déranger, grâce à un mécanisme fort ingénieux, de façon à avoir toujours en face de sa lance, sans rien demander au douché, la partie du corps qu'il voulait atteindre avec son jet d'eau.

La pression de cette eau était assurée par un réservoir installé au grenier de la maison, c'est-à-dire à environ quinze mètres de hauteur. Elle était augmentée par l'application, à ce cas particulier, d'un système ingénieux que le Dr Lugagne et M. Hubert, directeur, alors, de l'usine à gaz de Vichy-Cusset, avaient fait breveter de 1880 à 1884 pour servir à l'extinction des incendies, en prenant comme point de départ la pression d'eau de la ville, considérablement augmentée par le refoulement de l'air dans un récipient métallique, en utilisant pour cela l'eau de la conduite elle-même. Le refroidissement de l'eau du réservoir dans lequel elle séjournait plus ou moins de temps, était obtenu par sa circulation à travers de longs tuyaux de plomb immergés dans un puits creusé au-dessous de la salle de douches.

Primitivement, le Dr Lugagne avait voulu créer, là, non pas un établissement public, ouvert à tout le monde, comme ceux des Drs Jardet et Lejeune, par exemple ; mais seulement une douche froide privée, si . nous pouvons ainsi dire, administrée par lui-même à sa clientèle, qu'il jugeait alors déjà presque suffisante pour qu'il se permît ce luxe un peu exagéré.

Cependant quelques-uns de ses confrères de Vichy avec qui il était en fort bons termes, lui adressèrent, par la suite, certains de leurs malades ; des femmes y vinrent aussi d'elles-mêmes, attirées par la réputation de pudicité du Dr Lugagne qui douchait, si elles le désiraient, les dames « en peignoir » ; bref, tout semblait prospérer chez lui lorsqu'il fut emporté, en quelques jours, par une colique hépatique plus violente encore que celles qu'il avait eues précédemment. Il mourut à Vichy, le 4 octobre 1888, âgé de 54 ans seulement.

L'année suivante, l'établissement hydrothérapique du Dr Lugagne fut vendu au Dr Louis Lagrange, de Poitiers, qui en continua l'exploitation sans savoir ni pouvoir lui conserver la clientèle que son fondateur s'était créée. Cet établissement périclita donc rapidement et à la fin de 1890 il fallut le fermer, le faire disparaître et louer la maison dans laquelle il se trouvait pour y exploiter d'abord une maison de rapport avec magasins, avant que celle-ci devînt l'*Hôtel du Pas-de-Calais* actuel.

***

LE HAMMAM VAPORIFÈRE. — M. Armand Perrin (1), instituteur public en retraite, homme affable et intelligent autant qu'entreprenant,

(1) Né à Fresselines, le 4 février 1835 ; mort à Vichy, le 24 mai 1893.

avait remarqué depuis longtemps qu'il manquait, à Vichy, des acces- *Le Hammam vaporifère.*
soires et compléments thermaux. Aussi n'hésita-t-il pas, en 1881, à
acheter rue Burnol un ancien théâtre, appartenant à M. Jean Pouillien
(de Rongères), pour fonder à sa place, au n° 3 de cette rue, un Hammam
avec les appareils les plus modernes. Dès les premiers jours de son
existence, cet établissement conquit ses droits de cité, car, répondant
à un besoin réel, il fournissait au corps médical et aux malades des
moyens thérapeutiques qu'ils ne rencontraient pas ailleurs. D'un
autre côté, situé au centre de la ville, presqu'en bordure du vieux Parc,
à proximité du Casino et des sources de la Grande-Grille et de l'Hôpital,
le Hammam évitait à la clientèle des courses longues et fatigantes
tout en lui procurant la satisfaction de se soigner convenablement.

En parcourant successivement les locaux actuels qui constituaient,
jadis, cet ancien *Théâtre des Variétés* ou *Théâtre Pouillien*, on trouve,
au *sous-sol* :

A. Les bains turcs et les bains russes très confortablement aménagés
et comprenant : 1° trois salles d'air chaud ; 2° un lavatorium ; 3° une
salle de douches ; 4° une salle de bains russes ; 5° un grand salon de
repos ; 6° une salle spéciale de massage médical ; 7° les déshabilloirs ;

B. Les douches-massage, dites d'Aix, sulfureuses ou minéralisées,
avec leurs déshabilloirs et un water-closet à proximité ;

C. La chambre des machines qui compte : 1° trois chaudières à
vapeur ; 2° un moteur actionnant une forte pompe d'alimentation d'eau
froide ; 3° deux pulsomètres ; 4° des appareils divers ;

D. Le magasin à charbon et une cave.

Au *rez-de-chaussée* sont installés : A. les appareils pour inhalations d'oxygène ; B. quatre salles de bains sulfureux dans une
annexe ; C. une salle de douches-massage de 1re classe ; D. des déshabilloirs et un chauffe-linge ; E. les bains médicamenteux et d'eau
douce ; F. les bains électriques ; G. une cabine de douche avec
un appareil mécanique pour la réaction ; H. une salle affectée à
l'entéroclyse pour les hommes ; I. deux cabinets de bains d'air chaud
en caisse ; J. un water-closet ; K. une salle de gymnastique médicale ;
L. le bureau du contrôle ; M. le grand salon d'attente, d'environ cent
mètres carrés ; N. la pastillerie.

Dans le salon d'attente de forme ovale qui a douze mètres d'élévation, jaillit un jet d'eau entouré de plantes vivaces ; les murs sont
décorés art nouveau et tous les plafonds sont peints avec goût.

Le *premier étage* comprend : A. une installation complète de bains de vapeur en lit et en caisse ; B. une salle d'inhalation et de pulvérisation ; C. des douches-massage de 1ʳᵉ classe pour femmes, avec leurs déshabilloirs ; D. un petit salon ; E. les douches ordinaires et les douches-massage de 2ᵉ classe ; F. les bains d'eau douce et médicamenteux pour femmes ; G. les douches ascendantes rectales également pour femmes.

Malgré la multiplicité de ces services, le Hammam devint insuffisant dès la sixième année de son existence. Aussi dut-on songer à l'agrandir afin de faire face au nombre sans cesse croissant des malades. En 1887-1888, on construisit pour cela une annexe contiguë à l'ancien Théâtre des Variétés et presqu'aussi spacieuse que lui.

En visitant ce bâtiment nouveau on remarque au *sous-sol :* une grande piscine de natation de cent cinquante mètres carrés environ, à eau courante et tempérée, qui est alimentée par une chute d'eau se brisant en cascades sur un rocher. Autour d'elle se trouvent : A. vingt-quatre cabines-déshabilloirs ; B. une salle de douches servant pour la deuxième classe des hommes ; C. la salle des pas-perdus ; D. un buffet ; E. un water-closet ; F. un chauffe-linge.

Dans le *rez-de-chaussée* il y a : 1° une longue courette ; 2° une grande salle de douches de 1ʳᵉ classe pour hommes ; 3° une série de douze cabines de 1ʳᵉ classe également pour hommes ; 4° un chauffe-linge ; 5° une grande salle de douches de 1ʳᵉ classe pour femmes ; 6° douze cabines de 1ʳᵉ classe pour femmes ; 7° un chauffe-linge ; 8° une salle de douches en baignoire ; 9° quatre cabines spéciales pour les bains donnés avec de l'eau minérale apportée des sources d'Hauterive ; 10° une salle de massage ; 11° une salle de bains de vapeur ; 12° un cabinet de douches rectales dans la position assise.

Le premier étage est moins bien garni. Dans la galerie qui met en communication le bâtiment ancien avec le nouveau et à laquelle on arrive en gravissant quelques marches d'escalier, on voit à droite une salle d'armes et à gauche deux salons d'électricité. Immédiatement après, on pénètre dans les appartements particuliers de Mᵐᵉ Perrin.

Au-dessus de chacun des étages du Hammam se trouvent les combles. Ils règnent sur toute l'étendue des bâtiments ancien et nouveau et sont occupés par la blanchisserie du linge, les machines à laver, les séchoirs à air libre et à air chaud, le bureau de la comptabilité et le logement de la caissière. On y remarque en outre : un bassin d'eau

minérale alimentée par les sources d'Hauterive transportées en bouteilles ou en bonbonnes, trois grands bassins d'alimentation pour
les douches (un pour l'eau chaude et deux pour l'eau froide), et trois
bassins approvisionnant les bains (deux d'eau chaude et un d'eau
froide).

*L'Institut physi-
cothérapique des
Dᵗˢ Berthomier.*

Afin de conserver au Hammam la réputation qu'il avait acquise,
un nouvel outillage y fut installé, en 1903, par Mᵐᵉ veuve Perrin qui
avait pris la direction de cet établissement après la mort de son mari.
Des appareils neufs et plus scientifiques remplacèrent les anciens qui
étaient démodés ou hors d'usage. Les services furent réorganisés et
augmentés de nombre, de sorte que dans un espace relativement
restreint on a pu établir une trentaine de spécialités thérapeutiques.

Le Hammam est très complet. Excepté les bains de lumière et la
radiothérapie, il renferme tous les agents physiques appropriés au
traitement des maladies chroniques.

*
* *

INSTITUT PHYSICOTHÉRAPIQUE DES DOCTEURS BERTHOMIER. — Pendant
les dernières années du xixᵉ siècle, le corps médical s'aperçut qu'à Vichy
le bain minéral et l'hydrothérapie sous toutes ses formes ne suffisaient
plus aux nécessités impérieuses de la thérapeutique ; qu'il fallait trouver
des adjuvants nouveaux, des compléments variés pour triompher de
toutes les manifestations de l'arthritis. Ce n'est pas seulement, en
effet, en alcalinisant le sang et les tissus de l'économie qu'on peut
remédier aux désordres intérieurs et extérieurs que cette maladie
constitutionnelle a engendrés par étapes successives. Il est des cas — et
ils sont nombreux — où il faut agir directement sur la lésion locale,
sur le trouble fonctionnel, et s'employer à effacer les tares qu'ils
ont amenées.

C'est pour atteindre ce but et donner ainsi de l'extension à la médication thermale proprement dite, qu'un médecin de Cusset, M. Berthomier père, quitta sa clientèle et vint fonder en 1890 un institut
physicothérapique au n° 33 du boulevard National. Il installa d'abord
son cabinet d'électricité médicale dont il s'occupait depuis plusieurs
années, et joignit, bientôt, à cette méthode thérapeutique la pratique
de l'hydrothérapie et celle des bains thermo-résineux.

Grâce à ses efforts soutenus et à sa bonne direction, cet établissement prospéra. Encouragé par ses succès, le Dʳ Berthomier le fit

agrandir progressivement, ne négligeant rien de ce qui pouvait être utile aux malades, mais évitant soigneusement tout ce qui lui paraissait oiseux.

Situé presque au centre de Vichy, derrière le grand Etablissement thermal de 1ʳᵉ classe, cet Institut est d'un accès commode. On y pénètre par un escalier qui conduit à un vaste hall dans lequel se tient la caissière. A droite se trouve un salon de conversation et à gauche un appartement particulier.

La maison tout entière se compose d'un rez-de-chaussée et d'un premier étage.

Au rez-de-chaussée sont installés tous les services hydrothérapiques. Ils sont distribués dans deux corps de bâtiments semblables et parallèles : l'un réservé aux hommes et l'autre aux femmes. Entre ces deux constructions et communiquant avec elles, se trouvent les salles de douches.

Le service des hommes est traversé par un couloir large, à plafond élevé. Sur ce couloir s'ouvrent, d'un côté, quatre cabines pour bains thermo-résineux, un pour le massage à sec et plusieurs pour les bains ordinaires médicamenteux (sulfureux, alcalins, d'acide carbonique) ; de l'autre côté se trouvent les déshabilloirs et les portes qui mènent aux différentes salles d'hydrothérapie.

La première conduit dans une vaste salle où les douches sont administrées par le Dʳ Berthomier père. L'on y trouve toutes les variétés de la série, les chaudes, froides, écossaises, en pluie, en jet et à des pressions différentes.

Dans ce local, un dispositif spécial permet de donner un bain de pied d'eau chaude à eau courante pendant l'application de la douche froide, ce qui est d'un grand avantage chez les gens sujets à la congestion.

Une ingénieuse disposition procure une large aération à la salle, tout en préservant des courants d'air les malades placés sous la douche. Ceux-ci, en effet, sont abrités par une petite cabine fermée à sa partie supérieure et ouverte seulement en face de la tribune du docteur. L'aération se fait par la voûte de la salle qui est munie de plusieurs ventilateurs. On aperçoit dans ce même local un bain de siège à eau courante avec douche dorsale, périnéale, rectale, en pluie et en jet, pour le traitement des affections de l'intestin, de la vessie et de la prostate.

A cette salle d'hydrothérapie sont attenants un cabinet pour douches ascendantes et une pièce un peu étroite pour la douche de Vichy. Elle est disposée avec simplicité mais assez commodément. Extensible, quoiqu'un peu dure, la toile qui supporte le malade forme baignoire lorsque l'eau est tombée en assez grande abondance à sa surface.

L'Institut physi-cothérapique des Drs Berthomier.

Dans tous les autres établissements thermaux, il y a deux masseurs ; chez le Dr Berthomier, il n'y en a qu'un seul. Ailleurs, la durée de la douche est de dix minutes, ici, de vingt.

La douche à un seul masseur est celle qui offre le plus d'avantages thérapeutiques, parce qu'elle est uniforme, tandis que celle où il y a deux masseurs ne l'est pas et ne peut pas l'être, attendu qu'il est impossible que les deux masseurs soient de même vigueur, aient la même habileté et aussi des connaissances techniques identiques. Dans ce dernier cas, une partie du corps est massée avec adresse et l'autre plus ou moins maladroitement ; tandis que, avec un seul masseur, membres et viscères étant maniés par la même main, sont massés avec la même dextérité. C'est la vraie douche de Vichy, parce que c'est là qu'elle a pris réellement naissance. Plus loin on voit une grande salle d'hydrothérapie qui est réservée exclusivement aux femmes qui, par pudeur, ne veulent pas être douchées par un médecin. On retrouve, là, tous les appareils pour douches chaudes, froides ou écossaises, avec une douche vaginale en sus.

En 1907, le service hydrothérapique a été en partie restauré à neuf, agrandi et transformé au point de vue de l'hygiène. Des peintures, tentures, lavabos, ont remplacé les anciennes tapisseries ; des ouvertures avec aérateurs assurent la ventilation, de sorte que les baigneurs se trouvent dans des locaux propres et au milieu d'une atmosphère pure et saine.

Au premier étage est installé le service d'électrothérapie. Fondé par le Dr Berthomier père, il vient d'être complètement remanié. La direction en est confiée au Dr Berthomier fils qui, en 1906, y a ajouté la radioscopie et la radiothérapie.

On y arrive par un large escalier et par une grande galerie qui mène à une salle d'attente et de repos. Cette pièce est en communication avec les diverses salles d'électrothérapie où sont placés les appareils-générateurs des courants utilisés ordinairement en thérapeutique, tels que faradisation, galvanisation, courants sinusoïdaux, statiques, de haute fréquence et à haute tension, etc. La force motrice est fournie aux divers appareils producteurs par le secteur de la ville à 120 volts et par plusieurs batteries d'accumulateurs.

Le service est divisé de la façon suivante : Dans une première salle on trouve un tableau pour l'électro-diagnostic avec tout l'outillage nécessaire pour la galvanisation, la faradisation et la galvano-faradisation, etc. A côté de ce tableau sont rangés des sièges de forme variée pour les diverses applications : chaise, fauteuil d'examen, chaise longue.

Dans une seconde salle se trouvent les courants sinusoïdaux et ondulatoires, avec baignoire et bain de Schnée. Dans une troisième sont placés les divers bains de lumière — locaux et généraux — avec un dispositif permettant d'appliquer les diverses radiations employées en thérapeutique.

M. Berthomier fils utilise trois espèces de bains de lumière : 1° l'électro-thermique que l'on obtient au moyen des lampes Dowsing. Agissant par la chaleur sèche, il produit la sudation à une température élevée et a une action analogue à celle du bain d'air chaud ordinaire ; 2° celui de lumière mixte, que l'on établit à l'aide de lampes à incandescence ordinaire, donnant simultanément des rayons lumineux directs et des rayons calorifiques ; 3° enfin, le bain de lumière intensif, produit avec des lampes à incandescence spéciale, munies de réflecteurs projetant les rayons en faisceaux parallèles sur le malade. Grâce à ce dernier procédé on peut procurer une sudation abondante vers 30° centigrade et éviter, ainsi, les inconvénients du bain d'air chaud à haute température.

Avec cette cabine communique un lieu de repos où est installé un lit pour l'enveloppement sous des couvertures de laine. De cette façon les malades peuvent, suivant les indications, continuer à transpirer et se reposer après la sudation.

On arrive ensuite au cabinet de haute fréquence et des rayons X. On y trouve tous les appareils producteurs et d'utilisation ; le grand solénoïde de d'Arsonval, une chaise longue condensatrice, le résonnateur Oudin, un tabouret isolant, toute une série d'électrodes pour des applications localisées, et enfin les divers appareils de radiothérapie et de radioscopie.

Dans le cabinet voisin est installée une machine statique à trois paires de plateaux avec dispositif Gaiffe pour produire le wave-current.

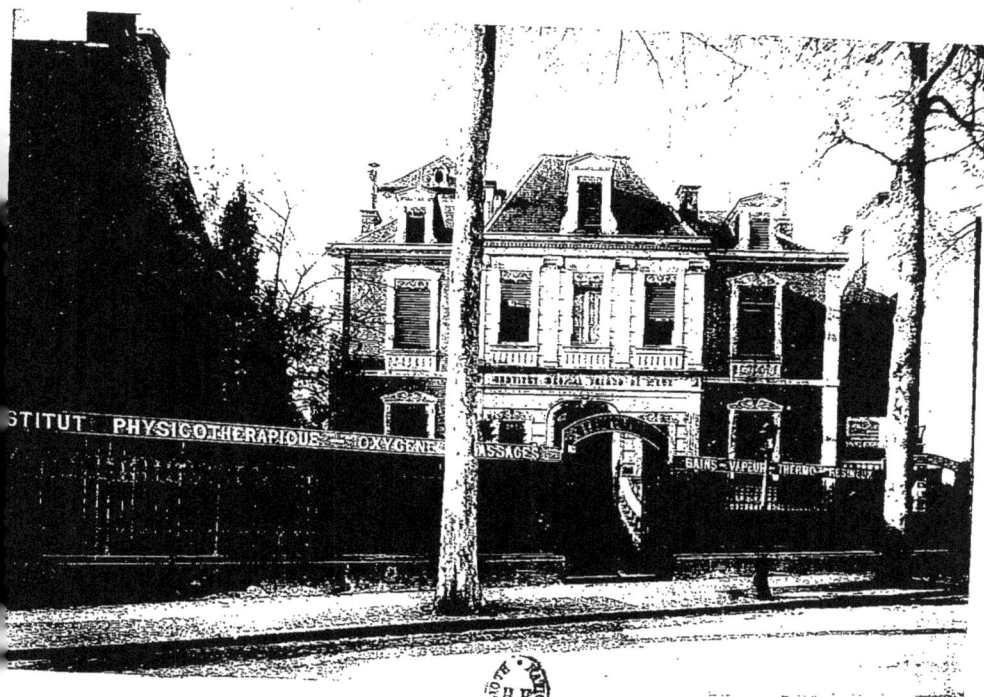

Institut Physiothérapique des Docteurs Berthomier

G. STEINHEIL, Editeur.

Grâce à un système spécial, le spintermètre est actionné d'un mouvement alternatif régulier, périodique et peut être gradué pour obtenir
des étincelles plus ou moins longues. A chacune d'elles se développe
un courant d'induction pouvant amener des contractions musculaires
rythmées plus ou moins fortes suivant la longueur de l'étincelle et
toujours parfaitement tolérées par les malades.

De l'autre côté du salon d'attente se détachent deux grandes salles
d'électricité statique avec aspirateurs et ventilateurs, afin de renou-
veler l'air et de chasser l'ozone qui se dégage des machines en trop
d'abondance. Dans ces deux pièces sont placées cinq machines
statiques, genre Wimshurst, de diverse puissance, et les appareils pour
la franklinisation : tabouret isolant, araignée de Truchot, etc. Une
d'entre elles est employée plus spécialement à produire le courant d'induction statique de Morton. Une bobine avec interrupteur autonome
d'Arsonval-Gaiffe sert à la production d'étincelles et d'effluves de
haute fréquence. Enfin dans une jolie cabine est disposé un nouvel
appareil à courants sinusoïdaux et ondulatoires, une baignoire et un
bain de Schnée. Dans une salle contiguë est placé un principal
tableau de distribution de courants, galvanique, faradique, galvano-
faradique, etc. Une manette permet de disperser les courants dans
les directions les plus opposées et de les utiliser ainsi pour différentes
applications locales ou générales.

En face est installé un nouvel appareil d'électro-mécanothérapie
produisant de la faradisation sinusoïdale et un courant sinusoïdal à
intensité progressive et dégressive. Grâce à ce système, on peut obtenir
des contractions lentes et rythmées.

*
* *

Les établissements privés ne sont pas uniquement des auxiliaires
des établissements thermaux ; ils jouissent aussi d'une vie propre. Ils
prêtent assistance et donnent asile à des catégories de gens à qui la
médication alcaline n'est pas applicable, et qui ne sont même pas
tributaires d'une station d'Eaux minérales quelconque. Pour se convaincre de cette vérité, il suffira de parcourir la nomenclature des
nombreuses maladies chroniques dans lesquelles les pratiques externes
et les moyens physiques constituent toute la thérapeutique. Aussi les
grands services que les établissements particuliers rendent dans les

diverses manifestations de l'arthritisme ne sauraient faire méconnaître ceux dont leur sont redevables les affections qui se trouvent en dehors de ce cadre nosologique. Ce dernier point de vue ne justifie pas seulement leur développement incessant, ils doivent encore leur fortune et leur raison d'être au refus obstiné des établissements thermaux publics ou privés de Vichy ou de Cusset de se conformer pendant les vingt-cinq dernières années du xixe siècle aux lois du progrès et à leur tendance fâcheuse à se montrer réfractaires à toutes les méthodes nouvelles.

LIVRE IV

La Physiologie et les Médications de Vichy depuis le XVIe siècle jusqu'à nos jours

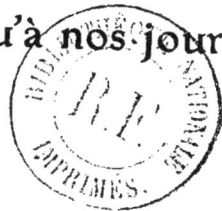